# 새로운 약은
## 어떻게 창조되나

# 새로운 약은 어떻게 창조되나

초판  1쇄 발행  2012년  3월  8일
초판 14쇄 발행  2024년  8월 15일

편저자  교토대학 대학원 약학연구과
옮긴이  심창구

펴낸곳  서울대학교출판문화원
주소  08826 서울 관악구 관악로 1
도서주문  02-889-4424, 02-880-7995
홈페이지  www.snupress.com
페이스북  @snupress1947
인스타그램  @snupress
이메일  snubook@snu.ac.kr
출판등록  제15-3호

ISBN 978-89-521-1302-3  93510

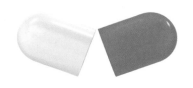

# 새로운
# 약은
# 어떻게
# 창조되나

교토대학대학원약학연구과 편 | 심창구 옮김

서울대학교출판문화원

# How can we create new drugs?

translated by
Chang—Koo Shim

Seoul National University Press

| 책머리에 |

    암, 알츠하이머병, AIDS 등 획기적인 특효약의 개발을 기다리고 있는 난치병들이 많습니다. 약의 개발에는 유기화학, 물리화학, 생물화학, 분자생물학, 약리학, 약제학 등 많은 학문 영역의 종합적인 지식이 필요합니다. 이들을 계통적으로 교육, 연구하고 있는 곳은 약학대학뿐입니다. 역사적으로 획기적인 신약개발에 노벨상이 수여된 사실로부터도 알 수 있듯이 약학은 학술적인 공헌과 질병 치료라고 하는 사회적 공헌이 동시에 가능한 매우 매력 있는 학문입니다.

    이 책에서는 교토대학 약학부와 대학원 약학연구과의 교수 10명이 자신의 전문 영역을 중심으로, 때로는 체험을 바탕으로 하여, "새로운 약은 어떻게 창조되는가"를 해설하고 있습니다. 제1~5장에서는 약의 역사와 신약개발의 방법론을 설명합니다. 제6~8장은 실천편으로 감염증 치료제 개발과 같은 구체적인 질병에 대한 신약개발 과정을 설명합니다. 특히 제7장은 스기모토 교수가 세계 최초로 알츠하이머병 치료약을 개발한 이야기입니다. 제9, 10장에서는 21세기의 창약 기술인 drug delivery system과 게놈 창약을 설명합니다.

　마침 일본의 약대는 2006년부터 일부 6년제(4+2년제 – 역자 주)로 이행하는 큰 변혁을 맞고 있습니다. 이로 인해 자칫하면 '약을 적절히 사용하자'고 하는 약사 직능 교육의 충실화만 클로즈업될까 다소 걱정이 됩니다. 그러나 "불치병을 치료"하는 신약의 개발이야말로 약학에 있어서 가장 중요한 분야임은 두말할 필요도 없습니다. 그래서 한 사람이라도 더 많은 사람들에게 불치병을 치료하는 약학의 꿈을 전달하고 싶은 바람에서 이 책을 기획하였습니다. 이 책을 읽고 약학에 뜻을 세우는 젊은이들이 늘어나기를 바랍니다.

2007년 4월

집필자를 대표하여

松崎勝己

　2011년은 우리나라 약학대학의 학제가 종래의 4년제에서 6년제(2+4년제)로 바뀌고, 첫 신입생이 입학한 역사적인 해입니다. 또 2020년부터는 35개의 약학대학 중 대부분이 직접 신입생을 선발하여 6년간 교육하는 소위 통합6년제가 시행됩니다. 약학대학의 교육연한을 이처럼 6년으로 늘리는 것은 '의료복지'를 추구하는 21세기의 시대 상황에 부응하는 교육을 하기 위한 불가피한 조치라 하겠습니다. 즉 삶의 질이 향상됨에 따라 사람들은 의약품에 대하여 더 높은 수준의 안전성을 요구하게 되었고, 암과 같은 불치병 및 난치병을 치료할 수 있는 획기적인 신약이 개발되기를 간절히 바라게 되었습니다. 이러한 요구와 기대에 부응할 수 있는 교육을 하자는 것이 약대 6년제의 목표인 것입니다. 물론 6년제는 미국과 일본을 비롯한 전 세계 약학교육의 추세를 반영한 것이기도 합니다.

　의약품의 안전성 문제는 실로 심각합니다. 미국의 경우 약물의 부작용 때문에 입원하는 환자가 응급 입원환자의 8%에 이르며, 입원환자의 7%는 입원 중 먹은 처방약 때문에 심한 부작용을 경험하며, 입원환자 1,000명 중 3명이 의약품의 부작용 때문에 사망한다고 합니다. 또 1998년의 추계에 의하면 매년 입원환자 중 10만 명이 약물 부작용으로 사망한다고 합니다. 실로 참혹한 일이 아닐 수 없습니다. 의료복지를 추구하는 21세기에도 이와 같은 참혹한 일이 반복되도록 방치할 수는 없는 일입니다.

우리나라의 상황도 미국과 다르지 않은 것 같습니다. 식품의약품안전청 자료에 따르면 2006년부터 2011년 7월까지 우리나라에서 가장 많이 판매되고 있는 상위 10개 일반약 중 최근 슈퍼판매 대상으로 거론되는 진통제 및 감기약 등에 대해 보고된 부작용이 무려 3,958건에 이릅니다. 놀라운 것은 대표적으로 안전하다고 알려진 해열진통제인 타이레놀 ER 서방정에 관한 부작용 보고가 1,275건으로 가장 많다는 사실입니다. 의약품 부작용으로 인한 사망 사례도 2008년 193건, 2009년 411건, 2010년 539건으로 해마다 증가하고 있으며, 10회 이상 부작용이 보고된 의약품도 2009년 481개에서 2010년 1,495개 품목으로 급증하였습니다. 모든 부작용이나 사망 사례가 보고되지 않았을 것이란 점까지 고려하면 우리나라의 약물 관련 사고도 미국처럼 참혹한 수준을 벗어나지 못한 것이 아닌가 걱정됩니다. 최근 아스피린으로 얼굴 팩을 만드는 방법이 인터넷에 올라와 충격을 주고 있다는 뉴스는 우리가 의약품의 안전성 문제를 얼마나 경솔하게 다루고 있는지 단적으로 보여 줍니다.

그래서 6년제 약대에서는 우선 의약품의 안전 사용에 관한 교육을 강화하고자 합니다. 그 철학을 임상약학臨床藥學, Clinical Pharmacy이라고 부릅니다. 종래의 약물요법은 환자 개개인의 인종이나 개체에 따른 유전적 특성(흡수, 분포, 대사, 배설 및 약물 반응성에 대한 유전적 차이)을 무시하고 '성인 1정, 어린이 2분의 1정 복용'과 같이 일률적으로 투약하는 것이었습니다. 반면에 최근 발달하고 있는 임상약학은 예컨대 약물유전학藥物遺傳學을 바탕으로 환자 개개인의 유전적 특성에 따른 최적의 약물요법을 제공하는 것을 목표로 삼습니다. 이처럼 환자 개개인의 유전적 특성을 반영한 약물요법을 맞춤약학Personalized Pharmacy이라고 부릅니다. 맞춤약학의 목표는 두말할 것도 없이 위에서 언급한 바와 같은 약의 부작용에 의한 희생자를 최대한 줄이자는 것입니다.

6년제 약대가 추구하는 두 번째 목표는 신약개발입니다. 잘 알려진 대로 신약개발에는 막대한 비용과 오랜 시간이 소요되며, 따라서 신약개발은 실패 위험도가 매우 높다는 특성을 갖습니다. 그러므로 신약개발의 관건은 실패 위험을 최소화하고 성공확률을 최대한으로 높이는 것입니다. 이를 위해서는 신약개발 전반에 대해 균형 잡힌 지식을 갖춘 전문가가 절대적으로 필요합니다. 6년제 약대는 이러한 전문가를 양성하는 것을 또 하나의 중요한 목표로 삼고 있는 것입니다.

이 책은 우리보다 몇 년 앞서 약대 6년제(정확히는 4+2년제)를 도입한 일본의 교토대학(대학원 약학연구과)에서 약대 진학 희망자들에게 약학대학에서 어떻게 신약개발에 관련된 교육과 연구를 하고 있는가를 설명하기 위하여 만든 책입니다. 교토대학 약학대학(원)은 신약개발 강국인 일본의 신약개발에 중요한 역할을 감당해 온 대학인데, 얼마 전 6년제를 실시하면서, 혹시 6년제가 임상약학만을 목표로 삼고 있는 것은 아닌가 하는 세간의 오해를 불식시키기 위해 이 책을 만들었다고 합니다. 이 책은 주로 일본의 경우를 설명한 것이긴 하지만 신약개발의 전모를 이해하기 쉽게 설명하고 있어서 우리나라 사람들, 특히 약대 진학을 고려하고 있는 학생들, 그리고 약학대학 재학생 및 대학원생, 나아가 신약개발 현장에 근무하고 있는 사람들에게 큰 도움이 될 것 같았습니다.

그래서 이 책을 번역하기로 결심하고 이 책의 대표 집필자인 교토대학의 마츠자키 교수에게 저작권과 관련한 문의를 했는데, 교수회의를 통하여 이 책의 한국어 번역을 전폭적으로 지지하기로 하였다는 회신을 받았습니다. 이에 진심으로 감사드립니다. 또 그림의 원본 파일을 보내주시는 등 번역판 발간을 도와주신 일본 고단샤講談社 출판사에도 깊이 감사드립니다. 아울러 이 번역판에서는 필요한 경우 원저의 내용을 약간 수정 보완하기도 하였는데 이에 대해 저자분들의 양해를 구하는 바입니다.

잘 알려진 대로 신약개발에는 대략 8~15년이라는 오랜 세월과 평균 17억 달러(최대 40억 달러)라는 막대한 돈이 듭니다. 더구나 성공확률도 거의 제로(0.02% 이하)에 가까울 정도로 낮아서 수만 개의 화합물을 검토해야 그중 하나가 약으로 개발될 수 있을까 말까 할 정도입니다. 그래서 모두들 신약개발은 매우 위험한 도박이라고 생각합니다. 이는 질병을 낫게 하되有效性 인체에는 무해해야 한다 安全性는 약의 이율배반적二律背反的인 요건을 동시에 충족시키기가 매우 어렵기 때문입니다. 마치 돌을 던져 장독대에 앉은 쥐를 잡되 독을 깨서는 안 된다고 요구하는 것과 마찬가지입니다. 그렇지만 아직도 약으로 치료할 수 없는 난치병과 불치병이 많은 것을 생각하면 신약개발은 어렵다고 포기할 수 있는 과제가 아닙니다. 신약개발은 인류의 영원한 숙명적인 과제로 남을지도 모르겠습니다.

전 세계에서 3명 중 1명이 일생을 통해 암에 걸리지만 아직도 확실하게 암을 완치시키는 치료약이 개발되지 못하였습니다. 만약에 획기적인 항암제 신약을 개발하여 수만 수백만 암 환자의 생명을 살릴 수 있다면 세상에 이보다 더 보람 있는 일이 어디 있겠습니까? 어떤 사람들은 좋은 신약을 개발하면 연간 최대 매출 10조 원에 이르는 막대한 경제적 이익을 얻을 수 있다고 강조합니다. 그러나 신약개발의 첫 번째 사명은 무엇보다 환자의 생명을 구함에 있어야 합니다. 경제적 이익은 그 다음에 따라오는 것입니다.

신약개발을 총체적으로 교육하는 곳은 물론 약학대학입니다. 약학대학의 교육 전략은 명확합니다. 학생들에게 신약개발에 필요한 제반 전문지식을 균형 있게 교육하는 것입니다. 균형 있는 지식을 바탕으로 개발 초기에 성공 가능성이 높은 후보물질을 선정하여 약으로서의 유효성과 안전성을 보증하기 위해 필요불가결한 최소한의 연구를 수행하도록 연구팀을 지휘할 수 있는 리더로서의 안목을 갖도록 교육하는 것입니다. 이 책의 저자가 머리말에 "약의 개발에는 유기화학, 물리화학, 생물화학, 분자생물학, 약리학, 약제학 등 많은 학문 영역의 총합적인 지식이 필요하다. 이들을 계통적으로 교육, 연구하고 있는 곳은 약학대학뿐이다"라고 쓴 것은 약학대학 교육의 특징이 바로 이와 같은 '균형 잡힌 교육'에 있음을 강조하는 말일 것입니다.

내가 약학대학을 다니던 1960년대에는 아무도 우리나라에서 신약이 개발될 수 있으리라고 믿지 않았습니다. 그러나 우리나라는 2022년 상반기까지 총 31개의 신약(취하 품목 제외, 부록의 표 1)과 12개의 천연물 신약(부록의 표 2), 그리고 133개의 개량신약(부록의 표 3)을 개발하였습니다. 놀랍고 대견한 반전反轉입니다. 어려운 가운데서도 각고의 노력을 다한 우리나라 제약업계에 경의를 표합니다.

우리나라 약학의 발전 상황을 잠깐 살펴보기로 하겠습니다. 2009년 ESI란 단체의 발표에 의하면 전 세계의 약학대학 중 최근 10년간 가장 많은 연구 논문을 발표한 대학은 자랑스럽게도 서울대학교 약학대학(서울약대)입니다. 서울약대는 교수 1인당 연간 발표 논문 수에서도 서울대학교의 16개 단위대학 중 1등이었습니다(서울대 전체 평균 0.9~5.4편, 약대 6.9편). 최근 서울약대에서 조사한 바에 따르면 그동안 우리나라에서 승인된 신약은 대부분 서울약대 교수 및 동문들에 의해 연구 개발된 것들이었습니다. 신약개발과 서울약대의 연구가 상관관계에 있음을 짐작하게 해 주는 대목입니다.

국내 다른 약대들의 연구 분위기도 서울약대와 크게 다르지 않습니다. 모두 '생명을 살리는 신약'을 개발하기 위해 최선을 다하고 있습니다. 이제 세계적인 블록버스터blockbuster 신약이 우리나라에서 개발될 날도 그리 멀지 않았다고 믿으면서 말입니다.

아무쪼록 이 책이 이 땅의 뜻있는 젊은이들로 하여금 신약개발이라는 숭고한 사명을 위하여 일생을 바치기로 결심하는 데 있어서 균형 잡힌 안내서가 되기를 간절히 바랍니다.

2022년 8월 옮긴이
서울대학교 약학대학 명예교수(전 식품의약품안전청장)
심창구

| 차례 |

# 건강과 질병의 차이점을 알아야
# 약을 창조할 수 있다

많은 연구자가 신약을 창조하기 위해 노력하고 있다.
도대체 약을 창조한다는 것은 어떤 일일까?
창약(創藥)이라고 하는 연구 분야가 생긴 과정을 돌아보기로 한다.

보통 때는 별로 깨닫지 못하다가 감기에 걸려 며칠을 열과 두통으로 끙끙 앓고 나면 건강의 고마움을 실감하게 됩니다. 그러면 건강하다는 것과 병에 걸렸다는 것의 차이는 도대체 무엇일까요? 오늘날의 약의 창조(창약)는 바로 이 '건강'과 '질병'의 차이를 이해하는 것으로부터 시작됩니다. 이 차이를 알아야 창약의 타깃을 정할 수 있고, 타깃이 정해져야만 획기적인 신약도 개발할 수 있는 것입니다.

그러나 지금까지의 약의 역사를 돌아보면, 왜 약효를 나타내는지도 모르는 상태에서 오랜 세월 사용되다가 요즘에 와서야 처음으로 작용 메커니즘을 알게 된 약도 있고, 전적으로 우연히 발견된 약도 많습니다. 그래서 이 장에서는 우선 지금까지 개발된 약의 역사를 돌아보려고 합니다. 독자 여러분도 이미 잘 알고 계신 약을 예로 들어 설명해 보겠습니다.


## 1. 건강과 질병의 차이, 그리고 치료

사람을 비롯한 생물은 외부환경이 변하더라도 자신의 내부환경, 즉 화학적 물리적 환경은 거의 변하지 않게 하려고 합니다. 내부환경이 일정한 범위 내에 있어야 자신의 생명을 유지할 수 있기 때문이지요(그림 1-1). 이것을 호메오스타시스homeostasis(생체항상성, 恒常性)라고 합니다. 19세기의 생리학자 C. 베르나르는 "생명현상은 여러 가지 모습으로 나타나지만 그 목적은 결국 내부환경의 항상성을 지키고자 하는 것뿐이다"라고 말한 바 있습니다. 이를 20세기 전반 미국의 생리학자 W. B. 캐논이 발전시킨 개념이 호메오스타시스입니다.

그러나 외부환경이 지나치게 가혹하면 우리들의 몸에 무언가 건강 장해(즉 질병)가 생깁니다. 또 우리 몸의 호메오스타시스를 유지하려고 하는 기구에 무언가 이상이 생긴 경우에도 건강 장해가 일어납니다.

그림 1-1. 건강과 질병의 관계

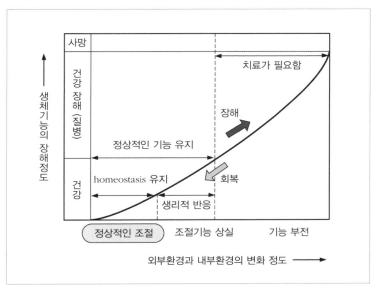

외적인 장해가 homeostasis 레벨 이상으로 커지면 건강 장해(질병)가 일어난다.

예컨대 여러분이 매일 섭취하고 있는 식사와 혈당치(혈액 중의 글루코스 농도)의 관계에 대해 생각해 봅시다. 혈액 중의 글루코스(포도당)는 우리 몸에 있어서 가장 중요한 에너지원(자동차의 가솔린과 같은 것)입니다. 보통의 상태(식사 전)에서 혈당치는 혈액 1mL당 1mg 정도입니다. 식사를 한 후에는 쌀의 주성분인 전분(글루코스가 수백 내지 수천 개 연결되어 있는 물질)이 침에 존재하는 아밀라아제 등의 소화효소의 작용으로 글루코스로 분해된 다음, 소장에서 흡수되어 혈액으로 들어갑니다. 따라서 혈당치는 당연히 식후에 높아집니다. 이 글루코스는 혈액을 따라 몸 안의 여러 곳으로 운반되어 에너지원源으로 이용됩니다.

그러나 곧바로 에너지로 사용되지 않은 과잉의 글루코스는 여러 가지 형태로 우리 몸에 저장됩니다. 우선 혈당치가 높은 것을 알아챈 췌장의 랑게르한스섬(일종의 세포집단)에 있는 베타세포는 인슐린이라는 호르몬을 혈액 중으로 분비합니다. 인슐린은 간장이나 근육, 지방조직의 세포에 작용해서 글루코스를 이들 세포 내로 들어가게 합니다. 간장이나 근육세포 내에 들어간 글루코스는 글리코겐(전분과 마찬가지로 글루코스가 연결된 것)으로 바뀌어 저장됩니다. 지방세포에 들어간 글루코스는 중성지방으로 바뀌어 저장됩니다. 지방을 과잉 섭취하면 물론이고, 지방을 과잉 섭취하지 않고 탄수화물을 지나치게 많이 섭취해도 배에 지방이 쌓이게 되는 것은 이처럼 글루코스가 중성 지방으로 바뀌기 때문입니다. 인슐린 작용이 건강한 사람은 이와 같은 방식으로 혈당치가 일정 범위 내에서 유지되는 것입니다.

그림 1-2. 건강한 사람과 당뇨병 환자의 식사 후의 혈당치 변화

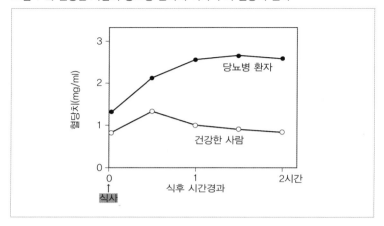

한편 인슐린에 의한 조절 기구에 이상이 생겨 혈당치가 높은 상태를 당뇨병이라고 합니다(그림 1-2). 당뇨병은 크게 두 가지로 나눕니다. 무언가의 원인에 의해 췌장의 베타세포가 파괴되어 인슐린이 부족해진 상태를 I형 당뇨병이라고 합니다. 이 당뇨병은 젊은이에게도 나타나기 때문에 예전에는 젊은이형 당뇨병이라고도 불렀습니다. 한편 나이가 들고 과식, 비만 및 운동부족 등에 의해 인슐린이 작용하지 않게 된 상태를 II형 당뇨병이라고 합니다. 예전에는 성인형 당뇨병이라고도 불렀습니다.

I형 당뇨병을 치료하기 위해서는 환자 자신이 식전에 인슐린을 피하皮下(피부 아래) 주사해야 하는 경우가 많습니다. 한편 II형 당뇨병의 경우에는 대개 처음엔 식사요법과 운동요법을 시

도하고, 그래도 개선되지 않으면 경구 혈당강하약을 쓰고, 그래도 개선되지 않으면 인슐린을 사용합니다.

이처럼 당뇨병은 부족한 것(인슐린)을 보충해 주거나, 과잉 지방을 제거해 주는 방식, 즉 과식을 피하고 비만이나 운동부족으로 축적된 중성지방을 운동 등으로 소비시키는 방법을 통해 치료합니다. 오늘날 당뇨병을 치료할 수 있게 된 것은 당뇨병의 원인을 확실히 알게 되었기 때문입니다. 이처럼 어떤 특정한 질병에 대한 새로운 약을 개발하기 위해서는 우선 그 질병의 발증 메커니즘을 알아야 합니다. 요컨대 무엇이 '건강'할 때와 달라져서 '질병'이 되었는지를 확실히 알아야 약을 개발할 수 있는 것입니다.

## 2. 인슐린 이야기

위대한 발견은 우연의 결과인 것도 있지만 과학자들이 면밀하게 실험하고 관찰한 결과인 경우도 많습니다. 인슐린의 발견은 우연한 발견으로부터 시작되었지만 그 뒤로는 면밀한 실험이 쌓여서 이루어진 결과입니다.

당뇨병에 걸린 사람의 오줌이 달고 당분을 포함하고 있다는 사실은 옛날부터 알려져 있었습니다. 1889년에 스트라스부르 의과대학의 O. Minkowski 등은 다른 목적으로 개의 췌장을 적출하였더니 개의 오줌이 정상보다 훨씬 많은 글루코스를 포함하고 있는 것을 우연히 발견하여, 당뇨병과 췌장과의 관계를 처음으로 밝혔습니다. 그 후 다른 과학자가 내분비기관인 랑게르한스섬이 당뇨병과 깊은 관련이 있다는 사실을 알아냈습니다. 민코우스키 등은 당뇨병을 없애 주는 인자(항당뇨병인자)를 췌장 추출물로부터 정제하려고 시도하였으나 잘 되지 않았습니다. 1921년이 되어 토론토대학 의학부의 맥클레어드John Macleod 교수의 연구실에서 외과의사인 반팅Frederick Banting과 그 조수인 베스트Charles Best가 여러 궁리 끝에 마침내 항당뇨인자를 정제하는 데 성공하여 이 인자를 인슐린insulin(라틴어의 insula: 섬)이라고 이름을 붙였습니다. 그다음 해 토론토 종합병원에 입원해 있던 중증 당뇨병 환자인 L. 톰슨 소년에게 이 인슐린을 투여하여 생명을 구했습니다. 이 업적으로 반팅과 맥클레어드는 1923년 노벨 생리의학상을 받았습니다. 반팅은 함께 수상하지 못한 그의 조수 베스트와 상금을 나누어 가졌다고 합니다.

그 후 오랜 세월에 걸쳐 돼지의 췌장에서 추출한 인슐린이 당뇨병 치료에 사용되었습니다. 그러나 1979년 사람의 인슐린 유전자가 밝혀진 다음 해에는 유전자 변환 기술을 이용하여 대장균으로부터 사람 인슐린을 생산하는 방법이 시도되었습니다. 오늘날 당뇨병 치료에 사용되고 있는 사람 인슐린은 상당한 부분이 유전자 변환 기술로 생산된 사람 인슐린 제품입니다.

이 인슐린 이야기는 오늘날의 신약 창제 과정에도 그대로 적용될 수 있습니다. 즉, 우선 질병의 원인을 해명하고, 치료약을 개발한 다음, 마지막 단계로 안전한 치료약을 대량으로 제조하는 신약개발의 단계를 보여 줍니다.


## 3. 왜 약효가 있는지 알지 못했던 약들

### 약의 시작

여러분은 '약의 창제(창약)'라는 말을 들으면 어떠한 과정을 상상하십니까? 오늘날에는 우선 질병의 발증 메커니즘을 해명하고, 그 질병을 고친다든지, 아니면 병의 상태를 완화한다든지, 또는 병이 생기지 않도록 하기 위해서는 어떻게 하면 좋을까를 생각해서 디자인(설계)하거나 스크리닝(약리평가를 통해 약효를 갖고 있는 물질을 고르는 일)함으로써 약을 만들어 냅니다. 그러나 역사를 되돌아보면 이러한 과정을 거치지 않은 약도 적지 않습니다.

예컨대 한방약을 생각해 봅시다. '한방漢方'이란 옛날 중국의 의학 이론을 바탕으로 하여 일본이나 한국에서 다듬어진 것으로 주로 생약이나 침구를 사용하는 의학을 말합니다. 우리나라에서는 최근에 한방韓方이라고 한자를 고쳐서 사용하고 있지만 기본적으로는 한방漢方과 같은 의미입니다. 중국의학이 언제부터 발달하였는지는 확실하지 않지만, 이미 한漢나라 시대(200년경)에 365종류의 약초를 정리한『신농본초경神農本草經』이라는 책이 편찬되었습니다. '본초'란 식물의 뿌리와 풀에서 유래한 약물이란 뜻입니다. 한편 '신농'이란 사람은 무수히 많은 식물 중에서 약으로 쓸 수 있는 식물을 골라낸 인물로, 스스로 약초를 입에 깨물어 보고 약효를 확인하였다고 합니다.

『신농본초경』에서는 생약生藥을 상품上品, 중품中品, 하품下品의 세 가지로 나눕니다. 상품이란 '생명을 길러내고 장기간 먹으면 건강을 지켜주는 것'으로 인삼이나 감초 등이 이에 해당됩니다. 중품이란 '병을 치료하고 원기가 나게 해 주는 것'으로 작약이나 마황 등이 이에 해당됩니다. 하품이란 '병의 치료에 사용되지만 장기간 복용해서는 안 되는 것', 즉 작용이 강한 것으로 부자附子나 대황大黃처럼 잘못된 양을 복용하면 독성이 나타나는 것 등을 가리킵니다.

이처럼 여러 생약을 가지고 질병을 치료해 보고 유효성과 독성을 비교하면서 오랜 세월에 걸쳐 살아남은 것이 오늘날의 생약生藥입니다. 신농의 말로 전해 내려 온 것처럼 생약은 수천 년에 걸친 인체 시험의 결과물입니다. 그러나 오랫동안 이러한 생약이 왜 특정한 질병에 효과가 있는지는 알 수 없었습니다. 물론 오늘날에는 유효성분과 화학구조는 물론, 병에 대한 작용 메커니즘이 밝혀진 생약도 많습니다. 또 많은 생약이 정제나 캡슐제 형태로 사용되고 있습니다.

이야기를 서양의학으로 돌려 봅시다. 고대 그리스(기원전 400년경)에 의학의 아버지라고 불리던 히포크라테스라는 사람이 있었습니다. 그는 미신과 기도를 멀리하고 질병의 원인을 과학적으로 규명하고자 하였습니다. 또 기원 80년경에는 그리스의 디오스코리데스F. Dioscorides라는 사람이 많은 약초(허브)를 정리하여 *Materia Medica*藥物誌라는 책을 편찬한 바 있습니다. 이제 이미 히포크라테스 시대에 태어나 현대에 와서 가장 대중적인 약이 된 아스피린에 대해서 이야기해 보겠습니다.

## 버드나무에서 태어난 아스피린, 일반의약품의 왕이 되다

독자 여러분은 감기에 걸려 두통이 생기면 우선 무엇부터 하십니까? 아마 의사의 진찰을 받기 전에 약국에 가서 두통약을 구입하여 복용하시겠지요. 그 두통약 중에 많이 들어 있는 대표적인 진통 성분 중 하나가 아스피린입니다. 아스피린은 의사의 처방전 없이도 살 수 있는 일반의약품 중에서도 가장 일반적인 약입니다. 놀라실지 모르겠으나 아스피린의 기원은 히포크라테스의 시대까지 거슬러 올라갑니다. 히포크라테스는 열을 내리고 통증을 완화하는 목적으로 버드나무의 나무껍질을, 그리고 분만 시의 통증을 완화하는 목적으로 버드나무의 잎을 처방했다고 합니다. 또 디오스코리데스의 *Materia Medica*에는 "흰 버드나무의 잎을 끓인 것은 통풍에 효과가 있다"라고 쓰여 있습니다. 한편 고대 중국에서는 이가 아플 때에 작은 버드나무의 가지로 이 사이를 문질렀던 것 같습니다. 이때부터 이쑤시개를 버드나무 가지로 만들었다는 말이 있습니다. 일본 말로 이쑤시개를 요지楊枝라고 하는데 한자를 보면 버드나무 가지란 뜻입니다. 재미있지 않습니까? 그런데 나중에 알고 보니 버드나무 가지 속에 아스피린 성분이 들어 있었습니다. 이쑤시개에 아스피린이 들어 있었던 것이지요. 일본 속담에 "버드나무 밑이라고 해서 언제나 미꾸라지가 있는 것은 아니다"란 말이 있습니다. 이는 우연한 행운은 몇 번씩이나 반복되는 것이 아니란 뜻입니다. 버드나무 가지가 이 아픈 데 효과가 있다는 사실은 우연히 발견했는지 모르지만, 이 버드나무에서 아스피린이 태어나게 된 것은 우연이 반복된 결과가 아니라 과학자들이 끈질기게 노력한 결과입니다.

이 버드나무의 유효성분이 해명된 것은 1820년대입니다. 이 성분에는 버드나무의 속명屬名인 *Salix*를 본떠 살리신salicin이라는 이름을 붙였습니다(그림 1-3). 그러나 살리신이 약으로 사용되는 일은 거의 없었습니다. 왜냐하면 살리신은 너무 써서 먹을 수 없었기 때문입니다. "좋은 약은 입에 쓰다"는 말이 있긴 합니다만 너무 쓰면 먹을 수 없습니다.

살리신을 대신할 약이 없을까 궁리하던 과학자들은 살리신의 분해산물의 하나인 살리실산salicylic acid이 살리신보다 덜 쓰

그림 1-3. 살리신, 살리실산, 아세틸살리실산(아스피린)의 화학구조

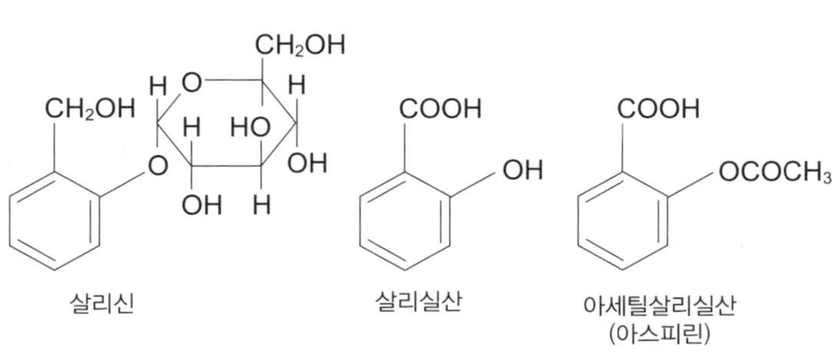

면서도 진통작용을 갖고 있다는 사실을 발견하였습니다. 그래서 살리실산을 화학적으로 합성해서 류머티즘 등을 치료하는데 사용하게 되었습니다. 그러나 살리실산에도 중대한 결점이 있었습니다. 즉 쓴맛은 없지만 위의 점막을 자극해서 위장장해라는 부작용을 일으켰습니다.

여기에서 이야기는 독일의 제약회사인 바이엘에서 근무하던 19세기 말의 젊은 화학자 호프만F. Hoffmann으로 옮겨갑니다. 호프만의 아버지는 류머티즘을 앓고 있었는데 치료를 위해 먹고 있던 살리실산의 부작용이 심해 고생을 많이 하고 있었습니다. 그래서 호프만은 살리실산 대신 아버지가 안심하고 복용할 수 있는 항류머티즘 약을 개발하기로 마음을 먹었습니다. 그리고 바이엘에 입사한 지 3년째 되는 1897년에 아세틸살리실산 합성에 성공하였습니다. 이 화합물은 그때까지 여러 명의 화학자들이 합성하려고 했지만 합성 후에도 원료인 살리실산이 남는 바람에 실용화하기 어려웠던 물질입니다. 호프만은 과거의 연구를 검증하고 많은 실험을 반복한 끝에 마침내 순수한 형태의 아세틸살리실산을 합성하는 데 성공한 것입니다. 아세틸살리실산은 관절의 염증을 억제하여 통증을 줄여 주지만 부작용은 살리실산보다 훨씬 적었습니다.

이 물질은 1899년 바이엘 사로부터 아스피린Aspirin이라는 상품명으로 발매되었습니다. 발매되자마자 의학계에서 큰 화제가 되었습니다. 이 약은 그로부터 100년 이상 지난 오늘날까지 세계에서 매년 5만 톤(500mg짜리 정제로 환산하면 1,000억 정)이나 복용되고 있습니다. 일본에서도 1906년에 아세틸살리실산이 『일본약국방』(중요한 의약품에 대해 일정한 품질, 강도, 순도의 기준을 정한 규격서, 우리나라에서는 『대한약전』이 이에 해당함)에 수재되었습니다. 그리고 1932년에 개정된 『일본약국방』(제5판)에는 '아스피린'으로 기재명이 변경되었습니다. 상품명이 일반명으로 된 사례이지요. 우리나라에서도 아스피린은 일반명입니다. 아스피린은 아마도 인류의 역사 중에서 가장 애용(의약품에 대해 이런 표현을 써도 되는지 의문이지만)되는 의약품이라고 할 수 있을 것입니다.

이처럼 전 세계에서 애용하게 된 아스피린이지만 이 약이 어떻게 해열, 진통효과를 나타내는지 그 작용 메커니즘은 오랫동안 알려지지 않았습니다. 이야기는 1960년대로 넘어갑니다. 이때가 돼서야 비로소 통증이나 발열 또는 염증은 체내에 존재하는 프로스타글란딘prostaglandin, PG이라고 하는 물질군群이 일으킨다는 사실을 알게 되었습니다. 그리고 스웨덴의 카롤린스카Karolinska 연구소의 베르크스트롬S. Bergström과 사무엘손B. Samuelsson 등은 프로스타글란딘이 체내에 존재하는 아라키돈산arachidonic acid이라고 하는 지방산으로부터 생합성된다는 사실을 발견하였습니다(그림 1-4).

그런데 1971년 런던대학에 있던 베인J. Vane 등은 아스피린이 아라키돈산으로부터 프로스타글란딘이 합성되는 과정을 방해한다는 사실을 밝혔습니다. 호프만이 아스피린의 합성에 성공한 1897년으로부터 무려 70년 이상이 지나서야 이 사실을 알게 된 것입니다. 연구에 관여한 세 사람(베르크스트롬, 사무엘손, 베

그림 1-4. 프로스타글란딘류의 생합성

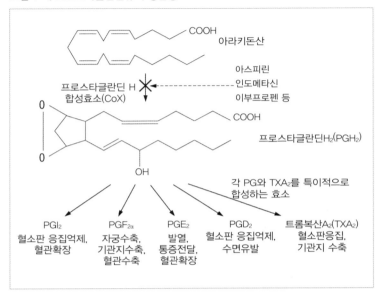

아라키돈산에 프로스타글란딘(PG) H 합성효소(통칭 CoX)가 작용하면 $PGH_2$가 생성된다. 또 이 $PGH_2$에 특이적인 합성효소가 작용하여 다양한 생리 작용을 갖는 $PGI_2$(별명 프로스타싸이클린), $PGF_{2\alpha}$, $PGE_2$, $PGD_2$ 같은 PG류와 트롬복산 $A_2$($TXA_2$)가 생성된다. 아스피린, 인도메타신, 이부프로펜 같은 비스테로이드 항염증약은 CoX를 저해함으로써 해열, 진통, 항염증작용 등을 나타낸다.

인)은 이 업적으로 1982년 노벨 생리의학상을 수상하였습니다.

아스피린의 타깃이 프로스타글란딘 H 합성효소(보통 CoX라고 부름)라는 사실을 알게 되자 그 이후의 연구는 빠르게 진전되었습니다. 오늘날까지도 CoX를 타깃으로 하는 신약의 개발이 활발하게 진행되고 있습니다. 인도메타신indomethacin이나 이부프로펜ibuprofen 등과 같이 광고에도 많이 나오는 약의 타깃도 바로

CoX입니다. 최근 아스피린은 혈소판 응집억제 작용도 갖고 있다는 사실이 밝혀졌습니다. 그래서 아스피린은 심근경색과 뇌경색의 예방약으로도 사용되고 있습니다. '버드나무 밑의 아스피린'이 걸어온 길은 조금 꾸불꾸불하기는 했습니다만, 문자 그대로 어떤 한 약이 성공하게 된 과정을 보여주는 실화라고 할 수 있겠습니다. 다음에는 아스피린과 마찬가지로 오랫동안 작용 메커니즘을 알 수 없었던 다른 유명한 약인 니트로글리세린에 대해 이야기해 보겠습니다.

## 니트로글리세린
### – 다이너마이트 탄생의 아버지, 노벨의 복잡했던 심경

여러분은 니트로글리세린nitroglycerin이라고 하면 무엇이 떠오르십니까? 대개는 화약이나 다이너마이트를 떠올리실 겁니다. 그러나 협심증을 앓아본 분이라면 발작 시 혀 밑에 넣는 정제(설하정)나, 발작을 억제하기 위해 가슴에 붙이는 테이프 또는 패치 모양의 약을 떠올리실지도 모릅니다. 협심증은 심장의 혈관이 협착되는 등의 원인에 의해 혈류가 느려져 심근에 산소가 부족해지면 나타나는 발작인데, 심장 부위나 가슴이 매우 아프게 됩니다. 니트로글리세린은 혈관확장작용을 하기 때문에 이러한 증상에 효과가 있습니다.

이야기는 노벨의 시대로 거슬러 올라갑니다. 니트로글리세린은 폭발성이 높은 기름 모양의 액체입니다. 나중에 노벨상을 제정한 A. 노벨은 니트로글리세린을 규조토에 침투시켜 폭발하기 어렵게 만들었습니다. 이것이 다이너마이트입니다.

당시 다이너마이트 공장에서는 한 가지 소문이 돌았습니다. 협심증을 지병으로 갖고 있는 노동자가 공장에서 일하는 평일에는 발작을 일으키지 않는데, 출근하지 않고 집에서 쉬는 날에는 오히려 발작을 일으킨다는 것이었습니다. 이런 소문을 들은 의사들은 니트로글리세린이 협심증 치료에 효과가 있다는 것을 알아냈습니다. 1870년대 말에 있었던 일입니다.

재미있는 이야기가 하나 더 있습니다. 노벨은 니트로글리세린을 안전하게 운반하기 위해 다이너마이트를 개발한 덕분으로 큰돈을 벌었습니다. 다이너마이트는 터널 공사나 탄광 등에서 뿐만 아니라 전쟁에서도 큰 위력을 발휘하였습니다. 그래서 노벨은 "죽음의 상인"이라고도 불렸습니다. 노벨은 자신이 이렇게 불리게 된 것이 본의가 아니라고 생각하여 노벨상, 특히 평화상을 제정하도록 유언을 남겼습니다. 이런 노벨도 늙어서 협심증에 걸려 니트로글리세린의 신세를 지게 되었습니다. 그는 알고 지내던 사람에게 다음과 같은 복잡한 심경을 밝힌 편지를 보냈습니다. "내가 의사로부터 니트로글리세린을 처방받다니 이 무슨 운명의 장난이란 말인가?"

니트로글리세린은 이처럼 오랫동안 약으로 사용되어 왔지만 그 작용기전은 여전히 알 수 없었습니다. 기전의 실마리가 잡힌 것은 그로부터 약 100년 뒤인 1970년대 후반의 일입니다. 니트로글리세린을 비롯한 질산약窒酸藥의 혈관확장작용을 연구하고 있던 버지니아 대학의 뮤라드F. Murad 등은 체내에서 니트로글리세린으로부터 일산화질소NO가 발생하는 것을 발견하였습니다. 또 이 NO가 혈관평활근세포의 구아닐산 시클라제guanylyl cyclase 라고 하는 효소를 활성화하여 cGMPcyclic guanosine monophosphate(사이클릭지엠피)라는 물질의 생성을 촉진하는데, 이 cGMP가 혈관을 확장한다는 사실을 밝혀냈습니다(그림 1-5). 그러나 당시의 연구자들은 질소 원자 1개와 산소 원자 1개로 되어 있는 단순한 물질이 체내에서 생리작용을 가질 것이라고는 꿈에도 생각

**그림 1-5. 혈관 평활근의 이완 메커니즘**

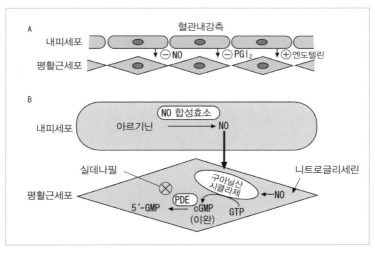

(A) 혈관내피세포에서는 다양한 자극에 대응하여 NO와 PGI₂와 같은 혈관평활근을 이완시키는 ⊖물질뿐만 아니라 엔도텔린(endothelin)처럼 평활근을 수축시키는 ⊕물질도 방출된다.

(B) 혈관내피세포 안에서 아르기닌(아미노산의 일종)에 NO합성효소가 작용해 NO가 합성된다. NO는 내피세포로부터 방출된 후 옆에 있는 평활근 세포 속으로 들어가, 구아닐산 시클라제를 활성화한다. 구아닐산 시클라제의 작용으로 GTP로부터 cGMP가 생성되고 이 cGMP가 평활근을 이완시킨다. cGMP는 PDE의 작용에 의해 불활성인 5′-GMP로 변환된다. 니트로글리세린은 직접 내피세포 안으로 들어가 거기에서 NO로 바뀐다. 실데나필에 대해서는 칼럼 1-1 참조.

하지 않았기 때문에 뮤라드 등의 연구 성과는 오랫동안 주목받지 못하였습니다.

한편 뉴욕주립대학의 퍼치고트R. Furchgott 등은 1980년대 초 혈관내피세포로부터 분비되어 혈관평활근을 이완시키는 인자(내피유래 이완인자)가 존재한다는 사실을 알게 되었습니다. 평활근이 이완되면 혈관은 확장됩니다. 그리고 1986년에 퍼치고트 등과 캘리포니아대학 로스앤젤레스교UCLA의 이그나로L. Ignarro 등은 이 내피유래 이완인자가 NO일지도 모르겠다는 발표를 하였습니다. 다음 해에는 영국 웰컴연구소의 몬카다S. Moncada 등이 이 인자가 바로 NO임을 증명하였습니다. 이그나로 등도 조금 뒤늦게 이 사실을 증명하였습니다.

1998년 퍼치고트, 이그나로, 뮤라드 3인은 순환기계에서 NO가 정보전달물질로서 작용하는 사실을 발견한 공로로 노벨 생리의학상을 수상하였습니다. 이는 모두 노벨이 죽은 뒤 1세기나 지나서 일어난 일입니다. 그들은 노벨의 은혜를 두 번이나 받은 셈입니다. 한 번은 노벨상을 받은 것이고, 다른 한 번은 평활근 이완작용을 하는 니트로글리세린이 NO를 발생시킨다는 정보를 알게 된 것입니다. 유감스럽게도 몬카다는 노벨상을 받을 수 없었습니다. 노벨상은 한번에 3인까지만 받을 수 있다는 규정이 있기 때문이었습니다.

이런 과정을 통해 니트로글리세린은 처음 처방되었을 때부터 지금까지 120년 이상 협심증치료제라는 지위를 굳건히 지켜 오고 있습니다.

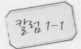

# 니트로글리세린과 비아그라는
# 함께 복용하면 안 돼

협심증 치료에 사용되는 니트로글리세린류의 질산약에 대한 사용주의서를 보면 "실데나필(Sildenafil, 비아그라의 일반명)과 함께 복용해서는 안 됨"이라고 쓰여 있습니다. 이는 이 두 가지 약물의 작용 메커니즘이 비슷해서 함께 복용하면 혈압이 갑자기 심하게 낮아져 최악의 경우에는 사망에 이르기 때문입니다. 재미있는 것은 비아그라를 개발할 수 있었던 것도 간접적이긴 하지만 NO의 생리작용을 알았기 때문입니다.

비아그라는 남성의 발기부전 치료약으로 여러 의미에서 세계에서 가장 인지도가 높은 약 중의 하나입니다. 세계에서 연간 약 3,000억 엔(2004년도 일본 엔으로 환산 시)의 매출을 올린다고 합니다. 그런데 이 약이 개발된 데에는 "감나무 밑에 입 벌리고 누워 있다 떨어진 감을 받아먹은 것" 같은 행운의 뒷이야기가 있습니다.

원래 화이자(2006년 현재 세계에서 가장 큰 제약회사)는 실데나필을 협심증 치료제로 개발할 예정이었습니다. 실데나필의 작용 메커니즘을 그림 1-5를 보면서 설명하겠습니다. 이미 설명한 대로 NO는 혈관평활근세포 내의 구아닐산 시클라제라는 효소를 활성화하여 cGMP라고 하는 물질의 생산을 높여 줍니다. 이 cGMP는 평활근세포를 이완시켜 혈관을 확장시키기 때문에 혈류를 좋게 만듭니다.

한편 실데나필은 cGMP를 분해하는 효소인 포스포디에스테라제(phosphodiesterase, PDE)를 저해합니다. 니트로글리세린은 NO로 변환된 후 평활근세포의 cGMP의 양을 높여 주지만, 실데나필은 cGMP의 분해를 억제함으로써 간접적으로 cGMP의 양을 높여 줍니다. 기전이 다르긴 하지만 최종적으로는 두 약 모두 혈관평활근을 이완(혈관의 확장)시킵니다. PDE에는 몇 가지 종류가 있는데 실데나필은 특히 심장에 많은 5형 PDE를 저해합니다. 이렇게 보면 왜 화이자가 실데나필을 협심증 치료제로 개발하려고 했는지 이해가 됩니다.

그런데 한창 실데나필의 임상시험(신약을 발매하기 전의 임상시험)을 하고 있는 도중에 재미있는 일이 일어났습니다. 실데나필을 복용한 남성 피험자들에게 발기가 일어났던 것입니다. 그렇다면 실데나필을 한번 발기부전 치료제로 개발해 보자, 회사는 이렇게 방침을 바꾸었던 것 같습니다. 발기는 음경 해면체의 혈관이 확장되어 혈액이 충만해지면 일어납니다. 그런데 실데나필은 해면체의 cGMP량을 증가시켜 혈관을 확장시켰습니다. 조사해 보니 5형 PDE는 심장뿐만 아니라 해면체에도 많았던 것입니다. 나중에 생각해 보니 실데나필이 발기를 일으키는 것은 당연한 것이었습니다. 이렇게 해서 비아그라가 탄생하게 된 것입니다.

비아그라와 니트로글리세린의 경우처럼 생각하지도 못했던 것을 발견하는 것을 영어로 세렌디피티(serendipity)라고 합니다. 자연계로부터 약초를 발견하는 것도 세렌디피티입니다. 과학연구의 세계에서 세렌디피티는 가끔 있는 일입니다. 그러나 세렌디피티를 통해 생각지도 못했던 것을 발견해 낸 다음 이것을 확실한 '물건'으로 만들어 내느냐 못하느냐는 연구자가 얼마나 우수한가에 달려 있습니다. 2000년에 노벨 화학상을 받은 시로카와 선생도 실수로 1,000배량의 촉매를 반응액에 첨가하는 바람에 생긴 신물질에서 단서를 얻었다고 합니다. 실패작을 쓰레기통에 버리지 않고, 신물질을 무심히 보지 않았던 시로카와 선생은 역시 대단한 분입니다. 아무리 감나무에서 감이 떨어진다고 해도 미리 감이 떨어질 자리에 앉아 입을 벌리고 있지 않으면 그 감은 절대로 입으로 들어가지 않습니다.

## 4. 일본에서 전략적으로 개발된 획기적인 신약 두 가지 이야기
#### – 프라바스타틴(콜레스테롤약)과 타크로리무스(면역억제제)

지금까지는 작용 메커니즘을 극히 최근에 와서야 알게 된 100년도 더 된 옛날 약과 우연히 발견되어 탄생한 약의 이야기를 하였습니다. 그러나 아직도 새로운 약을 개발하는 데에 100년씩이나 걸려서는 곤란합니다. 또 신약개발을 세렌디피티에만 의존하고 있을 수도 없습니다. 지금부터는 다양한 정보를 근거로 전략을 세워서 개발한 일본발 세계적인 신약에 대한 이야기해 보겠습니다.

**콜레스테롤에 바친다 – 18년 만의 결실**
여기에서 여러분에게 몇 가지 질문을 하겠습니다.

질문 1: 세계에서 가장 많이 팔리고 있는 약은 어떤 질병을 대상으로 한 약일까요?
답은 고지혈증高脂血症입니다. 이 병은 혈액 중 콜레스테롤과 중성지방의 수치가 높은 상태를 나타냅니다. 최근의 통계를 보면 세계 매출액 베스트 20 의약품 중 무려 3개가 스타틴statin계 고지혈증 약들입니다. 1위인 아토르바스타틴atorvastatin(화이자사)의 경우, 세계 매출액이 연간 1조 엔(2005년도 일본 엔 환산)을 넘습니다. 젊은 분은 별로 신경 쓰지 않으시겠지만 어느 정도 나이가 든 분은 대개 매년 검진 시 혈중 콜레스테롤과 중성지방의 수치가 높아지고 낮아짐에 따라 일희일비—喜—悲합니다. 고지혈증은 와이드 쇼 같은 데에서도 자주 다루는 화제입니다.

질문 2: 콜레스테롤과 중성지방이 쌓이면 무엇이 문제일까요?
고지혈증과 고혈압, 당뇨병은 대표적인 생활 습관병이지만 이런 병들이 무서운 것은 장기간에 걸쳐 거의 자각증상도 없이 의식도 못 하는 중에 병이 진행되기 때문입니다. 콜레스테롤과 중성지방이 많다는 것만으로 사람이 죽는 일은 없지만 동맥경화를 일으키거나 혈관이 막히기 쉽습니다. 그러면 심근경색이나 뇌경색을 일으킬 위험이 훨씬 높아집니다. 고혈압도 일으키기 쉽습니다.

질문 3: 콜레스테롤은 무조건 나쁜 놈일까요?
답은 '아니요'입니다. 앞에서 설명한 것처럼 콜레스테롤이 너무 많으면 나쁜 놈이 됩니다. 그러나 콜레스테롤이 없으면 우리는 살아갈 수 없습니다. 예컨대 우리 몸을 구성하고 있는 약 60조 개의 세포 하나하나를 둘러싸고 있는 세포막에 있어서 콜레스테롤은 없어서는 안 되는 성분입니다. 또 남성호르몬과 여성호르몬, 부신피질호르몬처럼 우리들이 살아가는 데 필요 불가결한 물질들도 사실은 콜레스테롤로부터 합성되는 것들입니다(그림 1-6). 이처럼 콜레스테롤은 우리 몸에 적당히 존재해야 하는 물질입니다.

그림 1-6. 콜레스테롤의 생합성

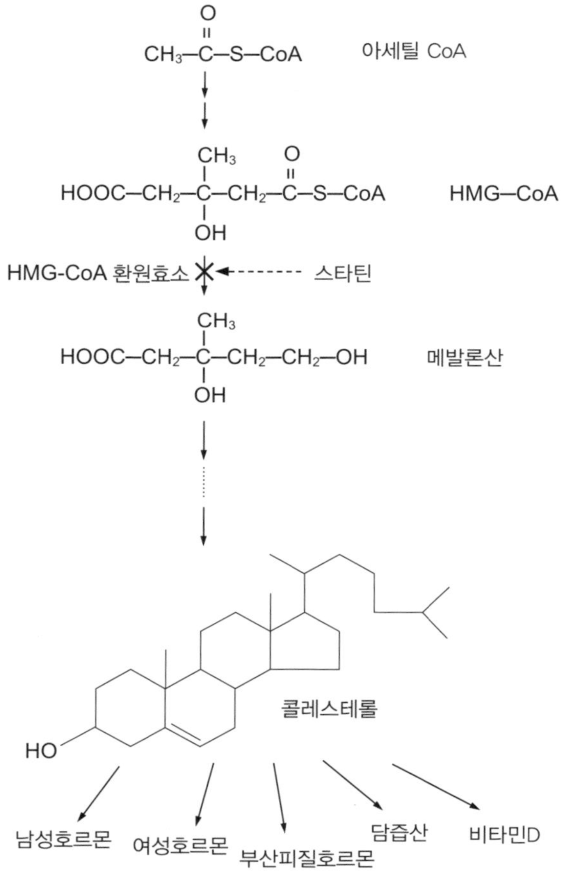

콜레스테롤은 아세틸 CoA를 출발 재료로 하여 약 20단계의 효소 반응을 거쳐 합성된다. 이 합성 반응의 전체 속도를 결정하는 것은 HMG-CoA 환원효소가 반응하는 단계이다. 스타틴계 약물들은 이 효소를 저해한다. 또 우리가 살아가는 데 꼭 필요한 다양한 물질들이 콜레스테롤로부터 합성된다.

우리 몸에서 일어나는 콜레스테롤의 생합성은 의학적으로 매우 중요할 뿐만 아니라 생명과학을 연구하는 사람들에게 매우 흥미로운 연구 대상입니다. 우리 몸에는 체내의 콜레스테롤 총량을 일정한 범위 내에서 유지하려고 하는 메커니즘이 갖추어져 있습니다. 이를 '호메오스타시스homeostasis'라고 합니다. 즉 음식으로부터 콜레스테롤을 많이 섭취한 경우에는 스스로 (주로 간장에서) 콜레스테롤을 만들지 않도록 생합성을 억제합니다. 거꾸로 콜레스테롤을 적게 섭취하면 스스로 콜레스테롤을 생합성해 냅니다. 이와 같은 조절이 잘 되지 않는 상태, 즉 호메오스타시스가 깨진 상태를 고지혈증이라고 합니다.

콜레스테롤은 초산acetic acid(식초의 성분)이 활성화된 상태인 아세틸 CoA라고 하는 물질로부터 약 20단계의 복잡한 효소 단계를 거쳐 생합성됩니다. 이 콜레스테롤의 합성을 조절하는 단계는 HMG-CoA가 메발론산mevalonic acid으로 바뀌는 단계인데, 이 단계를 촉매하는 효소를 HMG-CoA 환원효소라고 합니다. 예컨대 콜레스테롤이 너무 많이 만들어지면 몇 가지 메커니즘에 의해 이 효소가 작용(촉매반응)하지 않게 됩니다.

이 효소가 작용하지 않게 되는 기전은 두 가지입니다. 하나는 콜레스테롤이 이 효소의 유전자 발현을 억제하는 것입니다. 다른 하나는 콜레스테롤이 이 효소의 분해를 촉진하는 것입니다.

또 콜레스테롤은 자신의 합성에 관여하는 이 효소를 차단해 버리기도 합니다. 차단이 잘 되어 콜레스테롤의 양이 줄어들면 이번에는 차단이 풀려 콜레스테롤이 다시 합성되기 시작합니다. 즉 콜레스테롤이 너무 많아지면 합성이 정지되고, 너무 적어지면 다시 만들어집니다. 기막히지 않습니까? 우리들은 보통 의식하지 못한 채 살고 있지만 몸속에서는 이처럼 알지 못하는 곳에서 복잡한 조절기능이 작동하고 있는 것입니다. 살아 있다는 것은 정말 신기한 일입니다. 필자들처럼 약학을 비롯한 생명과학 영역에서 종사하는 연구자들은 대개 '살아 있다는 것의 신기함'에 빠져 포로가 된 사람들입니다.

1970년대 초반 산쿄三共 주식회사(현 다이찌산쿄 주식회사)의 젊은 연구원 엔도遠藤章(도쿄농공대학 교수를 거쳐 현재 바이오팜 연구소장) 등은 콜레스테롤의 생합성을 저해하면 혈중 콜레스테롤 농도를 낮출 수 있을 것으로 생각하고, 오랜 세월에 걸쳐 세계 각지로부터 약 6,000종류의 곰팡이 등을 수집한 다음, 그 미생물의 배양액을 가지고 약 2년간에 걸쳐 약효가 있는지 여부를 조사(스크리닝)하였습니다. 그리고 마침내 교토에서 생산되는 쌀에 붙어 있는 푸른곰팡이의 일종으로부터 메바스타틴mevastatin(별명, 콤팩틴compactin)이라고 하는, 콜레스테롤의 생합성을 저해하는 물질을 발견하였습니다(그림 1-7). 그들은 이 화합물이 HMG-CoA 환원효소만을 저해한다는 사실을 밝혔습니다.

그러나 그 후 이 물질(메바스타틴)을 고지혈증약으로 개발하는 길은 우여곡절의 연속이었습니다. 우선 랫트와 마우스를 이용한 실험에서는 웬일인지 콜레스테롤 저하 작용이 전혀 나타나지 않았습니다. 그래서 다른 동물을 이용하여 메바스타틴이

그림 1-7. 스타틴계 약물의 구조

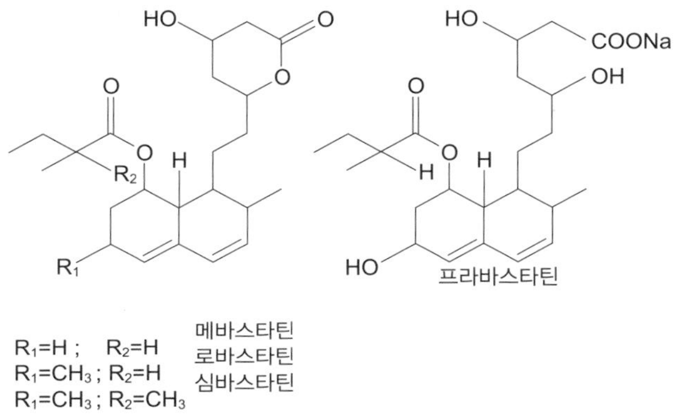

R₁=H ;   R₂=H        메바스타틴
R₁=CH₃ ; R₂=H        로바스타틴
R₁=CH₃ ; R₂=CH₃      심바스타틴

강력한 콜레스테롤 저하 작용을 갖고 있다는 것을 증명할 수밖에 없었습니다. 이에 3년 가까이 걸렸습니다. 그 후의 장기長期 독성 시험 결과도 바람직하지 못하였습니다. 그래서 안타깝지만 메바스타틴을 의약품으로 개발하는 일은 중지되었습니다.

한편 산쿄보다 뒤늦게 개발에 착수한 미국의 거대 화학기업인 머크Merk사는 메바스타틴과 구조가 거의 같은 로바스타틴lovastatin이라고 하는 화합물을 다른 종류의 곰팡이로부터 발견하였습니다. 메바스타틴과 로바스타틴의 차이는 R₁위치에 있는 수소원자가 메틸기로 치환된 것뿐입니다(그림 1-7). 머크사는 메바스타틴의 경우에 문제가 되었던 장기長期 독성 문제를 어찌어찌 해결하고 1987년 세계 최초로 스타틴계 고지혈증 약인 로바스타틴을 메바코mevacor라는 상품명으로 발매하였습니다.

그러나 산쿄는 포기하지 않았습니다. 메바스타틴을 투여한 개의 요 중에 메바스타틴보다 HMG-CoA 환원효소에 대한 억제 작용이 10배 이상 강력한 대사물질이 배설되는 것을 발견하였습니다. 이것은 메바스타틴과 구조가 많이 닮은 프라바스타틴pravastatin이었습니다(그림 1-7 참조). 그래서 프라바스타틴을 대량으로 생산할 수 있겠는가 검토하였습니다. 미생물변환에 의한 생산 방법을 개발하기 위해 다양한 곰팡이나 방선균放線菌을 스크리닝한 결과, 오스트리아산의 방선균에 의해 메바스타틴이 프라바스타틴으로 잘 변환된다는 사실을 알아냈습니다. 또 프라바스타틴에 수산기-OH를 부가시키면 HMG-CoA 환원효소 저해 작용이 커지고 안전성도 높아진다는 사실을 발견하였습니다. 마침내 1989년 산쿄는 프라바스타틴(상품명, mevalotin)이라는 약을 발매할 수 있게 되었습니다. 개발에 착수한 지 무려 18년 동안 수많은 연구자들이 기울인 노력이 신약이라는 이름으로 결실을 맺은 것입니다.

　　현재 세계 의약품 매출 베스트 20에 스타틴계 약물이 3개(화이자의 atorvastatin, 머크의 simbastatin, 산쿄의 pravastatin)나 랭크되어 있습니다. 스타틴계 약물의 매출을 전부 합치면 세계 매출이 2조 엔(2005년 통계, 일본 엔 환산)이나 됩니다. 엔도 등이 열기 시작한 스타틴계 신약의 분야가 무한히 넓어졌을 뿐만 아니라, 전 세계적으로 정말로 많은 사람의 생명을 구할 수 있게 된 것입니다. "획기적인 신약 하나는 의사 한 사람이 평생에 걸쳐 고칠 수 있는 환자 수의 몇 만 배수나 되는 환자를 고칠 수 있다."

는 말은 약학을 전공하는 사람들이 자주 하는 말입니다만, 엔도 등이 손을 대기 시작한 스타틴계 약물의 개발이야말로 약학 연구자의 보람이라 할 수 있겠습니다.

요즈음 기업연구원의 발명에 대해 얼마의 대가를 지불하는 것이 타당한가가 사회 문제가 되고 있습니다. 예컨대 청색 발광 다이오드를 발명한 나카무라中村修二(현 산타바바라 캘리포니아 대학 교수) 씨가 자신이 소속해 있던 기업을 상대로 제기한 소송에서는 회사로부터 200억 엔의 대가를 받는 것이 마땅하다는 판결을 받은 바 있습니다. 어디까지나 가정입니다만, 스타틴을 개발한 업적에 대해서는 도대체 얼마를 받는 것이 적절할까요? 좀 장난스러운 질문이긴 하지만 약학 연구자로서는 흥미진진한 이야기입니다.

## 장기이식을 돕는 츠쿠바산으로부터의 선물

요즈음 연구도시로 이름을 날리고 있는 이바라키현縣의 츠쿠바시市는 옛날에는 츠쿠바산山이 있는 장소로 유명했습니다. 그리고 츠쿠바산은 '두꺼비 기름'으로 유명했지요. '두꺼비 기름'은 지금도 츠쿠바산 신사 참배길의 선물 가게에 가면 살 수 있습니다. '두꺼비 기름'은 고약膏藥(기름기 많은 바르는 약)입니다. 그런데 여기서 놀라운 사실 하나를 밝히겠습니다. 그것은 현재 츠쿠바산에서 팔리고 있는 '두꺼비 기름'의 성분은 두꺼비와 아무런 관계도 없다는 사실입니다. 그럼에도 '두꺼비 기름'이라고 불리는 유래에 관해서는 여러 가지 설이 있지만 가장 유력한 설은 다음과 같습니다.

역사는 에도 시대 초기까지 거슬러 올라갑니다. 도쿠가와 가문은 현재의 츠쿠바산 신사가 있는 장소에 중선사中禪寺라는 절을 기도하는 곳으로 정해 놓고 산 전체를 지배하였습니다. 당시 중선사의 주지였던 고에이조닌은 도쿠가와를 따라 종군하면서 부상당한 사람의 상처를 돌보아 주는 데 정성을 다했다고 합니다. 이때 츠쿠바산에서 갖고 온 고약이 상처에 매우 잘 들어서, '츠쿠바산에서 온, 얼굴이 두꺼비같이 생긴 한 중僧侶이 가져온 기름약'으로 소문이 났다고 합니다. 이 말이 구전口傳(입에서 입으로 전해 내려옴)되어 오는 도중에 많은 부분이 생략되고 츠쿠바산의 '두꺼비 기름'으로 줄어들었다는 것입니다. 이런 까닭으로 '두꺼비 기름'은 실은 두꺼비의 기름이나 땀이 아닙니다만, 지금도 많은 사람이 애용하는 약입니다.

이 츠쿠바산으로부터는 최근 TV에서도 자주 특집으로 다루고 있는 면역과 관련된 성분들이 발견되고 있습니다. 이미 여러분은 '면역'이라는 단어를 알고 계실 것입니다. 외계로부터 우리 몸에 이물異物(예컨대 바이러스)이 들어왔을 때 우리 몸은 그것을 없애려는 장치를 갖추고 있습니다. 즉, '자기'와 '비자기非自己'를 구별해서, 자신이 아닌 것만을 없애려는 것입니다. 면역의 중심적인 작용을 하는 것은 B 임파구와 T 임파구입니다. 그러나 수혈을 받거나 장기이식을 받는 경우에는 임파구의 이와 같은 면역능력이 오히려 장해가 됩니다. 수혈이나 장기이식은 자신의 것이 아닌 것을 몸 밖으로부터 무리하게 집어넣는 일이므로 우리 몸이 거부반응을 보이는 것은 어쩌면 당연한 일이겠지요.

수혈의 경우에는 피를 주는 사람과 피를 받는 사람의 혈액형이 맞아야 합니다. 즉 적혈구의 A형 항원과 B형 항원의 조합이 일치해야 합니다. 그런데 이 조합에 따른 혈액형은 A, B, AB, O의 4종류밖에 없기 때문에 자기와 혈액형이 맞는 사람을 찾는 것은 매우 쉽습니다. 그러므로 수혈을 할 때 거부반응이 문제가 되는 경우는 거의 없습니다.

그러나 장기를 이식할 경우에는 상황이 다릅니다. 이때에는 백혈구의 혈액형이라고 할 수 있는 주요조직 적합항원(사람의 경우에는 HLA라고 합니다)이 문제가 됩니다. HLA는 종류도 많고 조합도 복잡하기 때문에 일란성 쌍둥이를 제외하고는 HLA의 형이 모두 일치하는 사람을 찾기가 매우 어렵습니다. 부모 자식이나 형제자매 간에도 차이가 납니다. 따라서 도너donor(장기제공자)와 레시피언트recipient(이식을 받는 사람)의 HLA형이 조금 다른 경우에도 어쩔 수 없이 장기이식을 강행하는 것이 현실입니다. 그런데 HLA형이 다르면 크건 작건 면역반응이 일어납니다. 이식을 받은 환자의 몸은 이식된 조직을 배제하려고 합니다. 즉 거부반응을 보입니다. 조금 더 상세히 말하자면 이식 받은 환자의 T 임파구가 자신의 것과 다른 HLA를 갖고 있는 이식조직을 파괴해 버리는 것입니다.

1983년 츠쿠바산에 있는 후지사와약품공업(현 아스텔라스 제약)의 탐색연구소는 장기이식臟器移植 후의 거부반응과 자기면역에 의해 생기는 질환을 억제하는 약을 개발하기로 결정하였습니다. 거부반응의 경우에는 우선 Helper-T 임파구로부터 인터루킨2(IL-2)라고 하는 물질이 방출됩니다. 다음으로 이 IL-2가 Killer-T 임파구(세포장해성 T세포라고도 함)를 활성화합니다. 활성화된 Killer-T 임파구는 그 이름 그대로 '살인자'로서 '이물異物'로 인식한 이식조직을 파괴합니다(그림 1-8). 이것이 거부반응입니다.

후지사와약품은 IL-2의 생성을 억제할 수 있는 물질을 찾기 위하여 약 8,000종의 곰팡이와 1만 2,000여 종의 방선균을 스크리닝하였습니다. 그리고 마침내 1984년 스트렙토마이세스 츠쿠바엔시스S. tsukubaensis라고 하는 방선균의 배양액이 그런 작용을 갖고 있음을 발견하였습니다. 츠쿠바엔시스라는 학명으로부터 상상할 수 있듯이 이 균은 후지사와약품의 연구자들이 츠쿠바산을 걸어 돌아다니며 채집한 균 중의 하나입니다.

반년 후 츠쿠바엔시스의 배양액으로부터 정제된 성분이 타크로리무스tacrolimus입니다. 세계의 연구자들 사이에서는 아직도 타크로리무스란 이름보다 후지사와약품 사내 화합물번호인 FK506이 더 잘 알려져 있습니다. 회사는 당시 장기이식의 세계적인 권위자였던 피츠버그대학의 스타즐T. Starzle 교수 등과 공동연구를 하여, 타크로리무스가 장기이식 동물의 거부반응을 억제한다는 사실을 증명하였습니다. 그리고 1989년 스타즐 교수 등은 거부반응으로 고생하는 간이식 환자들에게 타크로리무스를 처음으로 사용하여 보았습니다. 이 약은 극적인 효

과를 나타내었습니다. 이 뉴스는 세계에 퍼졌고 다음해인 1990
년에는 일본에서도 간이식 임상시험에 사용되었습니다. 그리고
1993년에는 간이식 시 거부반응에 대한 억제 효과가 있다는 것
을 정부로부터 승인받았습니다. 그 후 다른 장기이식 시에는 물
론, 다양한 면역질환에도 사용할 수 있게 되었습니다. 타크로리
무스는 오늘날 세계 각지에서 행해지고 있는 장기이식에 없어
서는 안 될 글로벌 의약품이 되었습니다.

그림 1-8. 타크로리무스(tacrolimus)의 면역억제 기구

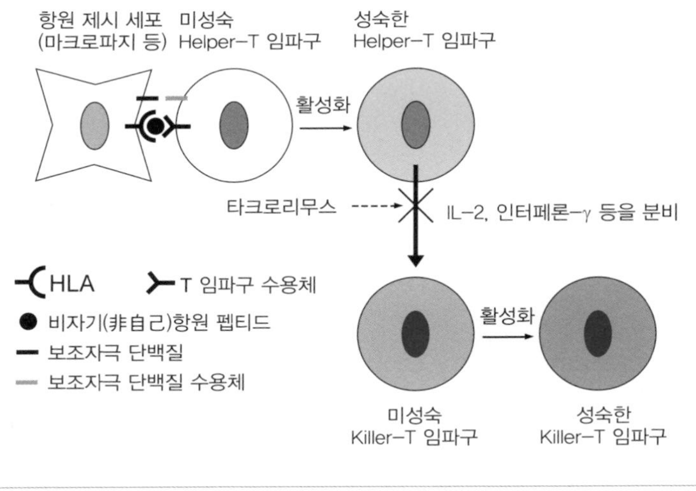

'비자기(非自己)'항원을 발현하고 있는 항원제시 세포(이식 조직에서 유래한 macrophage 등)
가 Helper-T 임파구를 활성화하면 IL-2 같은 물질이 방출된다. 방출된 IL-2는 아직 성숙하지
못한 Killer-T 임파구(세포장해성 T 세포)를 활성화하고, 활성화된 Killer-T 임파구는 이식된
장기를 파괴한다. Tacrolimus는 Helper-T 임파구가 IL-2를 생성하는 과정을 저해한다.

## 5. 미래를 위해 약학을 권합니다

　여러분 어떻습니까, 이제 신약의 창제에 대해 흥미를 갖게 되셨나요? 옛날의 신약개발은 경험과 우연의 결과인 경우가 많았고, 왜 그 약이 약효를 나타내는가 하는 메커니즘은 나중에 해명된 경우가 많았습니다. 그러나 앞으로는 질병의 발증 메커니즘(즉 건강과 질병의 차이)을 해명하고 타깃을 정함으로써 신약 창조를 효율적으로 진행해야 합니다. 그렇게 해도 하나의 신약을 개발하는 데에는 오랜 세월과 많은 연구개발비가 필요합니다. 그러나 앞에서 설명한 것처럼 살아 있다는 것이야말로 정말로 신기한 일이라는 사실, 그리고 획기적인 신약 하나는 한 명의 의사가 평생에 걸쳐 치료할 수 있는 사람 수의 몇만 배수의 사람을 고칠 수 있다는 사실을 생각하면 신약개발은 아무리 어렵더라도 결코 포기할 수 없는 중요한 일입니다. 또 획기적인 신약을 개발하면 노벨상도 받을 수 있습니다. 이 책의 독자들 중 신약개발에 종사하고 계시는 분들, 약학대학생들, 그리고 나중에 약학대학에 진학하려고 하는 고등학생이나 중학생이 있다면, 앞으로 함께 꿈을 꾸어 보지 않으시겠습니까? 좀 과장된 표현을 하자면 신약 창제를 통해 지구상의 모든 사람의 생명을 책임지는 약학인이 되어 보지 않으시렵니까?
　한마디로 '약학'이라고 하지만, 약학은 매우 폭넓고 깊이가 깊은 학문입니다. 필자가 대학생이던 시절에는 폭넓게 배우지 않으면 안 되는 약학대학의 특성을 풍자하여 잡학雜學대학이라고 부르기도 했습니다. 덕분에 약학 일반을 소개하는 이 장의 내용도 잡학 백화점같이 되어 버렸습니다.

아무튼 이 장에서 역설한 바와 같이 우리들이 어떻게 건강을 유지하는가, 또는 거꾸로 어떻게 건강을 잃고 질병에 걸리게 되는가를 조사하는 것이 약학의 출발점입니다. 2003년에 사람 게놈 중 약 30억 개의 암호문자가 해독되었습니다(자세한 것은 10장 참조). 게놈 해독의 수법을 확립한 것을 20세기 인류의 최대 업적이라고 합니다. 다만 그 연구 수준은 아직 문자와 그 문자가 조합된 문장을 본 정도로, 그 내용을 음미하여 완전히 이해하는 경지에는 도달하지 못하였습니다. 이 귀중한 정보를 근거로 '건강'과 '질병'의 차이를 알아내는 것은 지금부터 우리가 해야 할 일입니다. 이 차이를 알아내지 못하면 약 창제는 "엉터리 대포라도 여러 발 쏘다 보면 맞는다"는 식이 됩니다. "남산에서 돌을 자꾸 던지다 보면 누구라도 맞게 되겠지" 식의 신약개발이 된다는 말입니다. 야구에서뿐만 아니라 약 창제에 있어서도 3할 타자는 존경의 대상이지만 1할 타자라면 회사에서 해고의 대상입니다. 신약개발의 성공 확률을 높이지 못하면 제약회사의 존속 자체가 위험해지기 때문입니다.

다음으로 질병에 듣는 약을 개발하여 왜 듣는가 하는 메커니즘을 상세하게 조사하는 것도 약학의 기본입니다. 나아가 약을 어떻게 하면 잘 만들 수 있을까(화학합성, 미생물을 이용한 합성, 유전자 공학을 이용한 합성 등)를 연구하는 것도 약학입니다. 그리고 약을 환자에게 어떻게 투여하는 것이 가장 적절할까를 조사한

다든지, 부작용이 일어나지 않도록 체크한다든지 하는 것도 약학입니다. 최근에는 환자 개개인의 유전적인 특성에 맞추어 최적의 약을 선택하여 최적의 양, 최적의 투여 방법으로 투여하여 최선의 치료를 시행하는 '맞춤약학tailor-made medicine, personalized medicine, individualized pharmacy'의 연구도 활발합니다. 그럼 다음 장부터는 실제로 어떤 프로세스를 거쳐 새로운 약이 만들어지는지 상세히 알아보겠습니다.

# 02

# 약을 합성하다

## 약의 창조로부터 제조에 이르는 길

'약의 합성'에는 새로운 화합물을 창조해 내는
'창조적 합성'과 이미 발견된 화합물을 효율적으로 제조하는
'제조를 위한 합성'이라고 하는 두 분야가 있다.

제1장에서 설명한 것처럼 역사를 되돌아보면 인류는 아주 먼 옛날부터 약을 사용해 왔습니다. 그러나 현재처럼 화학자의 손을 통해 약을 자유자재로 합성할 수 있게 된 것은 겨우 약 100년 전부터입니다. 그전까지는 자연계에 있는 물질 그대로를 약으로 이용해 왔습니다.

이 장에서는 창약 연구의 바탕이 되는 '약의 합성'에 대해서 소개하고자 합니다. 약의 합성에는 약을 발견해 내는 '창조medicinal chemistry' 과정과 약을 생산하는 '제조process chemistry' 과정이라는 서로 다른 두 분야가 있습니다. 이에 대해서는 이 장의 맨 뒤에서 상세히 설명하겠습니다. 우선 최근 100년간 과학자가 약을 발견하게 된 경위를 세 가지 약을 예로 들어 설명하겠습니다. 그 다음에는 오늘날 신약개발의 현장에서 활용되고 있는 최신 합성 수법을 소개하겠습니다. 끝으로는 앞으로 신약개발에서 극복해야 할 여러 가지 문제점 중 약의 합성과 관련된 문제점을 살펴보겠습니다.


## 1. 의약품의 탄생 경로

정말로 잘 듣는 약을 발견하고 창조하기 위해서 지금까지 다양한 합성 수법이 개발되었습니다. 각 수법에는 일장일단長

短이 있기 때문에 어떤 방법이 가장 좋은 방법이라고 말하기 어렵습니다. 현재는 일반적으로 몇 가지 수법을 선택하여 시도합니다. 앞으로도 획기적인 수법이 개발되기 전까지는 이러한 상황이 계속될 것입니다. 그러므로 지금까지 시행착오를 반복하면서 확립된 대표적인 합성법을 알아둘 필요가 있습니다.

### 아스피린: 리드(lead) 화합물을 개량하여 탄생한 약

제1장에서 소개한 바 있는 아스피린의 탄생 과정을 살펴보면 의약품 합성의 방법론이 압축되어 있습니다. 즉 버드나무에서 발견된 살리신을 개량하여 살리실산을 합성하고, F. 호프만이 다시 이를 개량하여 합성한 아세틸살리실산이 아스피린이 된 것입니다(그림 2-1).

이처럼 화합물을 개량하는 방법은 오늘날에도 약의 창조에 많이 사용되는 방법입니다. 이는 최초로 발견된 활성물질(리드 화합물)을 화학적으로 수식修飾, modification하여 보다 약효가 강하고 부작용이 적은 형태로 최적화optimization해 나가는 작업입니다. 하나하나의 화합물에 대하여 한 단계 한 단계 수식을 반복하여 가장 적절한 약물 구조에 가깝도록 만들어 나가는 것입니다. 이러한 노력이 약의 역사를 만들어 왔습니다. 앞으로도 이러한 방법론은 중요한 합성수단이 될 것입니다. 실제로 이 수법을 통하여 아스피린보다도 소염, 진통작용이 우수하고 부작용이 적은 이부푸로펜, 인도메타신, 디클로페낙 등을 개발하였습니다. 이 약들은 원래의 아스피린에 비하여 소염, 진통 작용

그림 2-1. 버드나무 성분 살리신을 개량하여 개발한 해열진통약들

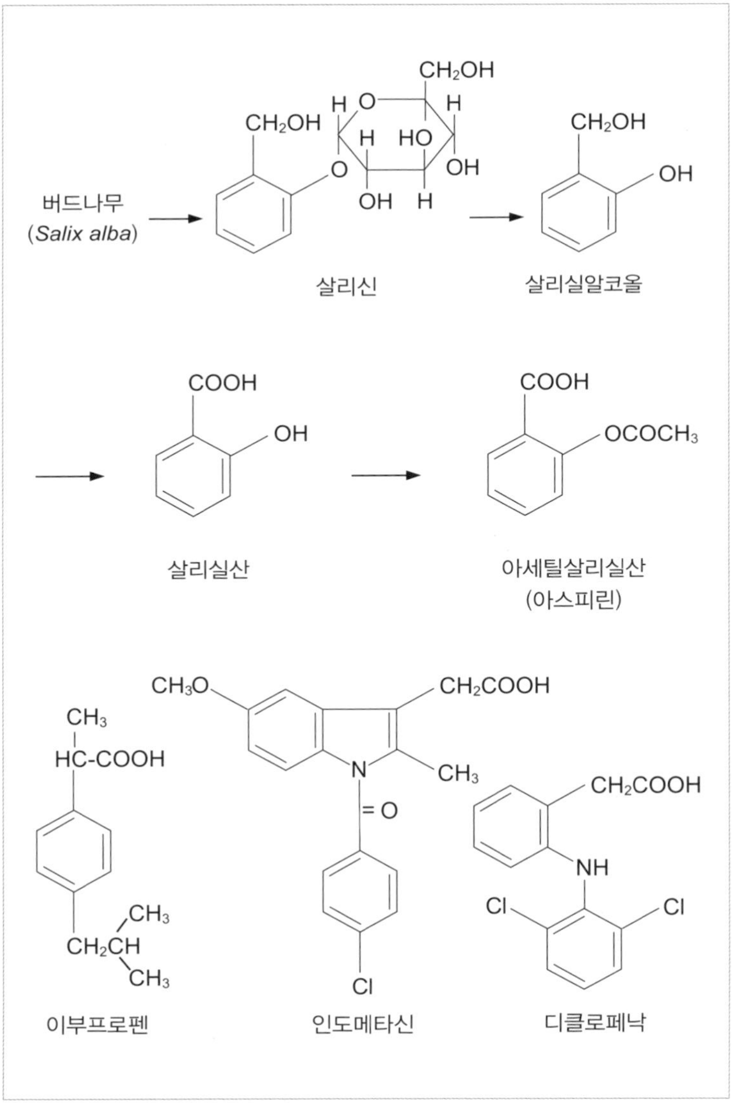

버드나무
(Salix alba)

살리신

살리실알코올

살리실산

아세틸살리실산
(아스피린)

이부프로펜

인도메타신

디클로페낙

이 10~200배나 강합니다. 약효가 강해졌기 때문에 용량을 줄일 수 있게 되었고 따라서 약의 부작용도 한층 줄일 수 있게 되었습니다.

### 딜티아젬: "형편없는 대포도 여러 번 발사하면 명중하는 수가 있다"는 식으로 발견된 약

약을 발견하는 방법에는 여러 가지가 있습니다만, 여기에서는 랜덤 스크리닝random screening, 다목적 스크리닝법에 의해 일본에서 발견된 협심증 치료약 딜티아젬diltiazem에 관한 이야기를 하겠습니다.

앞에서 언급한 아스피린과 같은 약은 천연물로부터 발견된 화합물을 다양하게 수식하여 많은 화합물(유도체)을 합성한 다음, 그 유도체 중에서 해열, 진통이라고 하는 특정한 작용을 갖는 물질을 탐색하여 발견한 약입니다. 그러나 그 후 생화학적 또는 분자생물학적 수법을 도입함으로써 미생물이나 식물의 대사산물 또는 합성한 화합물 하나하나에 대해 광범위하고 다양한 활성을 조사할 수 있게 되었습니다. 그 덕분에 여태까지 무심히 연구실 밖에 방치되어 있던 화합물에 대하여 생각하지도 않던 작용을 발견해 내는 일도 일어나게 되었습니다. 이러한 랜덤 스크리닝법은 1960년대부터 사용되고 있습니다만, 지금은 하나의 화합물에 대해서 수십 가지 약리작용을 한꺼번에 조사할 수 있게까지 발전되었습니다. 또 검사에 필요한 화합물의 양도 점점 미량微量으로 줄어들어 수 밀리그램만 있으면 충분히

그림 2-2. 대표적인 칼슘 길항약과 1, 5-벤조티아제핀(benzothiazepine) 유도체

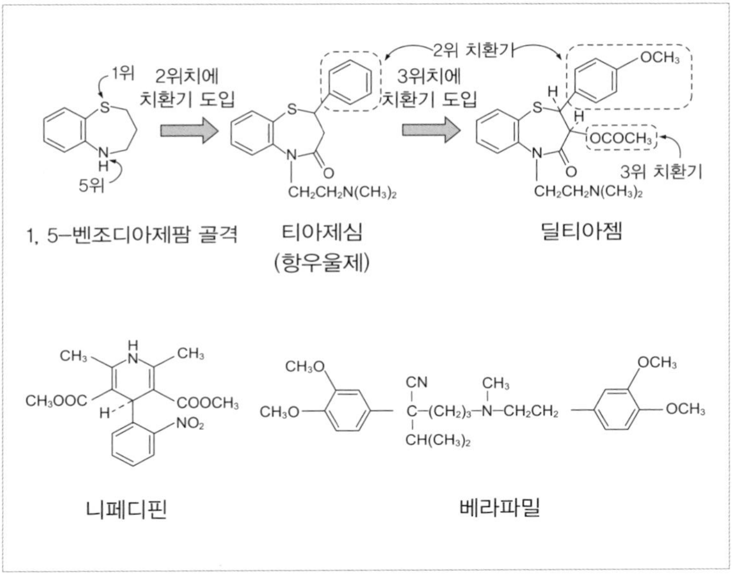

1, 5-벤조디아제팜 골격      티아제심          딜티아젬
(항우울제)

니페디핀          베라파밀

스크리닝할 수 있게 되었습니다.

   다나베田辺 제약에 의해 개발된 딜티아젬diltiazem(상품명, Herbesser)
은 대표적인 칼슘 길항약calcium antagonist입니다. 이 약은 협심증
치료약으로서 높은 평가를 받고 있을 뿐만 아니라 고혈압 치
료약으로서도 널리 사용되고 있습니다. 이 약의 특징은 그때까
지 알려져 있던 몇 가지 칼슘 길항약(nifedipine과 verapamil)과
는 화학구조가 전혀 다르며, 작용기전도 새롭다는 점입니다(그
림 2-2). 어떻게 그처럼 구조와 작용이 새로운 화합물을 발견해

낼 수 있었을까요?

딜티아젬은 원래 항불안약을 개발할 목적으로 설계, 합성된 화합물군으로부터 발견된 약입니다. 1960년대의 중간에 1, 5-벤조티아제핀1, 5-benzothiazepine 골격을 갖는 티아제심thiazesim이라고 하는 화합물이 우울증 억제 작용을 갖는다는 보고가 있었습니다. 그 당시에는 아직 그 골격이 새롭고 그다지 많은 유도체가 합성되어 있지 않았기 때문에 주목을 받았습니다. 연구자들은 1, 5-벤조티아제핀 골격을 갖는 다양한 신규 화합물을 합성하려고 노력을 기울였습니다. 그 결과 1, 5-벤조티아제핀에 각종 치환기(수소 대신에 도입한 부분 구조: 벤젠환, 수산기, 에스테르기 등)를 도입한 많은 유도체들을 합성하여 약리시험을 할 수 있게 되었습니다. 맨 처음 목표는 이들이 중추신경 억제 작용을 갖는지 여부였습니다. 평가 결과, 그중에서 티아제심에 필적할 정도로 강한 항우울작용을 갖는 화합물이 발견되었습니다. 그러나 티아제심보다 크게 뛰어난 화합물은 없었습니다. 그래서 유감스럽게도 이 연구는 중단되었습니다.

그러나 앞에서 언급한 대로 1960년대부터 랜덤 스크리닝법이 약을 발견하는 수법으로서 각광을 받기 시작하였습니다. 그래서 각 제약회사는 지금까지 합성한 화합물을 다시 한번 이 방법으로 스크리닝하게 되었습니다. 다나베 제약에서도 전에 합성해 놓은 1, 5-벤조티아제핀 유도체들이 항우울작용 외에 다른 생물활성을 갖고 있는지 조사하였습니다. 그 결과 운 좋게 1, 5-벤조티아제핀 골격의 3위치에 산소관능기 $-OCOCH_3$를 도입한 유도체 중 강한 관冠혈관 확장작용을 나타내는 화합물이 있는 것을 발견하였습니다. 이 화합물은 항우울약이 아닌 협심증 치료제로 개발할 수 있을 정도로 강력한 작용을 갖고 있었습니다. 즉 랜덤 스크리닝법 덕택에 예상하지 못했던 작용을 갖고 있는 리드lead 화합물을 발견할 수 있게 된 것입니다. 그 후 다시 여러 유도체들을 합성하여 보았습니다. 그 유도체들 중에서 효력의 세기, 급성독성, 소화관 흡수성 등을 고려하여 최종적으로 딜티아젬을 가장 유망한 화합물로 선택하게 된 것입니다.

### 항히스타민약: 약물설계(Drug Design)를 통해 합성한 약

세 번째로는 항히스타민약을 예로 들겠습니다. 우리 몸 안에 히스타민histamine이라는 화합물이 존재하고 있다는 사실은 매우 오래전부터 알려져 있었으나 이 물질이 몸속에서 어떠한 작용을 하는지는 1900년대 초에 들어서야 본격적으로 연구되기 시작하였습니다. 연구 결과 히스타민은 알레르기와 염증의 발생에 깊이 관여하고 있으며, 또 강한 위산분비 억제 작용을 갖고 있다는 사실을 알게 되었습니다. 처음 히스타민을 연구할 때에는 오직 알레르기나 염증과의 관련성($H_1$수용체)에 관심이 집중되어 있었습니다. 그래서 알레르기나 염증을 억제하는, 즉 히스타민을 억제하는 화합물을 열심히 합성하여 1930년대 말에 항히스타민약을 발견할 수 있었습니다.

대표적인 항히스타민약으로서는 메피라민mepiramine과 디펜히드라민diphenhydramine을 들 수 있습니다. 이 약들은 오늘날에도 재채기와 콧물을 억제하기 위한 감기약에 들어 있으며, 또한 습진, 옻, 가려움을 억제하기 위한 피부용제에도 들어 있습니다. 그러나 그 후의 연구에서 이들 항히스타민약은 알레르기와 염증에는 효과가 있지만 위산 분비에 대해서는 거의 억제 효과를 나타내지 못한다는 사실을 알게 되었습니다. 이 약들이 히스타민 작용부위에 영향을 미치는 물질이라면 알레르기와 염증뿐만 아니라 위산분비도 억제해야 합니다. 이 현상(알레르기와 염증만 억제하는 현상)을 설명하기 위해 생각해 낸 가설이, 인체에는 히스타민과 작용하는 특별한 부위(수용체)가 1개가 아니라 2개가 있을 것이라는 가설입니다. 즉 알레르기와 염증에 관여하는 부위($H_1$수용체)와 위산분비에 관여하는 부위(비$H_1$수용체)가 다른 것은 아닐까 하는 가설이었습니다. 그때까지 개발되어 있던 메피라민과 디펜히드라민 같은 항히스타민약은 모두 $H_1$수용체에만 작용하기 때문에 위궤양을 억제할 수 없었다고 생각한 것입니다.

만약 이것이 사실이라면 비$H_1$수용체를 통한 히스타민의 작용을 억제하는 약을 개발하면 위산분비를 선택적으로 억제하는 획기적인 신약을 개발할 수 있을 것입니다. 그 당시 확증도 없는 이 가설을 믿고 비$H_1$수용체를 억제하는 물질의 합성에 도전하는 연구자는 거의 없었습니다. 그러나 1964년부터 제임스 블랙James Black 박사(1988년 노벨 생리의학상 수상자)를 중심으로 한 SK&F사(현 Glaxo SmithKline)의 연구진은 과감히 이 과제에 달려들었습니다. 그들은 리드 화합물이 없는 상황에서 비$H_1$수용체에 작용하는 약을 발견해 냈습니다. 그런 면에서 그들의 방법은 획기적인 것입니다. 그들은 히스타민이 비$H_1$수용체에 작용하여 위산분비를 촉진하는 점에 착안하여, 만약 히스타민보다도 비$H_1$수용체에 더 높은 친화성을 보이는 화합물을 합성한다면, 그 화합물이 위산분비를 억제하는 '길항약antagonist'으로 작용할 것이라고 생각한 것입니다. 약리학의 세계에서는 어떤 작용을 소멸시키는 작용을 길항작용antagonism이라고 부릅니다.

그들은 히스타민과 화학구조가 비슷한 화합물을 많이 합성해서 그 작용을 철저하게 조사하였습니다. 그들의 수법은 매우 초보적이긴 하지만 히스타민과 비$H_1$수용체의 작용 메커니즘을 고려하여 약의 화학구조를 설계하였다는 점에서 최초의 '약물설계drug design'라 부를 수 있을 것입니다(그림 2-3). 그 결과 화학구조와 생물활성 사이에 상관관계가 있는 것을 발견하였습니다. 예컨대 히스타민의 이미다졸imidazole 환에 메틸기를 한 개 도입할 때, 2위치에 도입하면 주로 $H_1$수용체에 작용하지만(그림 2-3 참조), 4위치에 도입하면 주로 비$H_1$수용체에 작용한다는 것입니다. 매우 흥미로운 발견이 아닙니까?

뒤이어 그들은 히스타민의 측쇄(옆사슬)에 아미노기 대신 구아니디노guanidino기와 티오우레아thiourea를 도입하거나, 그 측쇄를 길게 만들면 작용이 매우 강해진다는 사실도 알았습니다. 그 결과 그들의 연구로부터 비$H_1$수용체에 작용하는 세계 최초의 약인 브리마미드brimamide가 탄생하였습니다.

그 후 동물실험을 통하여 브리마미드가 위산분비를 억제

그림 2-3. 히스타민으로부터 시메티딘이 개발된 경위

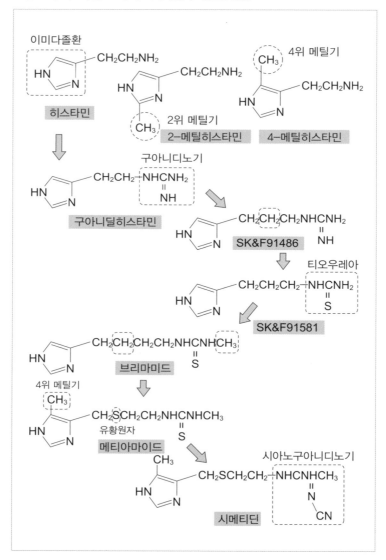

하며, 그 기전은 히스타민이 비H₁수용체에 결합하여 나타내는 작용을 억제한다는 사실도 알게 되었습니다. 그러나 브리마미드를 인체에 정맥내 주사로 투여하면 위산분비가 억제되지만 경구로 투여하면(먹게 하면) 위산분비 억제 작용이 잘 나타나지 않았습니다. 그래서 다시 브리마미드의 화학구조에 (1) 이미다졸환의 4위치에 메틸기를 도입하고, (2) 측쇄 위의 1개의 탄소원자를 유황 원자로 치환하고, (3) 티오우레아 부분을 cyanoguanidino기로 치환하는 등의 개량을 하였습니다. 그 결과 마침내 경구투여가 가능하고 부작용이 적은 시메티딘 cimetidine을 만들어 내었습니다.

그때까지 위궤양은 오랫동안 입원해서 치료하거나 때로는 수술하지 않으면 안 되는 병이었지만, 그 후로는 시메티딘을 내복함으로써 입원도 수술도 하지 않고 다스릴 수 있는 병이 되었습니다. 시메티딘은 영국의 SK&F(현 GSK의 전신)라는 회사로부터 발매됨과 동시에 베스트셀러 약이 되었고, 심한 통증으로 고생하는 수많은 위궤양 환자들을 구하였습니다. 이러한 일련의 연구를 통하여 가정일 뿐이었던 비H₁수용체가 실제로 존재한다는 것을 알게 되었습니다. 히스타민 수용체에 대한 새로운 개념이 확립된 것입니다. 그 수용체를 히스타민H₂수용체라고 부릅니다. 이 연구는 생체물질의 화학구조와 약리작용과의 관련성을 바탕으로 신약을 개발하는 새로운 수법을 제시하였다는 점에서 획기적인 연구입니다.

## 2. 신약창조의 새로운 흐름

인류는 오랫동안 몰핀(아편)과 같은 천연물을 그대로 약으로 사용하여 왔습니다. 그리고 20세기 초, 증상을 개선하고자 하는 대증요법對症療法적인 목적에서이긴 합니다만, 아스피린처럼 자연계에 존재하지 않는 약을 사람의 손으로 창조해 냈습니다. 또 이미 존재하는 화합물의 작용을 조사하는 랜덤 스크리닝법도 개발하였습니다. 그리고 20세기 후반에는 질병의 메커니즘을 고려한 드럭 디자인 방법을 사용하여 항생물질, 혈압강하약, 항궤양약 같은 획기적인 신약들을 만들어 냈습니다.

이들은 모두 먼저 생리활성을 갖는 천연물이나 유기합성화합물을 발견한 다음, 나중에 그 수용체나 작용 메커니즘을 밝히는 수순手順에 따르는 것이었습니다. 21세기에 있어서도 이러한 방식은 신약개발에 있어서 중요한 위치를 차지하고 있습니다.

한편 21세기 초 사람 게놈genome의 거의 모든 염기鹽基 배열을 해독함에 따라, 이 게놈 정보를 이용하여 신약을 개발하고자 하는 게놈 창약 연구가 시작되었습니다(제10장 참조). 이 혁신적인 연구에 의해 지금까지의 연구의 흐름과는 정반대인 흐름, 즉 '게놈(DNA) → RNA → 효소 또는 수용체 → 약(유기화합물)'이라고 하는 새로운 연구 흐름이 나타나게 되었고, 약을 창조하기 위한 창약표적물이 지금까지보다 더 많이 발견될 가능성이 생겼습니다.

그러나 유효하고 안전한 약을 창조하기 위해서는 우선 새로운 창약표적물에 작용하는 리드 화합물을 발견해 낸 다음 그 화합물의 구조를 최적화해가는 조작이 필요한 것은 예전과 마찬가지입니다. 이와 같은 신약개발을 위해서 고속검색High Throughput Screening(HTS), 조합화학Combinatorial Chemistry, 컴퓨터지원 의약품 설계(제4장 참조)와 같은 신기술을 기능적으로 연결시키는 노력이 계속되고 있습니다.

지금부터는 현재 널리 쓰이고 있는 새로운 합성수법의 하나인 조합화학에 대해서 간단히 소개하겠습니다.

### 조합화학(Combinatorial Chemistry, 組合化學)

종래의 약은 대개가 천연물 또는 합성 화합물로부터 발견된 리드 화합물을 기본으로 하여, 목적으로 한 화합물의 물성이나 활성을 예측하면서 합성한 것들입니다. 그러나 화합물을 하나하나 수작업으로 합성하는 데 시간과 노력이 너무 많이 들고, 또 활성 화합물을 발견해 낼 확률이 너무 낮은 것이 이 방법의 단점입니다. Combinatorial Chemistry(콤비켐이라고 줄여서 부르기도 합니다)의 Combinatorial은 '조합'이라고 하는 의미로, '시약과 반응의 조합을 통하여 수만~수십만의 다양한 화합물을 짧은 시간에 합성'하는 방법으로 1990년대에 등장한 최신 기술입니다. 이제 창약 연구에 조합화학이 얼마나 유용하게 사용되고 있는가를 설명하겠습니다. 약의 개발에 있어서 유기화학이 가장 위력을 발휘하는 단계는 (1) 약의 원형이 되는 리드 화합물을 탐색하는 단계와 (2) 리드 화합물의 구조를 최적

그림 2-4. 창약(신약의 창제) 연구의 흐름

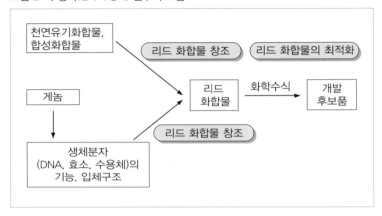

화하여 후보물질의 생리활성을 높이고 독성을 줄이는 단계입니다(그림 2-4).

　종래의 신약 탐색 방법은 이미 알고 있는 정보를 사용하여 생물 활성을 갖고 있을 것으로 기대되는 유도체들을 합성한 다음 활성을 평가하는 것이었습니다. 활성 평가 후에는 그 결과를 보고 다시 새로운 유도체를 합성하는 조작을 몇십 번에서 몇 백 번까지 반복하기 때문에 매우 긴 시간과 많은 노력이 필요합니다. 그러나 조합화학에서는 분자의 크기와 형태, 관능기 등이 다양한 몇 천~몇 만 개의 화합물군(화합물 라이브러리)을 설계하고 합성할 수 있습니다. 그 후 고속검색(HTS)이라고 하는 최신의 활성 평가법을 활용하여 한꺼번에 활성 평가를 끝내고 몇 개의 리드 화합물군을 고릅니다. 이때 활성을 보인 리드 화합물군의

그림 2-5. 화합물 라이브러리를 구축하는 개념

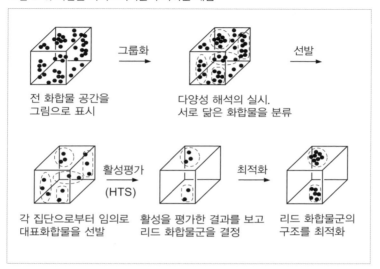

전 화합물 공간을
그림으로 표시

그룹화

다양성 해석의 실시.
서로 닮은 화합물을 분류

선발

각 집단으로부터 임의로
대표화합물을 선발

활성평가
(HTS)

활성을 평가한 결과를 보고
리드 화합물군을 결정

최적화

리드 화합물군의
구조를 최적화

주변을 상세히 탐색하여 구조를 최적화합니다. 이렇게 하면 활성이 있는 리드 화합물을 놓칠 가능성이 적으며, 개발 후보를 발견하는 데 걸리는 시간을 상당히 줄일 수 있습니다(그림 2-5).

물론 라이브러리를 합성하는 데 예전처럼 긴 시간이 걸린다면 의미가 없겠습니다만, 다음에 설명하는 두 가지 고체상固體相 합성기술을 사용함으로써 단시간에 라이브러리를 합성할 수 있게 되었습니다.

### 고체상 합성(Split법과 Parallel법)

일반적인 액상 합성에서 1,000종류의 화합물을 합성하기 위해서는 1,000개의 플라스크를 나란히 배열해 놓고 반응을 시킨 다음, 각 반응액을 별도로 추출, 농축, 정제해야 합니다. 이렇게 해서 1,000개의 화합물을 합성하려면 하루에 3개씩 합성한다고 쳐도 거의 1년이 걸립니다. 이와 달리 고체상 합성법은 문자 그대로 고체를 사용하는 합성법입니다. 반응시키고 싶은 기질(약의 원료)을 우선 폴리스틸렌 같은 특수한 고체(고체상 담체라고 부름)에 결합시킨 다음, 반응시키고자 하는 시약을(용매에 녹여) 가하여 반응을 일으킵니다. 반응이 완전히 진행된 다음, 남은 시약을 용매 등으로 씻어 내면, 만들고자 했던 생성물이 고체에 결합한 채로 남아 있게 됩니다. 고체상 합성은 종래의 액상 반응과 같은 번잡한 뒤처리가 필요 없기 때문에 단시간에 화합물을 얻을 수 있습니다. 몇 단계 공정을 거쳐서 합성해야 되는 경우에는 첫 번째 반응을 시킨 뒤에 다음번 시약을 용해시켜 가한 다음, 다시 한번 씻어 냅니다. 같은 방법으로 다단계 합성도 할 수 있습니다.

이처럼 고체상 담체를 이용하면 합성에 걸리는 시간을 줄일 수 있습니다. 또 이 방법을 쓰면 합성 개수도 늘릴 수 있습니다. 고체상 합성에서 사용하는 수법은 크게 패러랠parallel법과 스플릿split법의 두 가지입니다. 그림 2-6에 나타낸 패러랠법은 합성하고자 하는 화합물(그림 2-6에서는 맨 오른쪽 줄에 보이는 8종류의 화합물) 수와 같은 수의 반응 용기(보통은 칸막이가 되어 있는 플

그림 2-6. 고체상 패러랠 합성

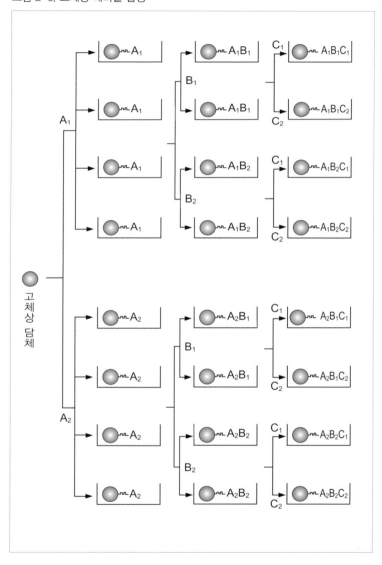

레이트)를 준비하여, 각 용기에 고체상 담체에 결합시킨 기질
(A1~A2)을 넣습니다. 그 후 각각의 용기에 차례대로 용매에 녹
인 시약을 가함으로써(B1~B2-C1~C2-…) 만들고자 하는 화합물
의 라이브러리를 한꺼번에 합성하는 것입니다. 이 방법의 결점
은 합성하고자 하는 화합물의 수와 같은 수의 반응 용기가 필
요하기 때문에 필연적으로 합성할 수 있는 화합물의 수에 한계
가 생기는 점입니다.

또 다른 방법인 스플릿법은 패러랠법의 결점을 극복하기
위하여 개발된 방법으로, 그림 2-7에 보이는 것처럼 고체상 담
체의 혼합과 분배의 조작을 반응 전후에 반복합니다. 즉 A, B,
C의 기질을 각각 별도의 용기 안에서 고체상 담체에 결합시킵
니다. 그리고 그것들 전부를 한 번 혼합시키고 나서 다시 한 번
3개의 반응 용기에 균등하게 분배합니다. 얻어진 3개의 반응
용기에 3종류의 시약(A, B, C)용액을 각각 별도로 가하면 총 9
종류의 화합물이 생성됩니다. 이 화합물들을 다시 한 번 혼합,
분배하고 나서 다시 시약(A, B, C)을 반응시키면 각각의 용기에
9종류, 총 27종류의 화합물 라이브러리를 만들 수 있습니다.

스플릿법에서는 고체상 담체 1알을 1개의 반응 용기로 볼
수 있습니다. 고체상 담체 1알에는 1종류의 화합물만 합성되게
됩니다. 이 고체상 담체 1개 1개를 그대로 생물활성시험에 사
용할 수 있기 때문에 매우 짧은 시간에 합성된 화합물의 활성
을 평가할 수 있습니다. 그래서 이 기술은 앞으로 신약개발 연
구에 없어서는 안 될 기술이 될 것입니다.

그림 2-7. 고체상 스플릿 합성

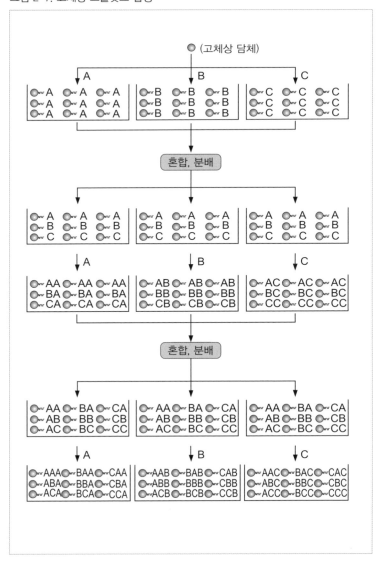

## 3. 의약품 합성에 대한 사회의 요청

의약품 개발은 생물활성, 독성, 체내동태, 물성, 안정성, 그리고 제제 등의 여러 학문이 관여하는 학제적學際的인 연구가 필요한 분야입니다. 지금까지도 그래 왔지만 앞으로도 새로운 학문을 받아들여 더욱 학제적으로 연구해야 할 것입니다. 창약 연구 중 '제조' 분야도 시대의 변화 또는 사회의 요청에 따라 연구의 방향이 크게 바뀌어 왔습니다.

### 약을 순수하고 안전하게 합성하자

그 계기가 된 것은 1992년 미국식품의약품청FDA이 "Racemic Switch"라는 지침을 발표하고, 1992년 UN 환경개발회의가 "지속 가능한 발전"이라는 개념의 'Agenda 21'을 채택하고부터입니다.

약물 중에는 키랄chiral 구조를 갖는 약물이 있습니다. 키랄 구조란 오른손과 왼손처럼, 결합을 자르지 않는 한, 서로 겹쳐지지는 않지만, 거울에 비추어 보면 같은 입체구조가 되는 '경상이성체鏡像異性體, 거울상 이성질체' 구조를 말합니다(그림 2-8). "Racemic Switch" 지침에서는 키랄chiral 구조를 갖는 의약품은 두 가지 경상체鏡像體, enantiomer를 혼합한 상태로 판매하지 말고, 약효가 있는 한 가지 경상체만을 함유하도록 순수하게 만들어 판매할 것을 요구하고 있습니다. 만약 두 가지 경상체의 혼합물을 약으로 시판하고자 한다면 불필요하게 혼입되어 있는 한 가지 경상체는 인체에 무해하다는 것을 증명해야 합니다.

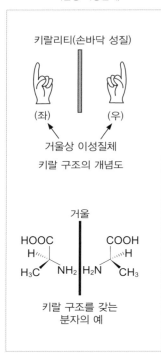

그림 2-8. 키랄 구조(경상이성체, 거울상 이성질체)

키랄리티(손바닥 성질)

(좌)　　　(우)

거울상 이성질체
키랄 구조의 개념도

거울

HOOC　　　　　COOH
　H/,,,　　　　　H
H₃C　NH₂　H₂N　CH₃

키랄 구조를 갖는
분자의 예

거울상 이성질체란 거울에 분자를 비추었을 때 한 쪽의 구조에 대해 다른 쪽 구조를 가리킵니다. 두 거울상 이성질체를 구별하고자 할 때에는 각각을 오른손계(R체)와 왼손계(S체)로 나누어 부릅니다. 거울상 이성질체들은 생체 내에서 작용하는 방식이 다르기 때문에 예컨대 오른손계 화합물은 A라는 작용을 나타내지만, 왼손계 화합물은 전혀 다른 B라는 작용을 나타내기도 합니다. 그래서 안전성 측면에서 'Racemic Switch'라고 하는 사고방식이 생겨난 것입니다. 이 지침이 발표된 후 세계의 유기합성화학자들은 오른손계 화합물 또는 왼손계 화합물만을 선택적으로 간편히 합성하는 '부제합성不齊合成' 연구에 열정을 쏟았습니다. 그런 흐름 속에서 2001년 노벨상을 수상한 R. Noyori野依良治 박사 등은 BINAP-천이금속 촉매반응법을 개발하였습니다. 이 수법을 써서 멘톨menthol과 카바페넴계carbapenems 항생물질 등을 부제합성할 수 있었습니다.

한편 '지속가능한 발전'이라고 하는 개념은 자원이 없어지고 환경이 오염되는 것을 막기 위하여, '환경을 해치지 않고 물건 만들기' 화학인 '녹색화학green chemistry'을 발전시킴으로써 적극적으로 자원을 회수하여 재이용하고자 하는 것입니다. 최근 P. Anastas가 '녹색화학'의 12원칙을 제창하는 등 '녹색화학'에 대한 지침이 나와 있습니다.

이처럼 사회적 요청은 창약 연구에도 큰 영향을 미칩니다. 원래 약은 옛날부터 개발 과정 중에 인체에 대한 독성과 부작용을 상세히 검사합니다. 그러나 20세기 말에 나온 두 가지 지침(Racemic Switch, Green Chemistry)을 따르려면, 이제 약 자체의 독성뿐만 아니라 약의 제조 과정도 안전하고 환경에 영향을 미치지 않아야 합니다. 이런 모든 문제들을 완벽하게 해결하는 것은 쉬운 일이 아닙니다. 앞으로 하나하나 많은 연구자들의 지혜를 모아 나가야 할 것입니다. 지금부터는 필자 등이 설계한, 환경과 사람 모두에게 무해한, 유기촉매를 이용한 약의 합성방법을 소개하겠습니다. 이 방법은 생체효소의 반응 기구를 모방한 것입니다.

**생체효소의 기능을 흉내 내어 약을 친환경적으로 합성하자**

앞의 절에 이르기까지 소개한 연구는 새로운 약을 발견해 내는 일, 즉 '창조'에 주안점을 둔 것이었습니다만, 약을 합성하는 연구에는 창조 외에 '제조'를 테마로 한 프로세스 케미스트리process chemistry라고 부르는 분야가 있습니다. 프로세스 케미스트리에서는 실제로 약을 한 명이라도 더 많은 사람에게 제공하기 위해 약을 빠르고, 안전하게, 대량으로, 싸게 합성하는 제조 방법을 연구합니다.

필자 등은 앞에서 언급한 두 가지 지침(Racemic Switch와 Agenda 21)을 동시에 따르기 위해서는 생물에서 일어나는 생체 반응을 이용하는 것이 좋겠다는 생각을 하였습니다. 생물은 스스로의 생명활동에 필요한 다양한 화합물을 생체 반응을 통해 자유자재로 만들어 냅니다. 이를 위해 다채로운 반응을 마음대로 일으킬 수 있는 장치를 갖추고 있습니다. 바꾸어 말하자면 지구상에서 가장 환경에 무해한 방법으로 부제합성을 하고 있는 것이 바로 생물인 것입니다.

옛날부터 많은 과학자들은 이 생명현상을 모방하여 인공 생체분자를 설계하고 합성하고 싶어하였습니다. 필자 등은 생합성된 단백질의 불필요한 부분을 절단해서 활성형 단백질로 변환시켜 주는 프로테아제protease라고 하는 효소에 주목하였습니다. 일반적으로 효소는 분자량이 수만 내지 수십만인 거대한 분자구조를 갖고 있습니다만 실제로는 효소의 극히 일부분만이 생체반응에 관여하여 기능을 나타냅니다. 그렇다면 분자량이 커서 합성하기 어려운 효소 대신, 효소의 기능은 갖고 있지만 분자량이 작은 유기분자를 찾아낸다면 간단히 그 물질을 인공적으로 합성할 수 있지 않을까 생각한 것입니다. 그림 2-9는 세린프로테아제가 관여하는 가수분해 반응의 반응 메커니즘(모식도)입니다.

먼저 효소 내에 인접해 있는 2개의 아미노산이 기질基質, sub-

그림 2-9. 세린프로테아제에 의한 펩티드 결합의 절단(위) 및 효소반응 기구를 모방한 인공효소 모델

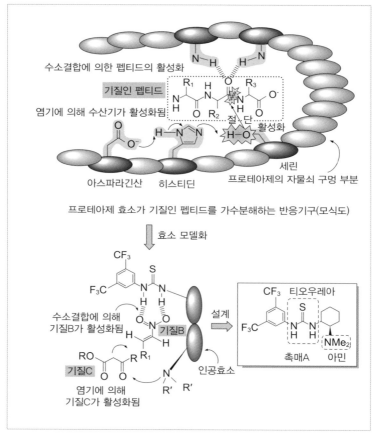

strate의 펩티드(자세한 것은 그림 3-1 참조)와 수소결합(2개)을 해서 펩티드를 활성화합니다. 다음으로 효소 내에서 서로 떨어져 있는 3개의 아미노산(asparaginic acid, histidine, serine)이 서로 협력

하여 세린serine의 수산기 공격 능력을 강화합니다. 펩티드의 활성화와 세린의 공격 능력이 강화된 결과로 펩티드의 가수분해 반응이 촉진됩니다. 이 효소반응이 고효율로 진행되기 위해서는 효소 내에 존재하는 이 5개의 아미노산이 특정한 3차원 구조를 하고 있어야 합니다. 그래서 세린프로테아제의 반응기구를 모방하기 위하여 2개의 펩티드 N-H(수소결합에 관여)와 3개의 아미노산(수산기를 활성화) 대신에 한 분자 내에 thiourea(펩티드 N-H 대신)와 3급 아민(아미노산 대신, 그림 2-9에서는 아민)을 갖고 있는 유기화합물을 여러 개 합성한 다음, 이 화합물들이 인공효소의 기능을 나타내는지 여부를 조사하였습니다.

가장 적합한 인공효소를 찾아내는 작업은 새로운 약을 개발하는 것만큼이나 어려운 작업이었지만, 마침내 프로테아제 효소에 비해 분자량이 훨씬 작고(분자량 413) 촉매활성이 매우 뛰어난 유기분자촉매 A를 발견할 수 있었습니다. 예컨대 기질 B(1당량)와 기질 C(2당량)를 톨루엔toluene이라고 하는 유기용매에 녹여 실온에서 저어주면서, 촉매 A를 소량(기질 B의 10분의 1~20분의 1의 양) 첨가하였더니 그것만으로도 (특히 가열이나 냉각 같은 조작을 하지 않고서도) 목적으로 하는 생성물을 많이(수율 86%) 얻을 수 있었습니다(그림 2-10의 오른쪽, 그림 중 $R_1$, R, RO는 그림 2-9의 $R_1$, R, RO에 대응하는 것임).

이 생성물에는 앞에서 설명한 경상체가 2개 존재합니다. 그런데 광학활성을 갖는 촉매 A를 사용하면 97:3이라고 하는 매우 높은 비율로 한쪽 경상체만을 선택적으로 생성시킬 수 있

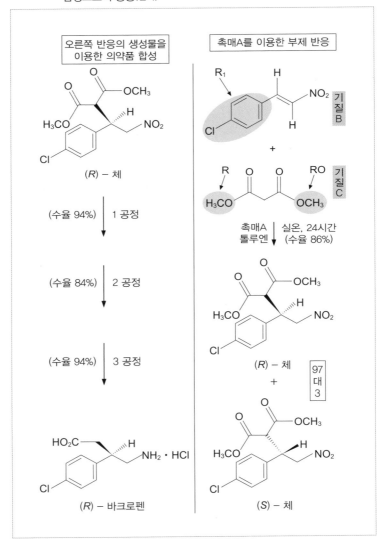

그림 2-10. 인공효소촉매 A를 활용한 부제반응의 개발(오른쪽)과 의약품(바클로펜)
　　　　　합성으로의 응용(왼쪽)

**오른쪽 반응의 생성물을 이용한 의약품 합성**

(R) - 체

(수율 94%) | 1 공정

(수율 84%) | 2 공정

(수율 94%) | 3 공정

(R) - 바크로펜

**촉매A를 이용한 부제 반응**

기질 B

+

기질 C

촉매A | 실온, 24시간
톨루엔 (수율 86%)

(R) - 체

97
대
3

+

(S) - 체

었습니다. 나아가 이 인공촉매는 화학구조적으로 안정한 화합물이기 때문에, 일반적인 생체효소처럼 냉장보존 같은 특별한 취급을 할 필요 없이, 실온에서 장기간 보존할 수 있었습니다.

이 인공 촉매는 (1) 매우 안정하기 때문에 반응 후에 회수하여 다시 이용할 수 있으며, (2) 반응 시 가열하거나 냉각할 필요가 없는 에너지 절약형이며, (3) 합성이 쉽고 가격이 싸기 때문에 경제성이 뛰어나며, (4) 복잡한 조작이 불필요하기 때문에 사용하기 쉽다고 하는 장점을 가진 환경 조화형 인공촉매입니다. 그래서 이 인공촉매가 프로세스 케미스트리에 기여할 수 있을 것으로 기대하였습니다. 실제로 현재 시판되고 있는 바클로펜baclofen이라고 하는 의약품은 이 촉매를 이용하여 부제합성한 것입니다. 이 반응에서는 단 3개의 공정만으로 바클로펜의 광학활성체를 고효율로 합성할 수 있었습니다(그림 2-10 왼쪽).


## 4. 획기적인 합성수법 개발의 필요성

이 장에서는 "약의 합성"에 대해서 설명하였습니다. 이제 약을 합성하기 위하여 여러 가지 유기화학적 수법이 새롭게 개발되어 왔다는 사실, 그리고 약의 합성이라는 용어에는 약을 발견해 내는 '창조'와 약을 만드는 '제조'의 두 가지 의미가 포함되어 있다는 사실을 이해하셨을 줄 믿습니다.

자연과 인간이 오랜 시간에 걸쳐 창조해 낸 화합물은 정식으로 등록되어 있는 것만 해도 이미 8,800만 개나 됩니다. 그러나 그중에서 약으로서 사용되고 있는 것은 극히 일부에 불과합니다. 그러므로 약을 발견해 내는 '창조'라고 하는 관점에서 보면, 지금까지 없었던 뛰어난 특성을 가진 의약품을 개발하기 위해서는 보기에도 새롭고 나아가 '약스러움'을 겸비한 새로운 화학구조를 좀 더 찾고, 생각하고, 창조해 나가는 노력을 계속해야 할 것입니다.

또 약을 만드는 '제조'라고 하는 관점에서 보면, 'Racemic Switch'와 '지속가능한 발전'이라고 하는 사회로부터의 엄격한 요청에 지금 현재로는 충분히 부응하지 못하고 있습니다. 종래에는 복용 후 인체에 안전해야 한다는 점만을 고려하며 약을 연구 개발하면 되었습니다. 그러나 앞으로는 제조 과정도 사람에게 안전하고 지구 환경을 파괴하지 않는 것이어야 합니다. 따라서 이를 위해서는 획기적인 합성수법을 개발하지 않으면 안 되게 되었습니다.

아직 어딘가에 숨겨져 있지만 많은 사람의 생명을 구할 수 있는 마법의 분자가 반드시 존재하고 있을 것입니다. 그것이 지구상 어딘가 아무도 가보지 못한 벽지僻地에 있을지, 또는 생각하기를 좋아하는 여러분의 머릿속에 있을지는 모르겠습니다.

# 약의 타깃이 되는
# 단백질의 구조를 밝히다

제1, 2 장에서 소개한 아스피린이나 항히스타민약이 작용하는
타깃(표적)은 효소나 수용체 같은 단백질이다.
그러므로 창약 연구에 있어서 단백질의 특성을 파악하는 것이 매우 중요하다.

한마디로 단백질이라고 해도 그 종류는 매우 많습니다. 같은 금속으로 만들었어도 가위와 쇠망치의 입체구조(형상)가 다르고 작용(기능)도 전혀 다른 것처럼, 단백질 분자도 입체구조의 차이에 따라 작용이 다릅니다. 약은 이런 단백질에 대하여 무언가 작용을 함으로써 약효를 나타냅니다. 따라서 약의 타깃이 되는 단백질이 무엇인지를 알고 난 다음에는 작용 메커니즘을 해명하기 위해, 또는 어떤 화합물이 약의 후보가 될 수 있을까를 알기 위해, 그 타깃 단백질의 입체구조를 밝혀야 합니다. 이 장에서는 단백질의 입체구조와 그것을 알아내는 방법(구조결정 방법)에 대해서 설명하겠습니다.

## 1. 단백질의 입체구조를 본다

질병의 메커니즘을 알아내고 질병의 원인이 되는 단백질을 알아내면, 그 단백질을 타깃(약물 표적 분자)으로 삼아 약 작용을 하는 분자를 찾아낼 수 있을 것입니다. 그래서 약을 창조하기 위해서는 타깃 단백질의 특성을 자세히 밝힐 필요가 있습니다.

이때 가장 중요한 것은 타깃 단백질과 특정 화합물(약의 후보 물질) 간의 결합체(복합체)에 대한 입체구조를 알아내는 일입니다. 입체구조 또는 3차원 구조라고 하면 좀 거창하게 들릴지도 모르겠습니다만, '분자를 하나하나의 원자를 식별할 수 있을 정도로 정밀하게 보았을 때의 모습'을 말하는 것입니다. 속담에 "백 번 듣는 것이 한 번 보는 것만 못하다百聞不如一見"는 말이 있는데 이는 단백질을 연구하는 경우에도 마찬가지입니다.

입체구조를 모르는 상태에서 연구를 계속하는 것은 말하자면 마치 눈을 감고 코끼리를 만지는 것과 같습니다. 즉, 코끼리를 데리고 와서 "이 동물은 피부가 꺼칠꺼칠하고 몸이 크고 머리에 긴 꼬리 같은 것이 붙어 있으며, 머리에는 털도 나 있다"라는 식으로 정보를 쌓아 가서는 좀처럼 본질을 파악할 수 없습니다.

그러나 눈을 떠 보면 "뭐야 코끼리잖아" 하고 금방 실체를 알게 됩니다. 코끼리를 모르는 사람에게도 코끼리의 긴 코(꼬리가 아님)의 구조와 머리의 위치, 피부의 특징 등 코끼리의 있는 모습 그대로가 한눈에 들어옵니다. 타깃 단백질의 입체구조도 볼 수만 있다면 그 단백질의 어디가 어떤 모습을 하고 있으며, 어떤 크기 어떤 성질의 분자와 결합할 수 있을까를 예상할 수 있을 것입니다. 실제로 화합물을 결합시킨 복합체의 입체구조를 보면, 결합을 하기 위해 어떤 힘이 작용하고 있는지 알 수 있습니다. 이처럼 입체구조를 보는 것은 창약연구에 있어서 100회의 실험 결과와 맞먹을 정도로 매우 강력한 연구 수단이 되는 것입니다.

오늘날에는 분자 중 원자의 형태를 식별할 수 있을 정도로 분자의 입체구조를 매우 정밀하게 결정할 수 있게 되었습니다. 수소 원자의 지름이 대략 1cm의 1억분의 1(1Å 또는 0.1nm) 정도의 길이니까 얼마나 작은 형태까지 볼 수 있게 되었나 이해할 수 있으시겠죠?

그런데 0.1nm의 세계를 어떻게 볼 수 있을까요? 답은 X선 결정구조 해석을 통해서입니다. 분자나 원자 같은 마이크로 세계에 대한 3차원 구조를 가장 정확히 결정하는 수단이 X선 결정구조 해석입니다. 이 장에서는 X선 결정구조 해석을 통해 타깃이 되는 단백질의 구조를 결정하는 방법을 설명하겠습니다. 다만 그 전에 단백질은 어떤 분자이며 그 입체구조는 어떻게 만들어져 있는지부터 간단히 설명하겠습니다.


## 2. 단백질의 분자구조

단백질은 몸을 구성하는 소재(구조 단백질)이기도 하고, 체내의 화학 반응을 가속(촉매)하기도 하고, 정보를 전달(수용체)하기도 하는 등 다채로운 기능을 갖고 있습니다. 이러한 기능은 단백질의 구조(입체적인 형태와 그 형태를 만들고 있는 각 부품의 구성)에 의해 결정됩니다.

단백질은 아미노산이 펩티드 결합peptide bond이라는 결합을 통해 사슬처럼 연결된 구조를 하고 있습니다. 펩티드 결합이란 그림 3-1에 보인 것과 같이 비교적 잘라지기 어려운 안정한 결합

그림 3-1. 펩티드의 기본 구조

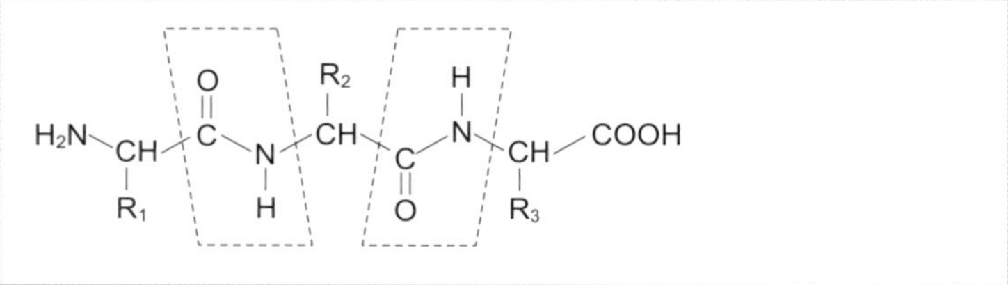

3개의 아미노산으로 구성된 펩티드. $R_1$, $R_2$, $R_3$는 옆사슬(측쇄, 아미노산의 종류에 따라 다름).
점선으로 둘러싸인 부분이 펩티드 결합.

입니다. 아미노산이 펩티드 결합으로 연결되어 사슬chain 모양
을 하고 있는 화합물을 폴리펩티드polypeptide라고 부르는데, 그
분자량이 대략 수만 이상일 경우를 단백질이라고 부릅니다. 즉
아미노산이 100개 이상 연결되어 있는 폴리펩티드를 단백질이
라고 생각하면 되겠습니다.

폴리펩티드의 사슬을 주사슬main, 主鎖이라고 부릅니다. 그리
고 그 주사슬로부터 삐져나와 있는 부분(돌출부위)을 옆사슬側
鎖이라고 부릅니다. 주사슬은 단백질을 구성하고 있는 아미노
산의 종류에 관계없이 똑같습니다. 한편 옆사슬은 아미노산의
종류에 따라 구조가 달라집니다. 즉 아미노산이 산성이냐 염기
성이냐, 친수성(물에 녹기 쉬운 성질)이냐 소수성(물과 섞이기 어려
운 성질)이냐, 그리고 크냐 작으냐 등에 따라 구조가 달라집니다.
또 이에 따라 단백질의 물리적, 화학적 성질도 달라집니다.

단백질을 구성하는 아미노산은 20가지나 됩니다(그림 3-2).
따라서 그 조합의 수는 매우 많습니다. 또 사슬 모양(끈 모양)

## 그림 3-2. 아미노산들의 구조

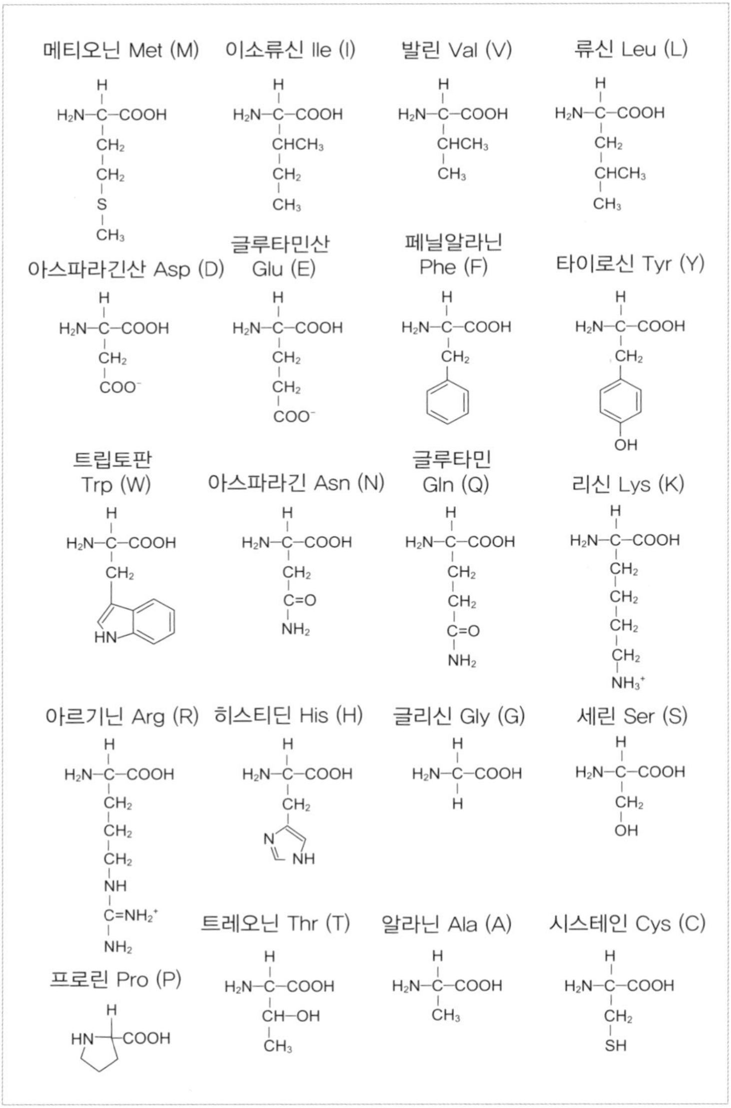

메티오닌 Met (M)　이소류신 Ile (I)　발린 Val (V)　류신 Leu (L)

H
|
$H_2N-C-COOH$
|
$CH_2$
|
$CH_2$
|
S
|
$CH_3$

H
|
$H_2N-C-COOH$
|
$CHCH_3$
|
$CH_2$
|
$CH_3$

H
|
$H_2N-C-COOH$
|
$CHCH_3$
|
$CH_3$

H
|
$H_2N-C-COOH$
|
$CH_2$
|
$CHCH_3$
|
$CH_3$

아스파라긴산 Asp (D)　글루타민산 Glu (E)　페닐알라닌 Phe (F)　타이로신 Tyr (Y)

H
|
$H_2N-C-COOH$
|
$CH_2$
|
$COO^-$

H
|
$H_2N-C-COOH$
|
$CH_2$
|
$CH_2$
|
$COO^-$

H
|
$H_2N-C-COOH$
|
$CH_2$

H
|
$H_2N-C-COOH$
|
$CH_2$
OH

트립토판 Trp (W)　아스파라긴 Asn (N)　글루타민 Gln (Q)　리신 Lys (K)

H
|
$H_2N-C-COOH$
|
$CH_2$
HN

H
|
$H_2N-C-COOH$
|
$CH_2$
|
$C=O$
|
$NH_2$

H
|
$H_2N-C-COOH$
|
$CH_2$
|
$CH_2$
|
$C=O$
|
$NH_2$

H
|
$H_2N-C-COOH$
|
$CH_2$
|
$CH_2$
|
$CH_2$
|
$CH_2$
|
$NH_3^+$

아르기닌 Arg (R)　히스티딘 His (H)　글리신 Gly (G)　세린 Ser (S)

H
|
$H_2N-C-COOH$
|
$CH_2$
|
$CH_2$
|
$CH_2$
|
NH
|
$C=NH_2^+$
|
$NH_2$

H
|
$H_2N-C-COOH$
|
$CH_2$
N　NH

H
|
$H_2N-C-COOH$
|
H

H
|
$H_2N-C-COOH$
|
$CH_2$
|
OH

프로린 Pro (P)　트레오닌 Thr (T)　알라닌 Ala (A)　시스테인 Cys (C)

H
|
HN－COOH

H
|
$H_2N-C-COOH$
|
$CH-OH$
|
$CH_3$

H
|
$H_2N-C-COOH$
|
$CH_3$

H
|
$H_2N-C-COOH$
|
$CH_2$
|
SH

을 한 폴리펩티드가 구부러지고 접혀서 다양한 입체적 형태(3
차원 구조)를 만들고 이에 따라 다양한 기능을 나타내게 됩니다.

　단백질의 3차원 구조는 1차 구조로부터 4차 구조에 이르기
까지 단계적으로 만들어집니다(그림 3-3). 1차 구조를 결정짓는
것은 아미노산의 배열 순서입니다. 각 단백질은 자기 고유의 아
미노산 배열을 하고 있습니다. 아미노산 배열에 관한 명령 정
보는 DNA에 쓰여 있습니다. 아미노산이 배열된 것을 단백질의
1차 구조라고 부르는데 이는 직선(배열 자체)을 1차원이라고 부
르기 때문입니다.

　그 다음 단계의 구조를 2차 구조라고 부릅니다. 이것은 펩티
드의 주사슬이 분자 내부의 원자 간 상호작용, 특히 수소결합

그림 3-3 단백질의 1, 2, 3, 4차 구조

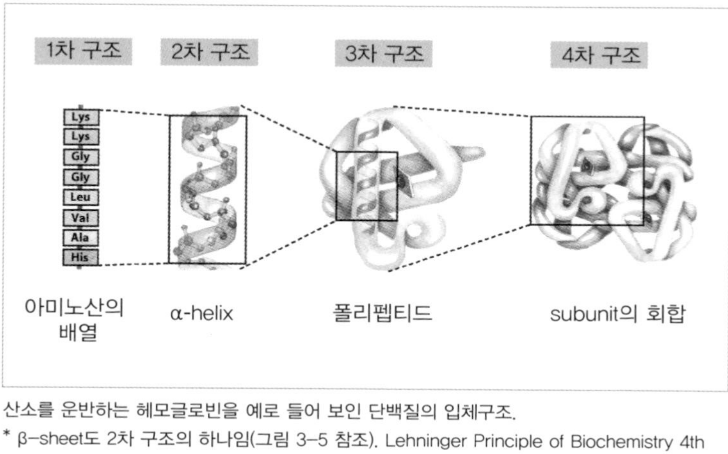

산소를 운반하는 헤모글로빈을 예로 들어 보인 단백질의 입체구조.
* β-sheet도 2차 구조의 하나임(그림 3-5 참조). Lehninger Principle of Biochemistry 4th
ed. (Freeman)으로부터.

에 의해 특정한 모양을 만들고 있는 구조입니다. 수소결합이란
수소 원자를 사이에 두고 질소나 산소처럼 극성이 강한 극성
분자끼리 일으키는 상호작용을 말합니다. 수소결합은 직접적
으로 화학결합(공유결합)을 하고 있는 것은 아닙니다. 물의 비
점(끓는 온도)이 알코올 등에 비해 매우 높은 것은 물 분자끼리
수소결합에 의해 회합會合하고 있기 때문입니다. 수소결합은 단
백질의 2차 구조 및 DNA의 2중 나선 구조 형성에 빼놓을 수
없는 요소입니다.

이 2차 구조에는 α-헬릭스α-helix와 β-시트β-sheet 구조가 있
습니다. α-헬릭스는 펩티드 주사슬의 아미드기-NH와 카르보닐
기-C=O가 2개 건너마다 수소결합을 함으로써 만들어집니다(그

그림 3-4. α-helix

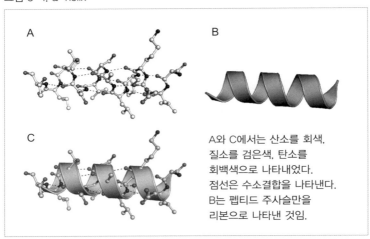

A와 C에서는 산소를 회색,
질소를 검은색, 탄소를
회백색으로 나타내었다.
점선은 수소결합을 나타낸다.
B는 펩티드 주사슬만을
리본으로 나타낸 것임.

림 3-4).

한편 β-시트는 β 사슬(펩티드 주사슬이 늘어난 모습)이 옆에 있는 β 사슬과 수소결합(아미드기의 수소 - 카르보닐기의 산소)을 하여 1장의 시트 모양을 이루고 있는 구조를 말합니다.

단백질을 주택에 비유하면 α-헬릭스는 기둥, β-시트는 벽과 같은 것입니다. 2차 구조는 3차원 구조(입체구조)를 만들기 위한 중요한 부품입니다. 기타 2차 구조로서는 loop와 turn이 있는데, 일정한 모습을 하고 있지 않는 상태를 loop, 펩티드 주사슬이 접혀 되돌아가는 모습을 하고 있는 부분을 turn이라고

그림 3-5. β-sheet

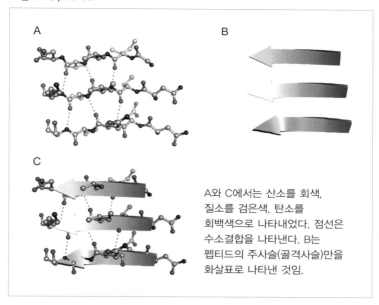

A와 C에서는 산소를 회색,
질소를 검은색, 탄소를
회백색으로 나타내었다. 점선은
수소결합을 나타낸다. B는
펩티드의 주사슬(골격사슬)만을
화살표로 나타낸 것임.

부릅니다.

다음 단계는 3차 구조입니다. 3차 구조는 2차 구조가 조합된 것입니다. 2차 구조 형성 시에는 펩티드 주사슬 내부의 상호작용이 관련되어 있었습니다만, 3차 구조 형성 시에는 펩티드 옆사슬 간의 상호작용이 중요합니다.

마지막으로 4차 구조란 여러 개의 폴리펩티드 사슬이 회합한 구조입니다. 3차 구조까지는 1가닥의 폴리펩티드 사슬에 관한 이야기였습니다. 그러나 단백질 중에는 여러 개의 사슬(하나하나를 subunit)이 회합하여 1개의 분자를 이루고 있는 것이 있습니다. 예컨대 적혈구 안에 있으면서 산소를 운반하는 단백질인 헤모글로빈hemoglobin은 4개의 subunit으로 구성되어 있습니다(그림 3-3 참조). 즉 4개의 폴리펩티드가 회합하여 하나의 분자를 만들어, 산소를 효율적으로 결합, 해리시키는 기능을 갖고 있는 것입니다. 이 모습을 4차 구조라고 부릅니다. 3차 구조와 마찬가지로 4차 구조의 형성 시에도 아미노산 옆사슬 간의 상호작용이 중요한 역할을 합니다.

단백질의 입체구조를 표시하는 방법을 헤모글로빈(그림 3-3)을 예로 들어 그림 3-6에 소개합니다. 헤모글로빈은 혈액 중의 적혈구에 함유되어 있는 단백질로서 산소를 운반하는 작용을 합니다. 혈액이 빨간색을 띠는 것은 철을 함유하고 있는 헴heme 이라고 하는 색소가 헤모글로빈 속에 들어 있기 때문입니다.

A는 각 원자 간의 결합을 철사로 묶은 것처럼 그린 '와이어 모델wire model'입니다. 헤모글로빈은 4개의 subunit(2개의 $\alpha$

subunit와 2개의 *β* subunit)로 구성되어 있으므로 각각의 subunit 를 1*α*, 2*β*, 3*α*, 4*β*로 나타내었습니다. 이 그림은 각 원자가 어떻게 연결되어 있는지를 파악하기에 좋은 그림입니다. B는 각각의 원자를 원자반경半徑만한 크기의 공으로 나타낸 'CPK모델'입니다. 이렇게 나타내 보면 원자가 모여서 만들어진 단백질 분자의 이미지를 파악하기 쉽습니다. 그러나 각각의 원자가 어떻게 연결되어 있는지를 알기는 쉽지 않습니다. C는 '분자표면도'라고 해서 개개의 원자보다 분자 표면의 울퉁불퉁함을 이미지화한 그림입니다. B보다도 거리감을 파악하기 쉽습니다. D는

그림 3-6. 단백질의 입체구조를 표시하는 방법들

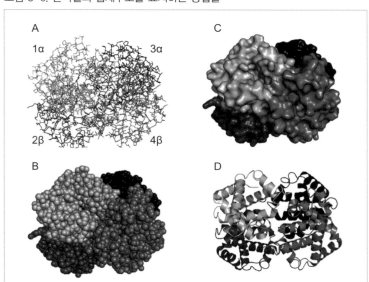

2차 구조를 설명할 때 설명한 '리본 모델'입니다. 헤모글로빈은 $\beta$-시트를 갖고 있지 않는, $\alpha$-헬릭스만으로 되어 있는 단백질이기 때문에 화살표는 보이지 않습니다. 이상의 각 표시법에는 장단점이 있기 때문에 보고 싶은 것이 무엇이냐에 따라 적당한 표시법을 선택합니다.

## 3. 단백질의 기능은 입체구조에 의해 결정된다

앞에서 어떤 단백질의 기능은 그 단백질의 입체구조에 달려 있다고 설명하였습니다. 즉 입체구조가 비슷한 단백질은 효소나 수용체로서의 역할(분자의 기능)도 비슷할 가능성이 높습니다. DNA에는 아미노산의 배열(즉, 단백질의 1차 구조)에 관한 정보만 쓰여 있습니다. 이는 아미노산 배열만 결정되면 이에 따라 단백질의 입체구조도 결정되기 때문일 것입니다. 실제로 아미노산 배열이 30% 이상 같은 단백질의 입체구조는 매우 비슷합니다.

그러나 아미노산 배열이 많이 달라도 입체구조가 비슷한 경우도 있습니다. 왜 그럴까요? 이것은 단백질의 분자 진화 과정을 생각해 보면 이해할 수 있습니다. 어떤 원시적인 단백질이 특정한 화학반응에서 촉매, 즉 효소의 역할을 한다고 가정합시다. 진화 과정 중, 그 단백질의 유전정보가 쓰여 있는 DNA의 염기 배열에 무작위로 돌연변이가 생길 수가 있습니다. 이때 돌연변이가 입체구조를 붕괴시켜 버리는 경우에는 그 유전정보는 다음 세대에 전달될 수 없습니다. 왜냐하면 입체구조가 붕괴되어 버리면 효소로서 작동할 수 없으므로 그 배열은 의미를 갖지 못하기 때문입니다.

그러나 단백질의 입체구조가 붕괴되지 않은 경우에는 그 정보는 다음 세대에 계승됩니다. 그러면 입체구조가 같더라도 아미노산 배열이 조금 다른 단백질이 만들어지게 됩니다. 또 돌연변이에 의해, 촉매로서의 작용은 같지만 반응시키는 기질(화합물)에 대한 선택성이 달라질지도 모릅니다. 이러한 변화가 계속되는 과정에 효율이 좋은 것만 남고 나머지는 도태되는 식으로 진화가 일어납니다. 효소의 경우 비슷한 반응을 보다 효율적으로 촉진할 수 있도록 진화가 일어났을 것 같습니다.

예컨대 전분의 가수분해효소 중에는 전분 구조의 특정한 부위를 잘라 낼 수 있는 효소가 여러 종류 있습니다. 이들은 아미노산 배열은 비슷하지 않지만 입체구조는 매우 비슷합니다. 즉 공통의 입체구조 골격을 갖고 있습니다. 그래서 단백질의 기능을 알기 위해서는 제일 먼저 입체구조를 보아야 한다고 하는 것입니다.

DNA의 염기 배열이 비슷한지 아닌지를 조사하는 것은 이제 간단한 일이 되었습니다. 따라서 단백질의 아미노산 배열은 그 유전자 DNA의 배열을 조사하면 간단히 알 수 있습니다. 어떤 단백질의 기능을 추정하고 싶을 때에는 그 단백질의 아미노산 배열과 비슷한 배열을 하고 있는, 이미 알려진 단백질의 기능을 조사합니다. 즉 이미 연구가 끝나 그 기능에 대한 정보가 데이터 뱅크 등에 등록되어 있는 많은 단백질의 아미노산 배열과 비교하여, 가장 비슷한 배열을 하고 있는 단백질의 기능을 보면 새 단백질의 기능을 짐작할 수 있다는 이야기입니다. 물론 비슷한 배열을 하고 있는 단백질의 기능이 밝혀져 있지 않은 경우에는 어쩔 수 없습니다.

그러나 앞에서 설명한 것처럼 입체구조를 알게 되면, 비슷한 입체구조를 하고 있는 단백질의 기능으로부터 미지 단백질의 기능을 추정할 수 있습니다. 미지 단백질의 기능을 추정하기 위해 지금 일본에서는 단백질 입체구조를 총망라해서 해석하는 국가 프로젝트(단백 3,000 프로젝트)를 수행하고 있습니다. 이제 단백질이 영양소에 불과한 것이 아니라 몸의 구성 부품으로서도 매우 중요한 분자라는 사실을 이해하셨을 것입니다. 그럼 이제 원자의 세계를 보기 위한 방법, 즉 X선 결정구조 해석법에 대해 설명하겠습니다.


## 4. X선 결정구조 해석은 현미경과 비슷하다

X선으로 결정結晶의 구조를 해석하는 원리는 광학현미경으로 물질을 관찰하는 원리와 매우 비슷합니다(그림 3-7). 광학현미경에서는 관찰 대상에 가시可視광선을 조사照射하여 산란散亂된 가시광可視光을 대물對物 렌즈로 집광集光하여 확대한 다음, 그것

을 다시 접안接眼 렌즈로 확대함으로써 작은 것을 볼 수 있습니다. 한편 X선 결정 해석에서는 관찰 대상인 결정에 X선을 조사합니다. 그러면 결정에 의해서 X선이 산란되기 때문에 현미경의 경우와 마찬가지로 산란된 X선을 렌즈로 집광하면 됩니다. 그러나 유감스럽게도 X선을 집광하기 위한 렌즈를 만들 수 없습니다.

그래서 산란된 X선을 그대로 검출기에서 받아들여 X선 회절상迴折像으로 잡습니다. 그리고 컴퓨터가 렌즈에 상당하는 계산을 해서 분자의 확대상으로 바꾸어 줍니다. 그러나 분자가 직접

그림 3-7. X선 결정구조 해석과 광학현미경 관찰의 비교

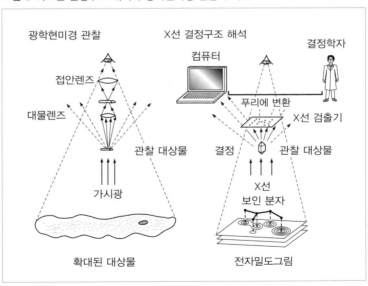

Crystal Structure Analysis for Chemists and Biologists(VCH)를 수정하여 인용.

보이는 것은 아닙니다. 확대되어 보이는 것은 전자밀도(분자를 구성하는 원자에 포함되어 있는 전자가 존재할 확률)의 분포입니다. 전자가 많이 모여 있는 장소와 거의 모여 있지 않은 장소 등이 등고선等高線 그림으로 얻어집니다(그림 3-8 오른쪽). 전자밀도 그림은 일기예보 그림과 매우 비슷합니다. 일기예보 그림에서는 기압의 높이가 등압선도等壓線圖로 표시됩니다.

전자밀도 그림에서는 전자밀도가 높은 장소를 원자가 존재하는 장소로 생각하면 됩니다. 일기예보 그림에서 말하는 기압이 높은 곳의 중심에 원자가 있는 셈이지요. 그래서 전자밀도에 맞게 적절히 원자를 맞추어 넣으면 분자의 형태를 볼 수 있게 됩니다(그림 3-8의 왼쪽).

그림 3-8. 전자밀도의 등고선 분포

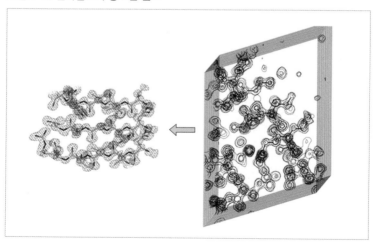

이 렌즈에 상당하는 계산을 푸리에 변환Fourier transform이라고 합니다. 물리학에서 많이 사용되는 기법이지요. 그러면 왜 X선을 이용할까요? 그것은 X선도 가시광선과 마찬가지로 물리학적으로 똑같은 전자파이지만 X선의 파장波長이 가시광선에 비해 매우 짧기 때문입니다. 파장이 짧을수록 미세한 것까지 구분해서 볼 수 있습니다. 즉 파장이 짧을수록 분해능이 높습니다.

보통 광학현미경의 분해능은 최고 2μm(1만분의 2미터)를 넘지 못합니다. 따라서 이보다 작은 미세 구조는 볼 수 없습니다. 그래서 가시광선 대신에 X선을 사용하는 것이 좋다는 것입니다. 파장이 짧을수록 구조를 더 크게 확대할 수 있으니까요. 가시광선의 파장은 대개 500nm(0.5μm) 정도이지만 X선의 파장은 0.15nm(1.5Å)로 정확히 수소 원자의 크기만 합니다. 파장이 원자의 크기와 같기 때문에 원자의 상태를 측정할 수 있습니다. X선이라고 하면 뢴트겐 사진이 떠오르기도 하는데 이는 파장이 짧은 X선이 사진을 찍을 수 있을 정도로 투과성이 높기 때문입니다.

X선 결정 해석에서는 결정을 사용한다는 특징이 있습니다. 결정이란 분자가 질서정연하게 3차원적으로 늘어서 있는 상태를 말합니다. 물론 1개의 분자에 X선을 조사해도 X선 산란이 일어납니다. 그러나 이 경우 신호가 약하기 때문에 높은 정밀도로 산란을 관측하기 어렵습니다. 그러나 결정에 X선을 쏘면 규칙적으로 늘어서 있는 각 분자로부터 산란 신호가 증폭되어 신호의 강약이 선명하게 검출기에 비치게 됩니다. 분자의 늘어서

그림 3-9. X선 결정 해석에서는 분해능에 따라 전자밀도 그림이 다르게 얻어진다

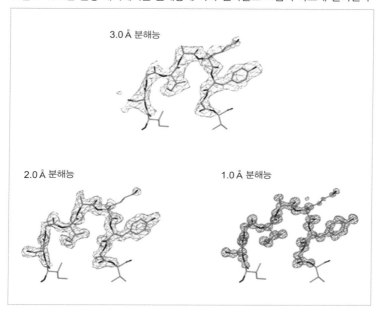

3.0Å 분해능

2.0Å 분해능

1.0Å 분해능

있는 방식이 규칙적일수록 그만큼 미세한 부위에 대해서까지 신호를 얻을 수 있습니다. 즉 분해능이 우수한 3차원 구조를 결정할 수 있게 되는 것입니다.

 단백질의 결정을 해석 대상으로 삼는 경우, 대체로 3Å 정도의 분해능이면 단백질 분자의 주사슬의 상태를 파악할 수 있습니다(그림 3-9). 그리고 2Å의 분해능이면 단백질의 옆사슬의 모습까지 상세히 볼 수 있습니다. 그리고 1Å을 초과하는 분해능을 얻을 수 있다면 가장 작은 원자인 수소 원자도 직접 볼 수 있

습니다. 필자의 연구실에서는 이 분해능을 더욱 향상시키면 어디까지 볼 수 있을까를 연구하고 있습니다.

## 5. 결정을 해석하기보다 결정을 만들기가 더 어렵다

단백질의 X선 결정구조를 해석하는 순서는 그림 3-10과 같습니다. 우선 생체로부터 타깃 단백질을 직접 떼어 내든지, 그 유전자의 정보를 대장균 등에 발현(유전자에 쓰여 있는 정보에 따라 단백질을 만들어 내는 일)시켜, 결정화에 필요한 단백질을 대량으로 얻습니다. 다음, 타깃 단백질 이외의 모든 것을 제거하고 타깃 단백질만을 균일하게 정제합니다. 결정을 얻기 위해서는 대량(수 mg으로부터 수백 mg)의 순품 단백질이 필요합니다.

그림 3-10. X선을 써서 타깃 단백질의 결정구조를 해석하는 순서

1. 결정화용 단백질의 조제
2. 결정화
3. X선 회절 측정
4. 푸리에 변환에 의한 전자밀도 그림의 작성
5. 전자밀도 그림에 분자 모델을 맞추어 넣기
6. 만들어진 분자 모델의 해석

예컨대 목적으로 하는 단백질이 세포의 전체 단백질의 0.5%를 차지하고 있다고 합시다. 그러면 10mg을 얻기 위해서는 2g의 세포 단백질이 필요합니다. 그러나 정제 시 수율이 좋아봤자 10% 정도에 불과하기 때문에 그의 10배인 20g의 세포 단백질이 필요합니다. 또 20g의 세포 단백질을 얻기 위해서는 그의 10배인 200g의 세포가 필요합니다. 그만큼의 세포를 추출하기 위해서는 그의 수배 이상의 재료가 필요합니다. 이제 타깃 단백질을 얻는 일이 얼마나 어려운 작업인지 이해하실 수 있으시겠죠?

　오늘날에는 대장균을 사용하여 유전자를 발현시킬 수 있게 되어 세포에 아주 미량으로 존재하는 단백질도 대량으로 만들 수 있게 되었습니다. 단백질의 정제가 끝나면 다음에는 얻어진 단백질을 결정으로 만듭니다. 우선 고농도(10mg/mL 정도)의 단백질 용액을 만들어 거기에 '침전제'라고 부르는 화합물을 천천히 넣습니다. 침전제의 물(완충액)에 대한 용해도가 단백질의 물에 대한 용해도보다 크기 때문에 단백질 용액에 침전제를 가하면 가할수록 상대적으로 단백질의 용해도가 낮아집니다.

　그 결과 녹을 수 없게 된 단백질이 천천히 결정으로 변해 갑니다. 이때 단백질이 '결정핵'(분자가 규칙적으로 3차원적으로 줄 서 있는 상태의 덩어리)을 만들 수 있으면 결정으로 성장해 갈 수 있습니다. 그러나 결정핵이 잘 안 만들어지는 경우에는 단백질은 응집체(불규칙한 덩어리) 상태로 침전되어 버립니다.

　결정을 얻기 위해 어떤 침전제를 사용하는 것이 좋을지는 단백질에 따라 다릅니다. 단백질의 결정을 만드는 작업은 결정화에 필요한 용액의 조성 등의 조건을 찾아가는 과정이라 할 수 있습니다. 때로는 수만 가지 조건을 검토합니다. 완충액의 조성, pH, 온도, 침전제의 종류 등 온갖 조합을 효과적으로 검토해야 합니다.

대체로 0.1~1.0mm 정도의 크기를 갖는 결정이 실험에 사용하기 좋습니다(그림 3-11). 단백질의 결정은 식염 등의 경우와 달리 그 부피의 약 절반이 용매이기 때문에 마치 두부나 젤리처럼 부드럽고 무릅니다. 또 용매 함량이 높기 때문에 결정상태에서도 용액상태와 같은 상태로 존재합니다. 따라서 단백질의 입체구조는 생체 내에 존재할 때와 같다고 할 수 있습니다. 반면에 저분자 화합물의 입체구조는 용액상태와 결정상태에서

그림 3-11. 단백질 결정의 사진

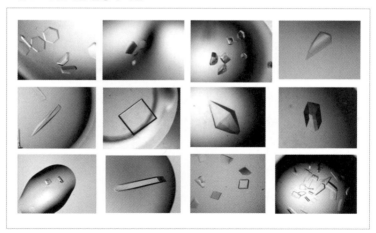

다른 경우가 적지 않습니다. 그런 면에서 단백질의 입체구조는 저분자의 입체구조와 많이 다릅니다.

사실 X선 결정구조 해석에서 가장 큰 난관은 결정화 조건을 찾아내는 과정입니다. 일단 결정이 만들어지면 그 이후의 X선 해석은 분명히 가능하다고 장담할 수 있을 정도로 방법과 장치가 잘 정비되어 있습니다. 입체구조를 해석하는 데 있어서 대학원생 같은 초심자는 박사 연구원과 같은 경험자를 당하지 못합니다. 왜냐하면 초심자는 해석하는 방법을 공부하면서 실험을 하기 때문에 실험을 끝내 놓고도 해석을 끝낼 때까지 1년 이상이 필요하지만, 경험자는 전에 해 본 작업을 다른 결정에 대해서 적용할 뿐이기 때문에 잘하면 1개월 이내에도 해석을 끝낼 수 있습니다.

반대로 결정화하기 어려운 단백질에 대해서는 초심자와 경험자의 차이가 나지 않습니다. 경험자가 결정을 만드느라 고생하고 있는 사이에 초심자는 차분히 결정학 공부를 할 수 있기 때문입니다. 더구나 학생이 엉뚱한 생각을 해서 갑자기 멋진 결정을 만들어 낼지도 모릅니다. 이는 바꾸어 말하자면 전에 아무도 해 본 적이 없는 어려운 테마에 도전하면 학생 같은 초심자라도 대발견을 할 가능성이 있다는 뜻입니다.

결정이 잘 만들어지면 드디어 X선을 쏘아 X선 회절상을 촬영하여 결정이 잘 만들어졌는지를 확인합니다. 잘 만들어졌으면 결정에 대하여 모든 방향으로부터 X선을 쏘아 필요한 모든 X선 회절점에 대한 강도를 측정합니다.

다음은 드디어 푸리에 변환을 이용하여 렌즈 작업에 해당하는 계산을 합니다. 그러나 여기에 한 가지 문제가 있습니다. 그것은 X선 회절을 측정하면 X선이라고 하는 파波의 높이를 측정할 수는 있지만 파가 언제 도착했는지는 알 수 없다는 점입니다.

파의 예로서 그림 3-12와 같은 파도를 생각해 봅시다. 파의 특징을 결정짓는 것은 두 가지 정보, 즉 파의 높이(진폭이라고 함)와 파의 정점(꼭짓점)의 위치(위상이라고 함)입니다. 삼각함수를 사용하여 파를 기술하는 수식을 그림 중에 써 넣었습니다. A가 진폭, $\phi$가 위상입니다. X선 검출기에서는 어떤 일정 시간에 검출기가 받은 X선의 양을 알 수 있습니다. 이것이 X선 회절의

그림 3-12. 파(波)의 수학적 표현

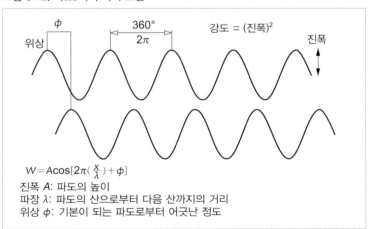

$$W = A\cos\left[2\pi\left(\frac{x}{\lambda}\right) + \phi\right]$$

진폭 $A$: 파도의 높이
파장 $\lambda$: 파도의 산으로부터 다음 산까지의 거리
위상 $\phi$: 기본이 되는 파도로부터 어긋난 정도

강도이며 그 절대치의 제곱근이 진폭입니다. 그러나 측정 시 파의 강도밖에 잴 수 없기 때문에 파의 정점이 어디에 있는지 위상에 대한 정보는 얻지 못합니다. 이것을 "위상문제"라고 하는데 X선 결정 해석에서 구조 결정을 할 수 있을지 없을지를 결정짓는 가장 큰 문제입니다.

그런데 1950년대 말 케임브리지 대학의 페르츠M. F. Perutz가 중원자 다중동형 치환重原子 多重同形 置換, Multiple Isomorphous Replacement: MIR법을 개발하였습니다. 이로써 위상문제가 해결되어 단백질의 결정을 해석할 수 있게 되었습니다. 페르츠는 이 방법을 써서 헤모글로빈의 입체구조를 해석하는 데 성공하여 노벨 화학상을 받았습니다. 위상을 알면 그 다음에는 푸리에 변환만 하면 됩니다. 오늘날에는 거대한 단백질이라도 개인 컴퓨터를 써서 계산을 할 수 있을 정도로 컴퓨터가 발달하였습니다.

푸리에 변환으로 전자밀도 그림을 얻은 다음에는 아미노산 배열에 근거하여 분자 모델을 끼워 맞추어 나갑니다. 이 과정은 그래픽 전용 컴퓨터를 이용하면 효율적으로 할 수 있습니다만, 보통의 개인 컴퓨터로도 할 수 있습니다. 분자 모델을 얻으면 그 구조의 됨됨이와 다른 실험 결과와의 관계 등을 분석하여 구조와 기능과의 관계를 찾아 나갑니다.

## 6. 대형 방사광 기지 SPring-8에 거는 기대

예전부터 X선 결정구조 해석이 위력적이라는 것은 누구나 인정해 왔습니다. 그렇지만 막상 이 해석을 실행하고자 하면 시간이 매우 많이 걸리기 때문에 누구나 골치 아파하였습니다. 그러나 유전자 공학과 컴퓨터 기술, 그리고 싱크로트론synchrotron 방사광을 이용함으로써 X선 결정구조 해석의 적용범위와 속도가 놀랍게 발전하였습니다. 특히 제3세대라고 불리는 최신의 싱크로트론 방사광 시설을 건설함으로써 지금까지와는 차원이 다르게 X선을 이용할 수 있게 되었습니다.

효고현兵庫縣과 오카야마현의 경계 부근인 니시하리마西播磨 지구에 SPring-8이라고 부르는 대형 방사광 시설이 있습니다(그

그림 3-13. 일본의 대형 방사광 시설인 SPring-8

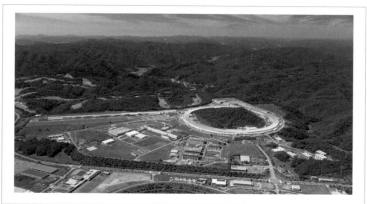

림 3-13).

이것은 세계에 세 군데 있는 제3세대 방사광 시설의 하나로 세계 최고 에너지의 방사광을 만들어 낼 수 있습니다. 산요신칸센山陽新幹線의 아이오이相生역에서 내려서 SPring-8행 버스를 타면 버스는 산을 향해 시골길을 달려갑니다. 어두운 터널에 들어가 "정말 이런 산속에 최신식 연구소가 있을까?" 하는 불안감이 최고조에 도달할 즈음에 버스는 터널을 빠져 나오게 되는데 이때 갑자기 시야가 열리고 효고兵庫 현립 대학의 캠퍼스가 보입니다. 시골길은 어느덧 하이웨이와 같은 넓은 길로 바뀝니다. 조금 더 가면 깨끗하게 정리된 넓은 공업단지와도 같은 거리를 만나게 됩니다. 그 하이웨이가 크게 커브를 돈 지점에 마치 괴수영화에 나오는 울트라 경비대의 기지와 같은 초현대적 시설인 SPring-8이 자리 잡고 있습니다.

바깥 모습에서 보이는 것처럼 SPring-8은 질병으로부터 인류를 지키기 위한 연구 개발의 최전선 기지입니다. SPring-8에서는 일본은 물론 세계로부터 몰려온 연구자가 약의 타깃 단백질의 모습을 알아내려고 밤낮으로 연구를 하고 있습니다.

싱크로트론 방사광이란 축적 링蓄積 ring이라고 불리는 진공의 원둘레를 광속도에 가까운 속도로 가속된 전자(또는 양전자)가 진행하고 있을 때, 원둘레로부터 접선 방향으로 방출된 전자파를 말합니다(그림 3-14). SPring-8의 경우에는 축적 링의 1바퀴 길이가 약 1.4km나 되어 마치 산에 모자를 씌워 놓은 모습을 하고 있습니다.

그림 3-14. 싱크로트론 방사광의 발생원리와 모식도

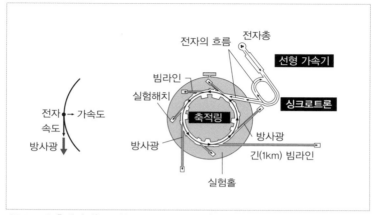

SPring-8 홈페이지(http://www.spring8.or.jp)

그 대형 축적 링으로부터 얻어진 높은 밝기의 싱크로트론 방사광을 X선원X線源으로 사용함으로써 측정에 필요한 시간이 대폭 단축됩니다. 실험실에서 1장당 수십 분 걸리던 촬영이 수초에 끝나버릴 정도입니다. 이로 인해 수일 내지 1주간이나 걸리던 데이터 수집이 수시간 이내에 끝날 수 있게 되었습니다.

그뿐이 아닙니다. 싱크로트론 방사광은 파장을 바꿀 수가 있기 때문에 여러 가지 파장의 X선을 마음대로 결정에 쏠 수 있습니다. 이로부터 다파장 이상분산多波長 異常分散, Multi-wavelength Anomalous Diffraction: MAD법이라고 하는 새로운 방법이 생겨났습니다. 이 방법은 단지 1개의 결정을 가지고도 입체구조 해석을 끝낼 수 있는 혁명적인 방법입니다. 이제 새로운 타깃 단백질이 발견되면 (물론 결정으로 만들어져야 가능합니다만) 이러한 방법을 써서 입체구조를 금방 해석할 수 있게 되었습니다. 타깃 단백질의 입체구조를 이용하여 약을 설계하기 쉬운 환경이 정비되고 있는 것입니다.

측정을 위해 세계 각국으로부터 많은 연구자가 싱크로트론 방사광 시설로 옵니다. 거기까지 오고 가는 일도 보통 일이 아니지요. 그래서 최근에는 실험 작업을 자동화하는 작업도 진행하고 있습니다. 매뉴얼대로만 하면 되는 일반적인 실험이라면 결정을 택배 편으로 보낸 후, 인터넷을 통해 원격 조작을 하여 X선 측정을 할 수 있게 만들어 가고 있습니다. 실험이 끝나면 바로 인터넷을 통해 결과를 보내 줍니다.


## 7. 분해능이 좋아지면 수소 원자도 볼 수 있다

싱크로트론 방사광 같은 혁신적인 기술은 단백질의 X선 결정구조 해석의 가능성을 다른 방향으로도 확대하였습니다. 그 하나가 해석 시 분해능을 향상시킨 것입니다. 보통 단백질의 X선 결정구조 해석 시 수소 원자를 직접 관측할 수 없었습니다. 그것은 해석의 분해능이 낮고 수소가 너무 작아서 잡히지 않기 때문입니다. 지금까지 보여드린 그림을 보면 아시겠지만 분자 모델에 수소는 빠져 있습니다. 위치를 정할 수 없기 때문에 어쩔 수 없었습니다. 그래서 지금까지는 탄소와 산소 원자의 위치로부터 수소의 위치를 추정할 수밖에 없었습니다. 물론 분자의 골격 구조만 알아도 유익하기는 합니다.

그러나 역시 수소 원자의 역할을 무시할 수는 없습니다. 수소 원자 또는 수소 이온은 생체 내의 화학반응에 있어서 매우 중요한 역할을 담당하고 있기 때문입니다.

싱크로트론 방사광은 휘도輝度(밝기)가 높음과 동시에 단파장인 X선을 이용하기 때문에 초고분해능 해석이 가능합니다. 필자 등의 연구 그룹에서도 0.68Å이라고 하는 경이적인 정밀도로 단백질의 3차원 구조를 해명하고 있습니다(그림 3-15). 이 분해능에서는 비교적 관측하기 쉬운 탄소에 결합된 수소는 물론, 효

그림 3-15. X선과 중성자선에 의한 결정구조 해석 방법의 차이

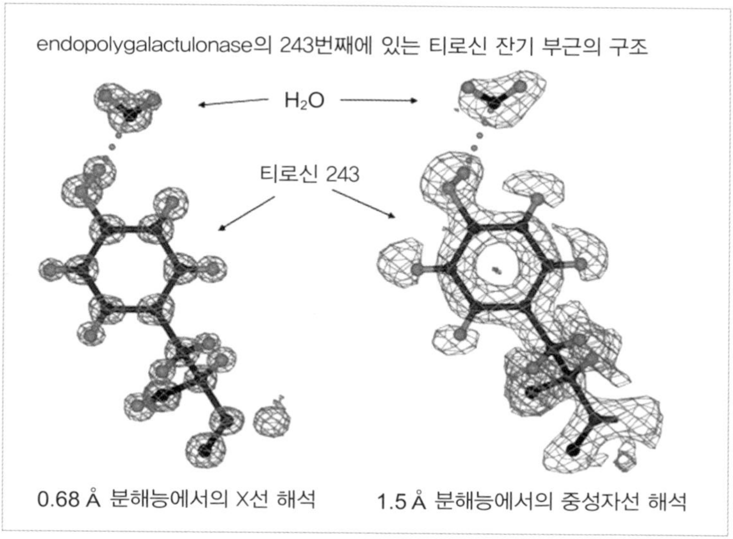

endopolygalactulonase의 243번째에 있는 티로신 잔기 부근의 구조

H₂O

티로신 243

0.68 Å 분해능에서의 X선 해석    1.5 Å 분해능에서의 중성자선 해석

소의 촉매작용에 있어서 중요한 역할을 하는 물분자의 수소, 그리고 산으로부터 해리되는 수소의 구조까지 결정할 수 있습니다. 이것이야말로 문자 그대로 "원자 분해능" 또는 "초원자 분해능sub-atomic resolution"이라고 부를 수 있겠습니다.

X선 결정구조 해석에서 분해능 외에 수소 원자의 구조를 결정하기 어렵게 만드는 요인이 하나 더 있습니다. 그것은 수소의 관측치가 매우 약하다는 것입니다. X선이 원자 중의 전자에 의해 산란되는 것을 측정하는 것이 X선 결정구조 해석법의 원리인데 수소에는 전자가 한 개밖에 없기 때문에 그 산란 정도가 매우 약합니다.

이 점은 X선 대신 중성자선을 사용하면 해결할 수 있습니다. 전자가 아니라 원자핵과 상호작용하는 중성자선은 X선보다도 수소의 해석에 뛰어납니다. 중성자선의 원자핵에 의한 산란은 원자핵의 무게만으로 결정되는 것이 아니기 때문에 수소로부터 얻어지는 정보가 상대적으로 강합니다. 또 수소보다도 중성자의 개수가 많은 중수소를 수소대신 집어넣음으로써 타깃 단백질의 수소에 관한 정보를 강하게 만들 수도 있습니다. 필자의 연구 그룹에서는 타깃 단백질을 초고분해능 X선으로 해석한 다음, 다시 중성자선을 이용해서 해석함으로써 X선과 중성자선 각각의 해석 결과를 비교하는 연구를 하고 있습니다.

분해능을 향상시켜 단백질의 입체구조를 정밀하게 밝혀내면, 그 정보에 따라 설계하는 약 후보 화합물의 정밀도도 높아지게 됩니다. 타깃 단백질의 입체구조를 보고 약이 될 만한 화합물을 추정할 수 있다면 멋진 일이겠지만, 아직까지 이것은 불가능합니다. 그러나 분해능이 향상되어 단백질과 화합물 간의 상호작용에 관한 상세한 정보를 얻게 되는 날, 이러한 추정이 가능해질지도 모릅니다.

## 8. 시간분할 X선 결정 해석으로 순간을 포착한다

또 하나 싱크로트론 방사광에 의해 실현된 것이 있습니다. 즉 측정 시간을 단축(즉, 고속화)함으로써 동화상$_{animation}$을 해석할

그림 3-16. 라우에(Laue) 회절상

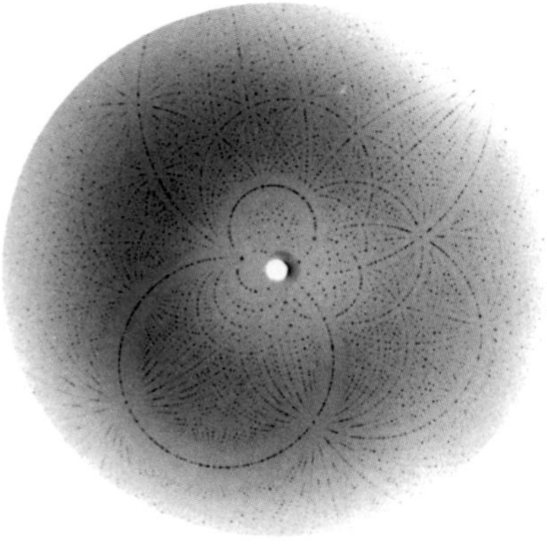

라우에 회절상은 다파장의 X선을 한꺼번에 결정에 조사하여 얻는다. 단일 파장의 X선만을 조사하는 일반 X선 회절상에 비해 몇 배나 되는 spot을 한꺼번에 관측할 수 있다는 특징이 있다.

수 있게 되었습니다. 전문적으로는 시간분할 X선 결정 해석이라고 합니다. X선 결정 해석의 결점은 데이터의 측정 시간이 길다는 것이었습니다. 그러나 싱크로트론 방사광이 실현됨으로써 그 시간은 마이크로 초 미만으로까지 단축되었습니다. 이는 라우에Laue 회절(그림 3-16)이라고 해서 특정 파장이 아닌 연속파장의 X선(백색 X선)을 한꺼번에 쏘아 매우 짧은 시간에 데이터 측정을 끝내는 방법과, X선을 pulse로 쏨으로써 셔터 스피드를 매우 짧게 하는 방법 등이 개발된 덕분입니다. 시간분할 X선 결정 해석에 의해 결정상태에서 일어나는 화학반응을 처음부터 끝까지 연속적으로 측정한다든지, 수명이 짧은 반응 중간상태를 포착할 수 있게 되었습니다.

## 9. 막단백질의 입체구조 해석은 최첨단 연구 분야이다

세포는 세포막에 의해 구별됩니다. 또 진핵생물은 세포 내부에도 막으로 구별된 세포소기관organella을 갖고 있습니다. 세포내 소기관에는 미토콘드리아, 골지체golgi body, 퍼옥시좀peroxisome 등이 있습니다. 또 식물세포에는 엽록체도 있습니다. 이들은 에너지를 만들기 위해 호흡, 단백질의 수송과 수식, 지방산의 대사, 그리고 광합성 등의 중요한 역할을 하고 있습니다.

그런데 생체막은 단순한 지질의 막이 아닙니다. 액상의 물질을 구별하고 있음과 동시에 특정 물질을 투과시킨다든지 외계

그림 3-17. 막단백질의 예

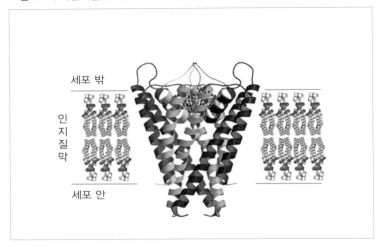

세포 밖

인지질막

세포 안

맥키논(MacKinnon) 등에 의해 밝혀진 칼륨 이온채널의 입체구조 모식도. 맥키논은 이 업적으로 2003년 노벨 화학상을 받았다. 그림 중앙은 같은 subunit 4개로 구성된 4량체 분자. 4량체의 중앙에 이온을 투과시키기 위한 작은 구멍(세공, 細孔)이 만들어져 있다. 즉 각 subunit가 작은 구멍을 둘러싸는 것처럼 원추형의 4량체를 만들고 있다. 각 subunit는 3개의 α-helix로 구성되어 있다. 중앙의 세공은 이온을 식별하는 이온선택 필터 역할을 하고 있다. 세공에 kalium 이온을 공(球) 모양으로 표시하였다.

의 정보를 감지하는 것 같은 특수한 기능을 하고 있습니다(제5장 참조). 이와 같이 물질투과와 정보전달에 관여하고 있는 것이 막 중에 파묻혀 있는 막단백질입니다(그림 3-17).

　최근 20년간 막단백질의 입체구조를 해석하는 연구에 대해 세 번이나 노벨화학상(각각 광합성활성 중심, ATP합성효소 및 이온채널에 대한 연구)이 수여되었습니다. 이것만 보더라도 이 연구가 얼마나 중요한가, 그리고 얼마나 어려운가를 알 수 있을 것입니다.

단백질의 입체구조에 관한 정보는 누구나 이용할 수 있도록 모두 단백질 데이터 뱅크Protein Data Bank, PDB에 등록됩니다. 2007년 3월 12일 현재 42,212개의 입체구조가 등록되어 있습니다. 그 중에 막단백질은 248개에 불과합니다. 그중에는 같은 단백질이 중복된 것도 있기 때문에 그것을 빼면 막단백질은 123종류에 불과합니다. 종류별로 볼 경우, 전 단백질의 약 3분의 1이 막단백질이라고 합니다. 그러므로 아직까지 극소수의 막단백질에 대해서만 입체구조가 판명되어 있다는 것을 알 수 있습니다 (2022년 8월 3일 현재 단백질의 입체 구조는 총 193,760개, 그중 막단백질 membrane protein은 총 4,819개가 등록되어 있습니다. ─ 역자 주).

　　그러면 막단백질의 구조를 연구하는 것이 왜 그리 어려울까요? 그것은 막단백질을 단리單離 정제하기가 어렵기 때문에 막단백질의 결정화에 필요한 만큼의 시료를 손에 넣을 수 없어, 거의 연구를 할 수 없기 때문입니다. 또 연구 예가 거의 없기 때문에 연구자들이 리스크를 두려워하여 꽁무니를 빼고 있는 것도 한 원인입니다. 요즘처럼 유전자 공학이 발전한 상황에서도 사람을 포함한 동물의 유전자를 발현시켜 얻은 막단백질의 입체구조를 해석한 예는 한 예밖에 없습니다. 문자 그대로 프론티어(최첨단) 영역이라 하겠습니다. 막단백질이 창약 타깃으로 매우 중요하다는 점은 제5장에서 다시 설명하겠습니다.

# 04

# 약을 디자인하다

## 직감과 경험의 시대에서
## 컴퓨터 내비게이션 시대로

단백질의 모습과 작용이 밝혀짐에 따라
어떤 화합물이 약으로 작용할 수 있을지 추측할 수 있게 되었다.
이에 따라 화합물을 '디자인'하여 약을 창조하는 발상이 생겨났다.

약을 '디자인'한다고요? 이 장의 제목을 보고 놀라는 분도 계실 것 같군요. 약은 디자인하기보다는 시험관을 흔들어서 만드는 것이라는 이미지가 강하기 때문에 그러실 것입니다. 그러나 집이나 자동차가 설계도를 바탕으로 해서 조립되는 것과 마찬가지로 약을 만드는 데에도 설계도가 필요합니다. 이 설계도의 맨 마지막에는 약의 모습(화학구조)이 그려져 있을 것인데 이 모습을 그리는 것을 약의 디자인이라고 합니다. 그러면 약은 어떻게 디자인하면 될까요? 약을 디자인하는 프로세스는 크게 두 단계로 나뉩니다.

제일 첫 번째 단계는 약의 바탕이 되는 종자 화합물을 발견하는 단계입니다. 무無에서 유有를 만들어 내는 이 스텝은 예로부터 대개 생약이나 천연물 등으로부터 우연히 발견하는 것이었습니다. 그러나 근대에 들어서는 주로 이미 합성되어 있는 화합물 중에서 종자가 될 만한 화합물을 찾아내고 있습니다. 최근에는 많은 합성 화합물에 대해서 이들이 약효를 갖고 있나 없나를 고속으로 평가하는 시스템이 만들어졌습니다. 또 계산화학이라고 부르는 이론적인 수법도 기대를 모으고 있습니다.

두 번째 단계에서는 발견한 종자 화합물을 개량합니다. 종자 화합물은 그대로는 효과나 안전성(독성) 등의 면에서 약이 되기에 충분한 성질을 갖고 있지 못합니다. 그래서 보다 좋은 성질을 갖고 있는 약으로 만들기 위해서 디자인을 합니다. 수년 전까지는 이 프로세스는 주로 연구자의 직감과 경험에 의존하였기 때문에 많은 시간과 노력(사람과 돈)이 필요하였습니다. 최근에는 3장에서 설명한 것처럼 질환표적(타깃) 단백질의 입체구조를 해명한 다음, 이에 맞게 효율적으로 약을 디자인하는 경우가 늘어나고 있습니다.

눈에 보이지 않는 분자의 모습을 어떻게 이미지화해서 약을 디자인할 수 있을까요? 이 장에서는 대표적인 디자인 수법을 소개하고자 합니다. '약의 디자인'이란 깊은 세계를 한번 감상해 보시기 바랍니다.


## 1. 약의 디자인이란?

여러분은 감기에 걸려 열이 날 때 먹는 약, 위가 아플 때 먹는 약, 또는 무좀에 걸렸을 때 바르는 약이 어떻게 디자인되었는지 생각해 보신 적이 있나요? 도대체 약을 디자인한다는 것이 무엇일까, 금방 머리에 떠오르지 않는 분이 많을 것입니다.

자동차나 옷, 건물 등은 실제로 눈에 보이는 것들이기 때문에 이것들을 디자인한다는 것이 무엇인지 이미지화하기 쉽습니다. 그러나 약의 분자는 눈으로 볼 수 없습니다. 눈에 보이지 않는 것을 디자인한다고 하니 그 이미지가 떠오르지 않는 것도 당연한 일입니다.

그러면 보이지 않는 분자를 어떻게 설계할까요? 병원이나 약국에서 볼 수 있는 대부분의 약은 탄소와 수소, 산소, 질소와 같은 원자가 조합되어 만들어진 것입니다. 고등학교 화학 수업시간에 '거북이 잔등'같이 표시된 분자의 그림을 공부한 기억을 갖고 있으실 것입니다. 그러한 '거북이 잔등'이 복잡하게, 때로는 단순하게 짝을 이루고 있는 것이 약입니다. 약효가 있는 약이 되기 위해서는 '거북이 잔등'의 연결방식(분자의 모습), 그리고 어느 원자가 '거북이 잔등'의 어느 위치에 있는가(성질)가 중요합니다. 이것들을 결정하는 것을 약의 디자인이라고 합니다.

아무런 정보도 없이 '거북이 잔등'과 원자를 적절히 조합하여 질환의 치료에 유효한 약을 디자인할 수 있는 사람은 아무도 없습니다. 보통은 무슨 방법을 써서든지 약의 바탕이 되는 종자 화합물을 찾아내야 합니다.

찾아낸 종자 화합물은 대부분 그대로는 효과나 안전성이 약으로서 만족할 만한 수준이 아닙니다. 그래서 이 종자를 바탕으로 해서 '거북이 잔등'의 연결방식이나 원자의 조합을 미묘하게, 때로는 대담하게 변경함으로써 약으로서 충분한 성질을 갖도록 만들어 줍니다. 즉 약을 디자인하는 것입니다.

다음 절에서는 우선 약의 작용을 이해하기 위한 '열쇠와 자물쇠 구멍'의 개념을 설명하겠습니다. 다음으로는 종자 화합물을 약으로 완성시키는 과정을 소개하겠습니다. 그리고 후반부에서는 어떻게 종자 화합물을 찾아내는가를 설명하겠습니다. 즉, 우연히 찾아내는 고전적인 방법과 질환표적 단백질의 입체구조와 컴퓨터를 사용하여 이론적으로 찾아내는 새로운 방법을 설명하고자 합니다.


## 2. 열쇠와 자물쇠 구멍

'열쇠와 자물쇠 구멍'을 해설하기에 앞서 우선 기본적인 용어부터 설명해 두겠습니다.

생체 내 단백질 중에는 화학반응을 촉매하는 효소와 생체 내에서 정보전달을 중개하는 수용체receptor가 있습니다. 대개는 이 단백질들이 약의 표적이 됩니다. 이와 같은 표적 단백질에 특이적으로 결합하는 화학물질을 리간드ligand라고 합니다. 그리고 리간드 중에서도 생리작용과 약리작용을 갖고 있는 것을 생리활성물질이라고 합니다. 또 효소에 의해서 화학반응을 받는 물질을 기질基質, substrate이라고 합니다.

약이란 생체 내 리간드(즉 내인성內因性, endogenous 기질과 내인성 생리활성물질) 대신에 효소나 수용체에 결합함으로써 효소나 수용체의 기능을 조절할 수 있는 물질로, 원래 우리 몸 안에 없던 리간드 분자라고 할 수 있습니다. 이를 '열쇠와 자물쇠 구멍'의 개념을 사용하여 설명해 보겠습니다.

'열쇠와 자물쇠 구멍'의 개념은 처음에는 효소의 기질특이성을 설명하는 데에 사용되었습니다. 효소에는 기질이 결합하기에 알맞은 크기의 구멍이 있습니다. 이 구멍에 딱 들어맞는 기질은 효소와 결합하여 반응이 일어나지만, 구멍의 모양에 맞지

그림 4-1. "열쇠와 자물쇠 구멍"의 개념

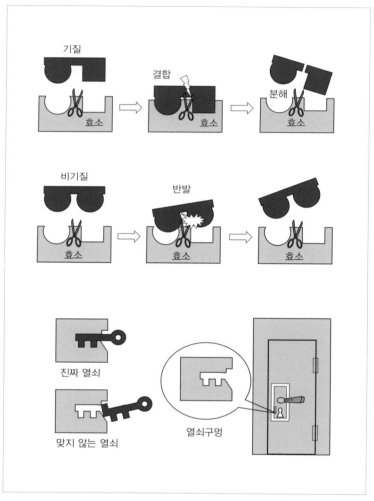

(위) 효소는 결합부위의 형상에 맞는 기질만을 인식하여 분해 반응을 일으키며, (가운데) 결합 부위에 맞지 않는 분자는 효소와 결합하지 않는다. 이를 효소의 기질특이성이라고 한다. (아래) 기질특이성을 열쇠와 자물쇠 구멍에 비유한 그림. 진짜 열쇠는 자물쇠 구멍에 들어가지만, 구멍에 맞지 않는 열쇠는 자물쇠에 들어가지 않는다.

않는 분자는 효소가 인식하지 못하기 때문에 반응이 일어나지 않습니다(그림 4-1의 위와 가운데). 마치 자물쇠 구멍의 모양에 딱 맞는 열쇠만이 자물쇠를 열 수 있는 것과 마찬가지입니다(그림 4-1의 아래).

지금은 효소와 기질과의 관계만이 아니라 수용체와 생리활성물질과의 관계도 이 개념으로 설명합니다.

그러면 약에 대해 이 개념을 적용해 봅시다. 사실 생각하는 방식은 단순합니다. 어떤 단백질의 기능을 억제하고 싶을 때에는 열쇠가 들어가지 않도록 '가짜 열쇠'로 그 자물쇠의 구멍을 막

그림 4-2. 세 종류의 열쇠

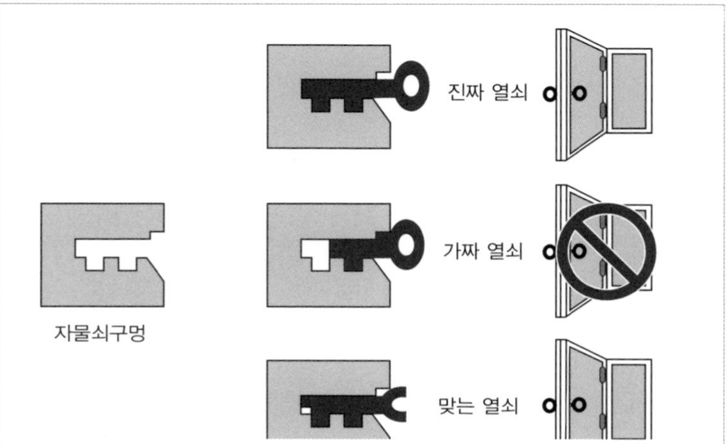

위로부터 진짜 열쇠: (내인성 생리활성 물질에 해당), 가짜 열쇠: 자물쇠 구멍에 들어가지만 오목 볼록한 부위가 맞지 않아 자물쇠가 안 열림(생리활성물질의 기능을 억제하는 약에 해당), 맞는 열쇠: 자물쇠 구멍의 오목 볼록한 부위에 맞으므로 자물쇠를 열 수 있음(생리활성물질을 보완해 주는 약에 해당).

아 두면 됩니다. 또 단백질의 기능을 높이고 싶을 때에는 '맞는 열쇠'를 만들어 자물쇠를 열면 되는 것입니다(그림 4-2).

실제 예를 갖고 설명해 보기로 하지요. 화분증을 앓고 있는 환자는 봄만 되면 눈이 가렵거나 콧물이 멈추지 않습니다. 이것은 히스타민이라고 하는 생리활성물질이 그 수용체에 결합해서 일어나는 증상입니다. 즉 진짜 열쇠인 히스타민이 자물쇠 구멍인 히스타민 수용체에 결합함으로써 화분증이라는 문을 여는 것입니다. 항히스타민제라고 부르는 화분증 약은 실은 히스타민이라는 진짜 열쇠 대신에 히스타민 수용체의 자물쇠 구멍을 틀어막아 주는 가짜 열쇠인 것입니다.

열쇠를 만들 때에는 자물쇠 구멍의 모양만 보고 만듭니다. 그러나 약을 디자인할 때에는 자물쇠 구멍의 모양은 물론 자물쇠 구멍의 물리적 화학적 성질도 고려해야 합니다. 예컨대 자물쇠 구멍의 밑 부분이 플러스의 정전기를 띠고 있을 경우, 열

그림 4-3. 모양은 맞지만 성질이 맞지 않는 예

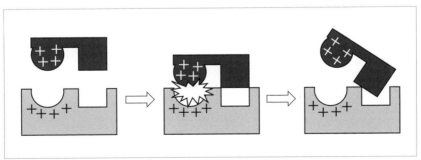

정전기적으로 반발하여 분자(열쇠)가 결합부위(자물쇠 구멍)와 결합할 수 없다.

쇠의 끝이 플러스 전기를 띠게 만들면 플러스끼리 서로 반발하여 열쇠가 자물쇠 구멍에 들어가지 않을 수도 있기 때문입니다(그림 4-3).

약의 디자인이라고 하는 것은 이처럼 '열쇠와 자물쇠 구멍'의 개념에 따라, 약으로 만들고자 하는 분자의 형상과 성질을 표적 단백질의 약물 결합부위(자물쇠 구멍)에 맞추어 나가는 작업입니다. 바꾸어 말하면 표적 단백질에 보다 강하게 결합하도록 약물 분자의 형상과 성질을 변화시켜 가는 작업입니다. 다음을 읽어보시면 약의 디자인을 더 쉽게 이해하실 수 있을 것입니다.

## 3. 약의 디자인

### 표적 단백질의 구조를 알 때 디자인하는 방법(SBDD)

제3장에서 질환표적 단백질의 3차원 구조를 원자 레벨에서 결정하는 방법을 설명하였습니다. 약을 디자인할 때, 화합물이 작용하는 단백질의 구조를 알고 있는 경우와 모르고 있는 경우의 난이도는 하늘과 땅만큼 차이가 납니다. 예를 들자면 구조를 알지 못할 때의 난이도는 그림이 없는 새하얀 퍼즐 1만 조각을 완성시키는 것과 같습니다. 그러나 표적 단백질의 구조를 알고 나면 바탕에 그림이 그려져 있는 퍼즐을 맞추는 것처럼 디자인하기가 쉬워집니다.

일반적으로 표적 단백질의 입체구조를 보면서 약물분자를

디자인하는 것을 구조기반 약물설계structure-based drug design(SBDD)
라고 부릅니다. SBDD에서는 우선 표적이 되는 단백질 내의 약
물 결합부위(자물쇠 구멍)의 형상과 성질부터 파악합니다. 그러
기 위해서 X선 결정구조 해석(제3장 참조)을 통해 얻은 원자의
공간위치 정보에 따라 컴퓨터 그래픽을 사용하여 그 모양과 정
전기적 성질 등을 컴퓨터 화면 위에 표시합니다.

일반적으로 단백질은 약 분자에 비해 매우 큰 분자이지만 약
이 결합하는 부분은 그중의 극히 제한된 작은 영역입니다. 그
림 4-4에 일례를 보였습니다만 결합부위(자물쇠 구멍에 해당)는
대개 단백질 표면에 움푹 파인 구멍으로 나타납니다. 이 구멍에
생리활성물질이나 약물 분자가 결합하는 것입니다.

구멍이 갖고 있는 성질은 직감적으로 알기 쉽도록 그 표면을
다른 색으로 구분하여 표시하는 경우가 많습니다. 예컨대 단백
질 표면의 정전기가 플러스인 영역은 파란색으로, 마이너스인
영역은 빨간색으로 표시합니다.

'열쇠와 자물쇠 구멍'에서 설명한 것처럼 표적 단백질과 약
물은 서로서로 형상과 성질이 잘 맞아야 합니다. 따라서 약물
결합부위에 관한 관찰은 지나치다 할 정도로 상세하게 해둘 필
요가 있습니다.

그러면 실제로 디자인에 들어가 봅시다.

## SBDD에 의한 디자인 사례

2절에서 설명하였듯이 약을 디자인하는 것은 표적 단백질에 보다 강하게 결합하도록 분자의 모양과 성질을 변화시키는 일입니다. 즉 약과 표적 단백질 간의 바람직한 상호작용을 증가시키고, 또 바람직하지 않은 반발의 힘을 줄임으로써 약물과 표적 단백질 간의 상호작용을 강하게 해주어야 합니다. 다음에 실제로 SBDD로 항인플루엔자약을 디자인한 이야기를 소개하겠습니다.

인플루엔자 바이러스는 사람에게 감염된 후 시알리다제 sialidase라고 하는 효소를 사용하여 증식합니다. 따라서 약을 사용하여 이 효소(표적 단백질)의 작용을 억제하면 인플루엔자의 증상이 나타나는 것을 예방하거나 증상을 가볍게 할 수 있습니

그림 4-4. 시알리다제(sialidase, 효소)의 분자 표면

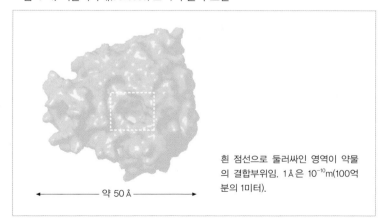

← 약 50 Å →

흰 점선으로 둘러싸인 영역이 약물의 결합부위임. 1Å은 $10^{-10}$m(100억분의 1미터).

다. 그렇다면 시알리다제는 어떤 구조를 하고 있을까요?

시알리다제는 약 390개의 아미노산으로 구성되어 있으며 그림 4-4와 같은 모습을 하고 있습니다. 상당히 커 보이지만(크다고 해도 실은 1mm의 20만분의 1 정도밖에 안 됨) 약물이 결합하는 부위(자물쇠 구멍)는 표면 깊은 곳에 존재하는 구멍으로 이 부위는 겨우 15개 정도의 아미노산으로 구성되어 있습니다(그림 4-4에서 흰 점선으로 둘러싸인 영역).

그림 4-5. 시알산(sialic acid) 유사 화합물(analogues)

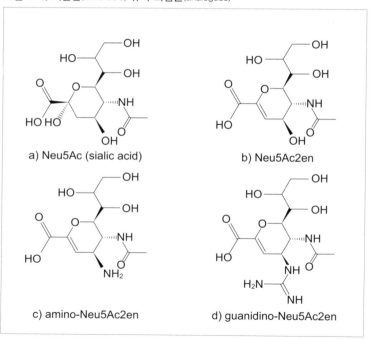

a) Neu5Ac (sialic acid)

b) Neu5Ac2en

c) amino-Neu5Ac2en

d) guanidino-Neu5Ac2en

시알리다제는 당 사슬을 구성하고 있는 여러 당 중 시알산 (sialic acid, Neu5Ac, 그림 4-5a)이라고 하는 당을 잘라주는 효소입니다. 이 시알산과 비슷한 구조를 갖고 있는 Neu5Ac2en(그림 4-5b)이라고 하는 화합물이 시알리다제의 작용을 약하게나마 저해하는 사실이 알려져 있었습니다.

그러나 이 화합물에는 항인플루엔자 효과가 없어서 보다 강한 인플루엔자 저해 능력을 갖고 있는 화합물이 필요했습니다. 그래서 시알리다제와 Neu5Ac2en과의 복합체의 구조를 참고

그림 4-6. 시알리다제의 약물 결합부위에 Neu5Ac2en 분자(Ball과 Stick으로 표시)가 결합하고 있는 모습

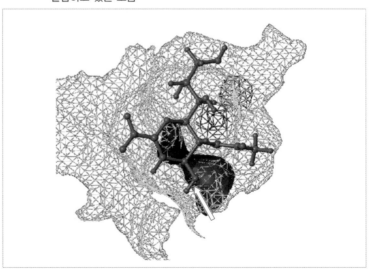

그물 눈이 시알리다제의 분자 표면임. 검게 칠한 부분이 정전기적으로 마이너스인 영역. 흰 화살표는 Neu5Ac2en 분자의 수산기를 나타낸다.

로 해서 보다 강력한 저해제를 디자인하고자 하였습니다.

우선 결합부위(자물쇠 구멍) 표면의 정전기적 성질을 그림으로 나타내면 그림 4-6과 같이 됩니다. 이로부터 화살표로 나타낸 Neu5Ac2en의 수산기-OH의 주위는 상당히 강한 마이너스 정전기를 띠고 있는 영역이라는 것을 알았습니다. 이것은 주로 이 주변에 존재하는 시알리다제의 글루타민산의 칼본산 옆사슬-COOH의 마이너스 전하 때문이라고 생각됩니다(아미노산의 중심에 있는 탄소에는 아미노기와 산 외에도 세 번째 손에는 수소, 네 번째 손에는 아미노산 "옆사슬"이 붙어 있습니다. 이 옆사슬의 성질에 의해 아미노산의 성질이 결정됩니다).

Neu5Ac2en의 수산기는 정전기적으로 거의 중성이므로 마이너스 정전기 환경인 시알리다제의 이 영역(자물쇠 구멍)에 더 강하게 결합하게 만들기 위해서는, 수산기보다 정전기적으로 플러스 성질을 갖고 있는 구조로 만드는 편이 좋을 것이란 생각이 들었습니다.

그래서 Neu5Ac2en의 수산기를 정전기적으로 플러스의 성질을 갖기 쉬운 아미노기-NH₂로 바꾼 amino-Neu5Ac2en과, 플러스로 되는 경향이 더욱 강한 guanidyl기(-NHC(NH₂)(=NH)로 바꾼 guanidino-Neu5Ac2en을 디자인하여 실제로 합성하였습니다(그림 4-5의 c, d). 이 두 화합물들의 활성을 측정하였더니 Neu5Ac2en에 비하여 시알리다제에 대한 저해 작용이 각각 20~5,000배 강하였습니다.

또 두 화합물들과 시알리다제와의 복합체에 대한 결정구조를 해석함으로써 amino-Neu5Ac2en의 아미노기 및 guanidino-Neu5Ac2en의 guanidyl기가 각각 시알리다제의 글루타민산의 카르본산 옆사슬과 바람직한 정전기적 상호작용을 하고 있다는 사실을 증명하였습니다.

이상의 이야기는 약물과 표적 단백질과의 사이의 정전기적 인력을 크게 하여 상호작용을 강화함으로써 시알리다제의 저해 활성을 향상시킨 사례입니다. 이와 같이 디자인된 guanidino-Neu5Ac2en은 인플루엔자 감염을 억제하는 효과가 인정되어 일본 내에서 항인플루엔자 약으로 사용되고 있습니다.

이 외에도 에이즈 약인 HIV-1 프로테아제 저해제 등 SBDD가 창약에 기여한 예는 많습니다. 게놈 해석으로부터 얻어진 표적 단백질의 결정구조를 해석한 다음 그 구조를 바탕으로 이론적, 효율적으로 약물을 디자인해 나가는 이런 흐름은 창약의 한 방법으로 뿌리내려 가고 있습니다.

### 표적 단백질의 입체구조를 모를 때 디자인하는 방법

바로 앞에서는 X선 결정구조 해석에 의해 결정된 표적 단백질의 정밀한 입체구조를 보면서 효율적으로 의약품 분자를 디자인하는 SBDD 방법을 소개하였습니다.

그러나 질환표적 단백질은 대부분 결정으로 만들기 어려운 막단백질이기 때문에 일부를 제외하고는 그 입체구조가 거의 밝혀져 있지 않습니다. 어떤 통계에 의하면 질환의 표적이 되어 있는 단백질의 반수 이상이 막단백질이라고 합니다.

따라서 대부분의 경우 표적 단백질의 구조 정보를 이용할 수 없기 때문에 약 분자를 디자인하기가 매우 어렵습니다. 그러나 SBDD를 이용할 수 없던 시절의 상황은 언제나 그랬기 때문에, '단백질의 입체구조를 모르고 약을 디자인하기'가 좀 더 일반적인 경우라고 하겠습니다.

이와 같은 경우에는 '약물 분자의 구조와 활성과의 상관성'에 관한 데이터를 얻는 것이 중요합니다. 분자의 어느 위치에, 어떠한 크기로, 어떠한 성질의 원자단을 부가하면 활성이 강해지는지 또는 약해지는지에 관한 정보를 구조-활성 상관 데이터라고 부릅니다. 이러한 정보를 많이 모아서 보이지 않는 약물 수용체의 구조에 대한 이미지를 만들어 갑니다.

예컨대 그림 4-7처럼 분자 내의 특정 부분($R^1$과 $R^2$)에 성질이 다른 원자단을 부가하였을 때의 구조-활성 상관 데이터로부터 분자의 왼쪽($R^1$)이 결합하는 단백질의 부위에는 그다지 큰 구멍이 없다든지, 분자의 우측($R^2$)이 결합하는 부위는 플러스 정전기를 받아들이기 쉬운 성질을 갖고 있다는 식으로 예상하는 것입니다.

표적 단백질의 구조를 모르는 경우에 시도하는 또 다른 디자인 수법은 '화합물 겹쳐 보기'라는 방법입니다. 표적 단백질에 강하게 결합하는 리간드 분자를 미리 알고 있을 경우, 자신이 디자인한 화합물이 그 리간드 분자와 구조적으로 겹쳐지는지 여부를 확인하는 방법입니다.

이 수법을 사용할 수 있는 배경은 다음과 같습니다. 즉 리간

그림 4-7. 구조-활성 상관 데이터로부터 약물이 결합하는 단백질 부위에 대한
이미지 만들기

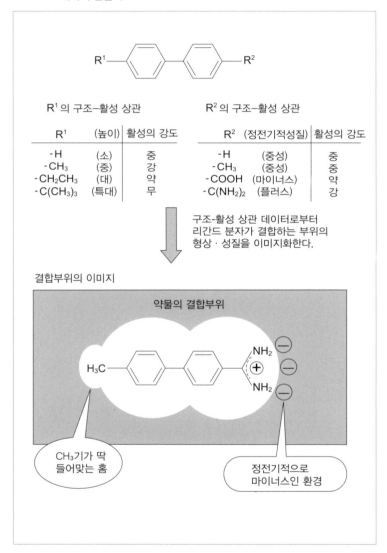

드의 골격구조가 서로 다르더라도 동일한 표적 단백질에 강하게 결합하기 위해서는 리간드의 특정 화학구조 그룹pharmacophore이 약물 결합부위(자물쇠 구멍)의 같은 영역에 결합해야 합니다.

그 예를 그림 4-8에 보였습니다. 아미노산 분자가 몇 개 중합된 폴리펩티드 분자는 대부분 생리작용을 갖고 있지만(제6, 8장 참조) 생체 내에서는 분해되기 쉽습니다. 그래서 생리작용을 나타내는 데 필수적인 부분은 남겨 놓고 분해되기 쉬운 부분은

그림 4-8. RGD펩티드(왼쪽 위의 가는 선)와 화합물 ①(왼쪽 아래의 굵은 선)을 겹쳐 놓은 상태(오른쪽).

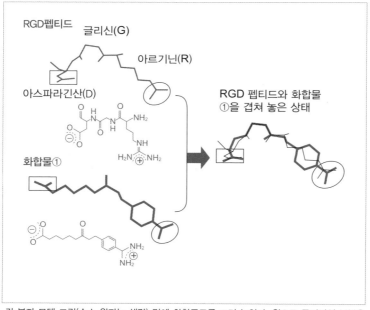

각 분자 모델 그림(수소 원자는 생략) 밑에 화학구조를 그려 놓았다. 원으로 둘러싸인 부분은 플러스 부분, 사각형으로 둘러싸인 부분은 마이너스 부분을 나타냄.

없앤 화합물을 디자인하였습니다.

RGD 펩티드(그림 4-8의 왼쪽 위)는 정전기적으로 플러스 성질을 갖고 있는 아르기닌arginine(R로 표시)이라고 하는 아미노산과, 마이너스 성질을 갖고 있는 아스파라긴산asparaginic acid(D로 표시)이라고 하는 아미노산이 글리신glycine(G로 표시)이라고 하는 아미노산의 양쪽에 붙어 있는 펩티드로, 혈액의 응고에 관여하는 것으로 알려져 있습니다.

RGD 펩티드에서 정전기적으로 플러스와 마이너스인 부분이 수용체를 인식하는 데 필수적인 부분pharmacophore으로, 구조적으로 떼어낼 수 없는 부분입니다. 한편 양쪽을 연결하는 글리신 부분은 별로 큰 역할을 하지 않기 때문에, 이 부분을 변환시켜 펩티드가 생체 내에서 잘 분해되지 않도록 만드는 것이 바람직합니다.

그래서 RGD 펩티드와 비슷하되 펩티드가 아닌 비非펩티드 화합물 ①(그림 4-8의 왼쪽 아래)을 디자인하였다고 합시다. 이제 그렇게 디자인한 분자가 실제로 RGD분자와 3차원적으로 겹쳐지는지를 검증할 필요가 있습니다.

얼마 전까지는 분자모형이라고 하는 간단한 프라 모델과 같은 것을 사용하여 검증실험을 하였습니다. 그러나 분자가 복잡해지거나 대상이 되는 분자가 3개 이상이 되면 이러한 모형으로 검증하기 어렵습니다. 그런데 이제 '분자모델링 소프트'라고 하는 도구가 생겨서 컴퓨터 화면 위에서 분자들을 겹쳐 놓아 보는 조작을 간단히 할 수 있게 되었습니다.

이번의 예를 보면 바탕이 되는 RGD 펩티드(가는 선)의 플러스 부분(그림 4-8에서 원으로 둘러싼 부분)과 마이너스 부분(사각형으로 둘러싼 부분)에 화합물 ①(굵은 선)의 대응하는 부분이 잘 겹쳐지는 것을 알 수 있습니다(오른쪽 그림). 또 이들의 사이를 연결하는 부분도 각 화합물 모두 거의 같은 공간을 차지하고 있음을 확인할 수 있습니다. 이번에 소개한 화합물 ①은 겹쳐지는 모습을 알기 쉽게 나타내기 위한 가상의 화합물이지만, 화합물 겹쳐 보기 방법을 디자인의 검증에 활용하여 활성이 있는 화합물을 창출한 예는 RGD 펩티드 이외에도 많습니다.

지금까지 약물수용체의 입체구조를 모르는 경우에 약을 디자인하는 방법을 설명하였습니다. 이 외에도 3차원 구조-활성 상관 해석과 같은 새로운 기술도 제창되어 실제 연구에 사용되고 있습니다. 그러나 모든 것을 해결할 수 있는 완벽한 방법은 아직 없습니다. 컴퓨터에 의한 모델링도 하나의 가능성을 제시해 주는 것일 뿐 이것만이 정답이라고 할 수는 없음에 주의하시기 바랍니다.

그런데 SBDD의 경우이건, 단백질의 입체구조를 알지 못하는 경우이건, 디자인을 추진해 나가기 위해서는 바탕이 되는 화합물(종자 화합물)이 절대로 필요합니다. 지금까지는 그런 화합물이 이미 존재한다고 가정하고 이야기해 왔습니다만, 다음 절에서는 디자인의 바탕이 되는 종자 화합물을 어떻게 발견할 것인가에 대해 설명하고자 합니다.

## 4. 약의 종자가 되는 화합물을 찾는다

약을 디자인함에 있어서 바탕이 되는 화합물을 종자 화합물(seed 화합물 또는 lead 화합물)이라고 부릅니다. 독특하고 질이 좋은 종자 화합물을 발견하면 그 후의 디자인 연구와 신약개발이 매우 쉬워집니다. 따라서 종자 화합물 찾기는 신약의 연구개발에 있어서 가장 중요한 단계의 하나입니다. 어떻게 하면 종자 화합물을 발견해낼 수 있을까요? 이 절에서는 (1) 우연히 발견해 내기와 같은 고전적인 방법과, (2) 컴퓨터를 사용하는 최신 수법을 소개하겠습니다.

### 천연물을 흉내 내다

오늘날처럼 과학이 발전하지 않았던 먼 옛날에도 약은 존재하고 있었습니다. 대표적인 예가 식물의 종자나 잎, 동물의 간이나 뿔 같은 생약生藥입니다. 이것들은 단일성분으로 구성된 현대 약과는 달리 잡다한 성분 중에 포함되어 있는 유효 성분의 작용에 의해 약효를 나타냅니다. 여러 성분에 의한 복합 효과를 나타낸다는 점에서 현대의 약보다 좋은 점도 있지만, 효과가 느리고 증상에 적합한 약을 선택하기 어렵다는 측면에서는 현대의 약에 뒤떨어지는 경우가 많습니다.

그래서 현대의 약은 생약의 여러 성분 중에서 질환에 효과가 있는 성분만을 추출한 다음, 그것을 화학적으로 수식修飾, modification(화학 합성으로 구조의 일부를 바꾸는 일)하여 약효를 강하게 하거나 독성을 줄입니다. 살리신salicin으로부터 유도된 아스피린(제1장 참조)과, 코카인cocaine으로부터 유도된 합성 국소마취약 등이 그 예입니다. 이처럼 천연물로부터 얻은 성분은 신약개발에 있어서 좋은 종자, 즉 seed 화합물이 됩니다.

푸른곰팡이가 만들어 내는 성분으로부터 페니실린이 발견되었다는 사실을 아시지요? 이처럼 다양한 미생물을 발효 배양한 다음 여기에서 유효성분을 추출해 내는 방법도 많이 이용됩니다. 미생물은 자신이 생존하는 환경에 따라 만들어 내는 성분이 다르기 때문에, 많은 사람들은 다양한 토지나 환경에 생식하는 미생물을 채취하여 그것으로부터 유효 성분을 끄집어 내고자 노력합니다.

최근 주목받고 있는 약 중에 제1장에서도 설명한 바 있는 타크로리무스tacrolimus가 있습니다. 타크로리무스는 츠쿠바 산의 흙으로부터 채취한 방선균이 만들어 내는 물질입니다. 이 물질을 종자 화합물로 하여 더 효과가 좋은 물질을 만들고자 다양한 화학적 수식을 해 보았지만 결국 이 천연물질보다 효과가 더 좋은 물질은 만들 수 없었습니다.

'종자 수식하기'가 실패하는 것은 천연물의 화학구조가 복잡하여 수식 가능한 디자인의 범위가 제한되어 있기 때문인 경우도 있습니다. 그러나 천연물은 사람의 손이나 머리로는 생각도 할 수 없는 독특한 구조를 갖고 있는 경우가 많기 때문에 무한한 가능성을 갖추고 있는 약의 종자의 보물 창고라 할 수 있습니다.

## 랜덤 스크리닝(Random Screening)

천연물은 구조가 독특하다는 점에서는 뛰어나지만 화학적인 수식을 하기 어려운 경우가 많다는 점에서는 좋은 종자 화합물이라고 할 수 없습니다. 그래서 별도의 어프로치로서 과거에 합성된 많은 화합물 중에서 종자 화합물을 찾아내는 랜덤 스크리닝법을 사용합니다. 랜덤(무작위) 스크리닝은 새로운 골격을 갖는 활성 화합물을 찾아내는 데에 위력이 있습니다.

한 개의 표적 단백질에 대하여 한 가지 골격을 갖는 화합물뿐 아니라 다른 골격을 갖는 화합물도 결합할 가능성이 있습니다. 즉, 과거에 다른 표적 단백질에 결합시켜 보려고 합성해 놓은 화합물 중에 새로운 표적 단백질에 작용하는 것이 존재할 가능성이 있습니다.

제약회사도 오랫동안 연구를 해 왔기 때문에 자기 회사 내에 10만~100만 개 이상의 오리지널 화합물을 갖고 있는 경우가 있습니다. 랜덤 스크리닝은 이 화합물 중에서 새로운 표적 단백질과 결합하는 물질을 찾아내는 방법입니다. 일단 종자 화합물이 발견되면 과거에 합성해 본 적이 있는 화합물이라 합성하기도 쉽고, 또 천연물의 경우에 비해 다양한 화합물을 만들기도 훨씬 쉽습니다.

그러나 10만 개 이상의 화합물의 활성을 사람의 손으로 하나하나 측정하는 것은 효율이 나쁩니다. 그래서 컴퓨터가 컨트롤하는 로봇을 이용하여 고속으로 활성 화합물을 선별(스크리닝)하는 시스템이 확립되었습니다. 이 로봇을 이용하면, 사람

손으로는 하루에 기껏해야 100개 정도밖에 할 수 없었던 스크리닝을 하루에 무려 10만 개 이상 자동으로 스크리닝할 수 있습니다.

이러한 시스템이 제2장에서도 소개한 바 있는 고속검색(HTS)입니다. 큰 제약회사 중에는 HTS 시스템을 사용하여 하루에 100만 개 이상의 화합물을 스크리닝하는 회사도 있습니다.

자기 회사 특유의 종자 화합물을 한 걸음 앞서 발견해낼 수 있다면, 다른 회사의 특허에 신경 쓸 필요가 없어 신약개발 경쟁에서 유리해집니다. 따라서 제약회사는 스크리닝에 사용할 화합물군(화합물 라이브러리라고 부름)의 질과 양을 향상시키기 위하여 많은 투자를 하고 있습니다.

## 컴퓨터에 의한 가상검색(Virtual Screening)

방대한 수의 화합물을 보유하고 있는 화합물 라이브러리는 활성이 있는 화합물을 찾아내는 데 좋은 source임에 틀림없습니다. 그러나 돈이 많이 드는 것이 문제입니다. 예컨대 HTS 시스템을 이용하여 스크리닝을 하는 데 1화합물당 100엔이 든다고 하면 10만 개의 화합물을 스크리닝하는 데에는 1,000만 엔, 100만 개의 화합물을 스크리닝하는 데에는 무려 1억 엔의 비용이 듭니다.

1개의 표적 단백질에 대해 화합물들이 작용(약효)을 나타내는가를 보는 데 이 정도의 비용이 든다고 하면 보통 일이 아닙니다. 연구 예산은 제한되어 있으므로 표적 단백질의 수를 줄이든지 아니면 스크리닝에 거는 화합물의 수를 제한할 수밖에 없겠지요.

더구나 이러한 라이브러리 화합물을 써서 스크리닝을 할 때 히트hit 화합물(활성을 갖는 화합물)이 발견될 확률은 0.1%도 안 된다고 합니다(100만 개의 화합물을 스크리닝하면 수백 개 정도가 발견됨). 매우 효율이 나쁘다는 이야기입니다. 그러면 돈을 좀 덜 쓰고 효율적으로 히트 화합물을 발견하는 방법은 없을까요?

이러한 필요에 따라 최근 기대를 모으고 있는 것이 컴퓨터를 이용해서 화합물을 스크리닝하는 방법입니다. 이 방법은 실제로 화합물을 사용하지 않고 컴퓨터 속에서 조립한 가상의 화합물을 사용하므로 가상검색virtual screening(VS)이라고 부릅니다. 또 모든 스크리닝을 컴퓨터로 하기 때문에 in silico 스크리닝이라고 부르기도 합니다(silico란 컴퓨터라는 뜻).

그러면 VS의 흐름을 소개하겠습니다(그림 4-9). 우선 약물과 표적 단백질의 3차원 구조를 준비합니다. 약물분자 정도로 작은 분자의 입체구조는 계산으로 쉽게 만들 수 있습니다. 한편 단백질의 3차원 구조는 보통 X선 결정구조 해석으로 결정한 것을 사용합니다.

표적 단백질의 구조를 보고 약물분자가 결합하는 부위를 지정한 다음, 그 부위에 약물 분자를 하나씩 결합시켜 갑니다. 이 조작을 컴퓨터 내에서 합니다. 결합부위의 형상과 성질, 그리고 약물 분자의 형상과 성질을 고려하여 이 둘이 가능한 한 상보적相補的이 되도록 결합 시뮬레이션을 합니다.

그림 4-9. 가상 검색(Vitrual Screening)

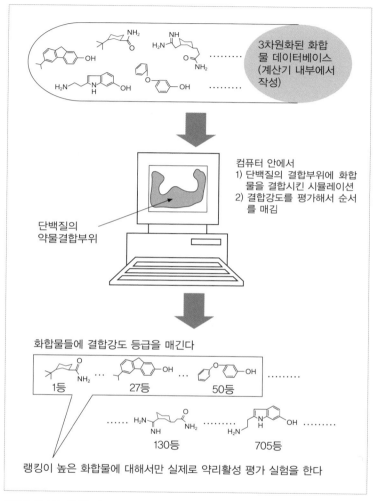

3차원화된 화합
물 데이터베이스
(계산기 내부에서
작성)

단백질의
약물결합부위

컴퓨터 안에서
1) 단백질의 결합부위에 화합
물을 결합시킨 시뮬레이션
2) 결합강도를 평가해서 순서
를 매김

화합물들에 결합강도 등급을 매긴다

1등 ··· 27등 ··· 50등 ·········

····· 130등 ········· 705등 ·········

랭킹이 높은 화합물에 대해서만 실제로 약리활성 평가 실험을 한다

컴퓨터 안에서 작성한 저분자 가상화합물의 데이터베이스로부터 한 화합물씩 단백질의 결합
부위에 결합한 모습을 시뮬레이션을 하여, 친화성(결합의 강도)의 예측치 크기에 따라 각 화합
물에 순서를 매긴다. 일반적으로 예측의 신뢰성이 낮기 때문에 결합 상태를 눈으로 보고 체크
한 다음, 좋다고 판단되는 화합물을 실제로 구하여 약리 평가를 한다.

결합 상태를 결정한 다음에는 그 화합물이 얼마나 강하게 표적 단백질과 결합하고 있는가 친화성의 강도를 판정합니다. 화합물의 친화성의 순서가 약리활성 강도의 순서와 거의 일치한다고 생각되므로, 친화성이 강하다고 판정된 약 50~100개의 화합물을 갖고 실제로 약효를 확인합니다.

이처럼 약물과 표적 단백질의 3차원 구조에 대한 정보만 주면 나머지는 모두 전용 소프트웨어가 자동으로 해석해 줍니다. VS의 장점은 무엇보다도 스크리닝에 사용되는 화합물이 실제 화합물이 아니어도 된다는 것입니다. 즉 실제로 존재하지 않는 화합물이라도 스크리닝할 수 있습니다. 만약에 VS에서 활성이 있다고 판정되면 그때 비로소 합성하면 되는 것입니다.

VS의 두 번째 장점은 스크리닝 비용입니다. VS에서는 컴퓨터의 전기료밖에 안 듭니다. 얼마 전까지는 대형 컴퓨터를 사용하지 않으면 안 되었습니다만, 요즈음엔 IT 기술의 발전이 눈부셔서 가정에 있는 개인 컴퓨터(PC)로도 할 수 있게 되었습니다.

일반에 보급되어 있는 데스크톱 PC의 전기요금은 하루 종일 써 봤자 100엔 정도에 불과합니다. 만약에 1대의 PC로 1시간에 10개의 화합물을 스크리닝할 수 있다고 치면 하루에 240개의 화합물을 처리할 수 있습니다. 따라서 1화합물당 전기 요금, 즉 스크리닝 비용은 0.5엔도 되지 않습니다. HTS에 비하여 얼마나 비용이 저렴한가를 한눈에 알 수 있을 것입니다. 사용하는 PC의 대수를 늘리면 대규모의 스크리닝도 가능합니다.

그렇다고 VS에 문제점이 없는 것은 아닙니다. 가장 큰 문제점은 계산의 정밀도와 신뢰성입니다. 계산으로 결합 상태를 예측하거나 활성을 예측하는 기술은 상당히 발달해 있지만 그래도 실측치의 10배에서 100배 정도의 오차를 포함하고 있다고 합니다. 이는 실제로는 활성을 갖고 있으나 VS에서는 활성이 없는 것으로 판정되는 경우, 반대로 활성이 없으면서 활성이 있는 것으로 판정되는 경우가 많다는 의미입니다.

그러나 HTS 항에서도 설명한 것처럼 실제의 화합물에서도 활성이 있는 비율은 약 0.1% 이하입니다. 활성이 있는 화합물을 놓치는 경우가 있더라도 대부분의 비활성 화합물을 버리게 해 주는 이 VS 방법을 사용하여 가능성 있는 활성 화합물의 수를 줄인 다음, 실제로 약효 스크리닝을 하는 편이 효율적일 수 있습니다.

사실 VS를 잘만 이용하면 실제 약리 평가를 하는 단계에서 히트가 발견될 확률이 10~수십 %로 커진다는 보고도 있습니다. 계산의 신뢰도가 높아지면 언젠가 VS가 HTS를 대신하는 날이 올지도 모릅니다.

지금 든 예는 표적 단백질의 3차원 구조를 알고 있는 경우에 대한 것이었습니다. 그러면 단백질 구조를 모르는 경우에는 VS가 불가능한가 하면 그렇지도 않습니다. 구조-활성 상관의 정보 등으로부터 활성에 필요한 화학구조의 그룹, 즉 파마코포어 pharmacophore를 알아낸 다음 같은 종류의 파마코포어를 갖는 화합물을 가상의 화합물 라이브러리로부터 찾아낼 수 있습니다 (그림 4-10).

그림 4-10. Pharmacophore에 의한 가상 검색(Virtual Screening)

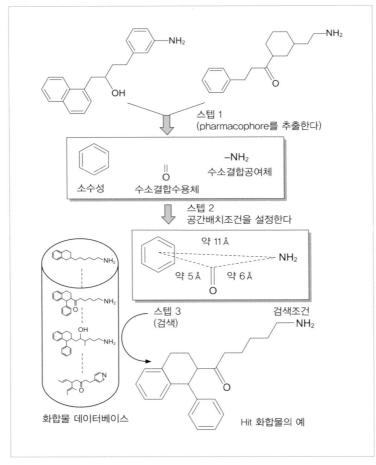

(스텝 1) 약리활성에 중요하다고 생각되는 부분 구조(pharmacophore)를 추출한다. 여기에서는 소수성 및 수소결합성인 부분 구조.

(스텝 2) 추출한 부분 구조간의 상대적인 기하 배치(거리나 각도 등)를 결정한다. 여기에서는 거리만을 정의함.

(스텝 3) 부분 구조와 그 기하 배치를 검색조건으로 하여 화합물 데이터베이스를 검색한다. 조건에 일치하는 화합물만을 선택한다.

그때 각 파마코포어 간의 상대적인 위치의 정보(파마코포어 간의 거리 등)를 알고 있으면 성공 확률이 높아집니다. 결합 시뮬레이션을 하는 것이 아니라 약물분자 측의 화학구조만으로 판단하기 때문에 계산 시간도 별로 걸리지 않습니다. 그러나 앞의 예와 비교하면 정보량이 적은 만큼 히트 화합물이 얻어질 가능성이 낮은 것이 한계입니다.

### De Novo 디자인 (우연에서 필연으로)

랜덤 스크리닝을 하든 VS를 하든 스크리닝이라고 하는 수법은 스크리닝되는 화합물 집단의 질이 좋고 나쁨에 따라 얻어지는 결과가 크게 다릅니다. 활성 화합물이 들어 있지 않은 화합물 라이브러리를 아무리 열심히 스크리닝해봐야 히트 화합물을 결코 얻을 수 없습니다. 바꾸어 말하자면 활성 화합물을 얻는 것은 우연과 행운을 기대하는 것과 마찬가지입니다.

그래서 행운에 의지하지 않고 무언가 자력으로 활성 화합물을 디자인하려고 하는 시도가 있습니다. 그중 하나가 De Novo 디자인이라고 하는 수법입니다. 약물수용체의 약물 결합부위에 강하게 결합할 가능성이 있는 분자를 하나하나 처음부터 디자인하는 방법이기 때문에, 라틴어로 "처음부터from new"라는 의미의 "De Novo"라는 말을 붙였습니다.

De Novo 디자인은 그 프로세스에 따라 크게 두 가지로 나뉩니다. 하나는 원자를 하나하나 서로 연결시켜 분자를 구축하는 방법이고, 다른 하나는 결합부위를 몇 가지 성질의 영역으로 나누어 각 영역에 안정하게 존재할 수 있는 원자단을 찾아내어 맨 마지막에 이들을 연결시키는 방법입니다. 이들은 표적 단백질의 입체구조를 이용한다고 하는 점에서 SBDD의 응용기법이라고도 할 수 있겠습니다.

먼저 원자를 서로 연결시켜 가는 방법을 소개하겠습니다(그림 4-11). 우선 약물 결합부위의 어느 한 점에 원자를 놓습니다(대개 단백질과 수소결합할 수 있는 위치를 선정함). 다음으로 표준적인 원자 간의 결합 길이와 결합 각도를 사용하여 원자를 연결시켜 가면서 가능한 한 결합부위 가운데를 메꾸어 갑니다. 보통 이렇게 만들어진 분자는 직쇄直鎖(곧은 사슬) 또는 분지分枝(가지가 달린 모습) 모양을 하고 있는 경우가 많습니다. 그러나 그래서는 유연성이 너무 높기 때문에, 적당한 위치를 환상環狀의 구조로 바꿉니다. 마지막으로 가장 안정한 에너지 구조를 하고 있는 결합상태를 계산하여 만들어진 분자구조의 타당성을 검증합니다.

다음으로 원자단을 서로 연결시키는 방법을 설명하겠습니다. 이 방법에서는 약물 결합부위의 공간적인 성질을 먼저 해석합니다. 예컨대 그림 4-12처럼 넓은 소수성 영역이 오른쪽에, 정전기적으로 마이너스인 영역이 중앙에, 그리고 수소결합을 할 수 있는 부위가 왼쪽에 있는 식으로 결합부위를 분류합니다. 그리고 분류한 각각의 공간의 모양과 성질에 맞는 적절한 원자단을 미리 준비해 놓은 것 중에서 선택하여 안정한 배치가 되도록 놓습니다. 이 예에서는 3개소에 각각 한 개씩의 원자단을 놓았습니다. 이렇게 배치한 원자단을 서로 잘 연결한 후 마지막으

그림 4-11. 원자를 연결하여 분자를 만들어 가는 과정

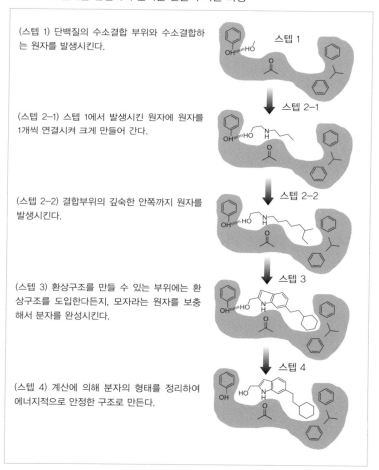

(스텝 1) 단백질의 수소결합 부위와 수소결합하는 원자를 발생시킨다.

(스텝 2-1) 스텝 1에서 발생시킨 원자에 원자를 1개씩 연결시켜 크게 만들어 간다.

(스텝 2-2) 결합부위의 깊숙한 안쪽까지 원자를 발생시킨다.

(스텝 3) 환상구조를 만들 수 있는 부위에는 환상구조를 도입한다든지, 모자라는 원자를 보충해서 분자를 완성시킨다.

(스텝 4) 계산에 의해 분자의 형태를 정리하여 에너지적으로 안정한 구조로 만든다.

로 결합상태가 가장 안정한 에너지 구조를 계산함으로써, 만들어진 분자구조의 타당성을 검증합니다.

그림 4-12. 원자단을 결합하여 분자를 만들어 가는 과정

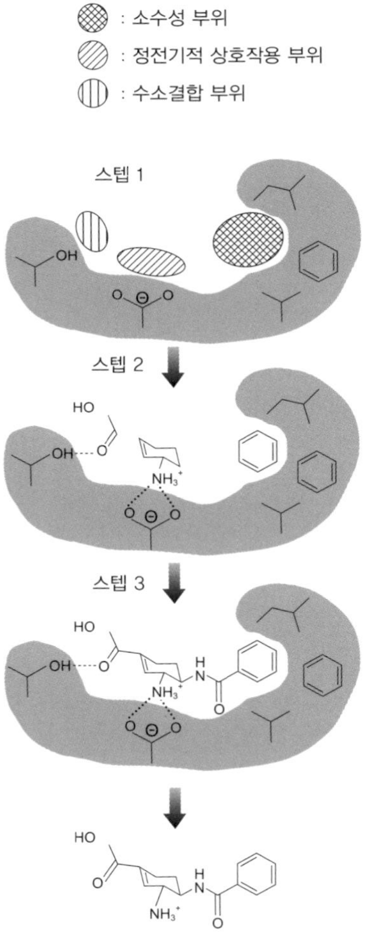

: 소수성 부위

: 정전기적 상호작용 부위

: 수소결합 부위

(스텝 1) 단백질에 있는 약물 결합 부위의 성질(소수성, 수소결합성, 정전기 환경 등)을 분석한다.

스텝 1

(스텝 2) 미리 준비해 둔 원자단의 데이터베이스로부터 각 영역의 성질에 적합한 원자단을 선발하여, 결합부위에서 안정하도록 배치한다.

스텝 2

(스텝 3) 각각의 원자단을 적절한 길이의 결합으로 연결한다. 결합 부위 내부에서 에너지적으로 불안정하지 않으면 생성 분자가 완성된 것이다.

스텝 3

생성된 분자

De Novo 디자인의 장점은 컴퓨터(soft)가 임의로 원자와 원자단을 발생시키고 연결하기 때문에 사람의 상상을 뛰어넘는 화합물이 만들어질 가능성이 높다는 것입니다.

다만 이 장점은 그대로 단점도 됩니다. 너무나 예상외의 구조가 얻어지기 때문에 화학적으로 합성할 수 없는 경우도 종종 있습니다. 아무리 새로운 구조를 제시해 준다고 해도 화학적으로 합성할 수 없다면 의미가 없습니다. 따라서 최근에는 화학 합성까지를 고려하여 분자를 구축하는 방법도 개발되고 있다고 합니다.

이상에서 De Novo 디자인의 예 두 가지를 소개하였습니다. 이들은 사람의 사고로는 상상할 수 없는 독특한 아이디어를 창출해 주는 깜짝 상자입니다. 이 상자를 잘 활용하기 위해서는 컴퓨터가 제시해 준 화합물 구조에 합성화학자나 구조화학자의 지식과 감성을 가미하여 현실적인 화합물을 설계할 필요가 있습니다.


## 5. 약을 디자인하려면 유연한 사고와
##    정열이 있어야 한다

이 장에서는 지금까지 약을 어떻게 디자인하는가를 설명하였습니다. 또 디자인의 종자가 되는 분자를 찾는 방법에 대해서도 종래의 방법으로부터 최신의 컴퓨터 소프트를 이용하는 방법에 이르기까지 다양한 방법을 소개하였습니다. 이제 약을 디자인하는 방법에 대해 조금은 감을 잡으셨는지요?

어떤 디자인 방법도 앞으로 더욱 발전되겠지요. 또 상상할 수 없을 정도로 전혀 새로운 수법이 나와 현재의 흐름을 뒤엎을지도 모르겠습니다. 지금까지는 분자의 활성을 중심으로 이야기를 끌어 왔습니다만, 실제 창약의 현장에서는 약물의 체내동태(흡수, 분포, 대사, 배설)와 독성, 또 용해도 같은 물성도 고려하면서 디자인해야 합니다.

부작용이 없는 의약품은 없다고 하지만 아무리 주작용이 강해도 독성이 심하고 체내동태가 나빠서는 환자에게 사용할 수 없습니다. 하나의 화학구조에만 집착하면 이러한 문제가 발생하였을 때 대응이 느려지기 때문에 실제 연구 개발 시에는 가능한 한 여러 개의 골격을 마련해 두는 것이 바람직합니다. 화학구조의 골격이 다르면 작용과 성질도 다를 가능성이 있기 때문입니다.

약의 디자인은 성질이 다른 다양한 질환표적 단백질을 상대해야 하기 때문에, 지금 현재 왕도王道란 없습니다. 또 의약품의 연구 개발은 도박이라고 할 정도로 불확실성이 높은 영역입니다. 이 불확실성을 뛰어넘기 위해서는 연구자의 논리적인 사고와 함께 뜨거운 정열이 필요합니다.

# 05

# 약이 왜 듣는가를 조사하다

옛날에는 경험적으로밖에 알 수 없었던 "약효가 나타나는 기전"을
지금은 분자생물학이 발전함에 따라 원리를 이해할 수 있게 되었다.
'약리학'은 효과가 더 좋고 부작용이 더 적은 약을 창조하는 데예는 물론
질병의 기전을 이해하는 데에도 중요한 역할을 하고 있다.

약학 중에 '약리학藥理學'이라는 연구영역이 있습니다. 약리학이란 화학물질(약이나 독)과 생체(몸)의 상호작용을 연구하는 학문입니다. 지금까지 약리학에서는 이미 사용되고 있는 약이나 독이 작용하는 메커니즘을 밝힌다든지, 또는 이미 작용 메커니즘을 아는 화학물질을 도구tool로 써서 우리 몸의 생리작용이나 질병의 기전을 밝혀 왔습니다.

최근에는 우리 몸의 설계도인 유전자에 대해 알게 되었고, 또 화학물질의 타깃 단백질에 관한 정보도 얻게 되었습니다. 이를 계기로 종래의 약으로는 치료할 수 없었던 질병을 치료할 수 있는 새로운 약을 창조하는 연구가 시작되었습니다. 이 장에서는 통증을 완화하기 위한 약리학적 연구 과정에서 새롭게 개척된 '이온채널 창약'이라는 분야를 소개하겠습니다.


## 1. 약의 작용점을 찾는다

약의 종류는 많습니다. 비타민제나 감기약 같은 일반약으로부터, 의사의 처방이 없으면 살 수 없는 강력한 약, 주사제에 이르기까지 그리고 무서운 각성제, 마약, 나아가 독까지도 넓은 의미에서 모두 약에 포함됩니다. 이처럼 넓은 의미에서 약이란 사람의 몸에 작용하는 화학물질 모두를 이르는 말입니다.

사람의 몸에 듣는 약은 반드시 사람의 몸을 구성하고 있는 무언가에 작용하고 있을 것입니다. 사람이 자연 속에서 우연히 발견하여 사용해 온 약과 독이 우리 몸 안에서 어떻게 작용하는가를 연구하는 학문이 약리학입니다. 좀 더 멋있게 정의하면, '화학물질(약이나 독)과 생체(몸) 간의 상호작용을 연구하는 학문'이 약리학입니다.

## 2. 몰핀 연구 사례로 본 약리학의 수법

교토대학 약학부의 약리학 교실은 오래전부터 몰핀morphine을 연구해 왔습니다. 몰핀은 양귀비 열매의 유액乳液을 굳힌 아편에서 정제한 화학물질입니다. 인류는 오래전부터 몰핀을 통증을 멈추게 하기 위해, 그리고 행복한 느낌을 얻기 위해 사용해 왔습니다. 그러나 아편은 정신적으로도 육체적으로도 의존성을 일으키는 강력한 마약입니다. 한번 아편에 손을 대면 끊을 수 없게 됩니다. 19세기 중엽 중국(청)에서는 영국이 인도에서 갖고 들어온 대량의 아편이 사람들 사이에 퍼지는 바람에 무역 적자가 생겼습니다. 결국 그것이 원인이 되어 아편전쟁이 일어났습니다. 그 정도로 아편은 사람에 대한 마약성이 강합니다.

그런데 19세기 초 독일에서 아편으로부터 유효성분인 몰핀이 발견되었습니다. 그 후 화학합성을 통해 여러 가지 몰핀 유도체가 합성되었습니다. 몰핀 유도체에 관한 연구가 진행된 것은 미국의 남북전쟁에서 많은 병사가 몰핀 의존성에 빠졌기 때문에 의존성이 적은 진통약을 찾아낼 필요가 있었기 때문이라고 합니다. 뇌로 잘 이행하기 때문에 가장 강력한 진통활성과 의존성을 갖는 것으로 알려진 헤로인heroin도 19세기 말에 화학 합성에 의해 만들어진 것입니다(그림 5-1).

그런데 몰핀과 헤로인을 화학적으로 합성할 수 있게 되었지만 그것들이 왜 통증에 듣는지 또는 왜 의존성이 있는지는 몰랐습니다. 그 약리에 대한 연구가 진전을 보인 것은 1960년대였습니다. 계기가 된 것은, 몰핀과 비슷하게 생겼지만 전혀 진통작용을 나타내지 않을 뿐만 아니라 오히려 몰핀의 작용을 없애 주는 날록손naloxone이라는 합성 길항약拮抗藥, antagonist이 발견

그림 5-1. 몰핀(morphine), 헤로인(heroin), 날록손(naloxone)의 화학구조

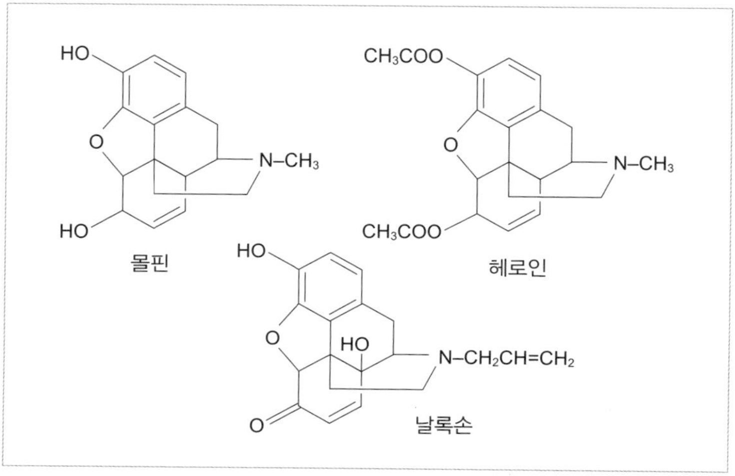

된 후부터입니다. 약리학에서는 때때로 길항약이 강력한 연구의 수단tool이 됩니다.

1970년대에 이르러 날록손이 뇌신경의 세포막에 결합한 몰핀을 치환하여 강력하게 결합함으로써 몰핀의 작용에 대항한다는 사실이 발견되었습니다. 그래서 뇌 속에 몰핀의 수용체(처음에는 아편 opium이라는 이름과 관련 있다고 해서 opiate 수용체라고 불렀습니다)가 있다는 개념이 제창되었습니다. 즉 몰핀과 날록손을 열쇠에, opiate 수용체를 자물쇠 구멍에 비유하면, 몰핀은 자물쇠 구멍에 끼울 수 있을 뿐만 아니라 자물쇠를 돌려 문을 열 수도 있지만, 날록손은 자물쇠 구멍에 끼워지기는 하지만 자물쇠를 열지는 못하는 것으로 이해할 수 있습니다(제4장 참조).


## 3. 오피오이드(Opioid) 수용체의 발견

생각해 보면 몸 안에 몰핀의 수용체가 있다는 것은 신기한 일입니다. 몰핀은 식물에서 유래한 성분인데 우리의 몸이 식물 성분이 몸 안으로 들어올 것에 대비해서 미리 그에 대한 수용체를 갖추고 있을 리가 없지 않습니까? 그래서 많은 과학자는 틀림없이 체내에 그 수용체와 결합하는 몰핀 비슷한 성분opioid이 있을 것으로 생각했습니다. opioid란 'opiate 비슷한 것'이란 의미입니다.

마침내 1975년경 내재성 opioid로 enkephalin과 endorphin

이라는 펩티드(아미노산이 수 개~수십 개 연결된 작은 단백질, 제3장 참조)가 있음이 발견되었습니다. 이것들이 바로 체내의 몰핀이라고 요란하게 보도되기도 하였습니다. 이즈음부터 opiate 수용체의 진짜 상대방 리간드(진짜 열쇠)는 내재성 opioid라고 생각하게 되었습니다. 그래서 이때부터 몸속에서 몰핀이 작용하는 수용체를 opioid 수용체라고 고쳐 부르게 되었습니다.

1990년대에 그 수용체가 실제로는 구조가 조금씩 다른 몇 가지 단백질[μ(뮤), δ(델타), κ(캅파) 등으로 이름 붙임]로 구성되어 있다는 사실을 알게 되었습니다. 또 구조가 비슷한 수용체 중에 전부터 알려져 있던 내재성 opioid가 결합하지 않는 수용체도 있다는 사실을 알게 되었고, 그 수용체에 결합하는 리간드인 nociceptin도 발견되었습니다.


## 4. 약과 유전자를 도구로 사용하여 생체와 질병의 메커니즘을 해명한다

그런데 수용체가 발견되었다고 해서 몰핀의 작용 메커니즘 전부를 알게 된 것은 아닙니다. 몰핀이 수용체에 결합하여 자물쇠를 연 뒤에는 무슨 일이 일어나는가, 그리고 그것이 최종적으로 통증이라고 하는 신경의 활동에 대해 어떻게 작용하는가를 조사할 필요가 있습니다. 그래서 앞에서 소개한 몰핀 유도체들과 단리<sup>單離, cloning</sup>한 유전자를 사용하여 다양한 레벨의 연구를 하였습니다. 몇 가지 연구를 간단히 설명하겠습니다.

### Opioid 수용체의 세포 내 메커니즘

원래 opioid 수용체를 갖고 있지 않은 세포에 opioid 수용체를 강제적으로 도입함으로써, 약이 수용체에 결합(수용체 활성화)한 다음 세포 내에서 무슨 일이 일어나는지 조사할 수 있습니다. 이런 연구를 통하여 몰핀은 opioid 수용체를 활성화한 다음 cyclic AMP라고 하는 세포 내 신호전달물질을 감소시키거나, 칼슘채널(세포 내에 $Ca^{2+}$ 이온을 불러들이는 통로)을 닫아 통증이 전달되는 것을 막거나(차단), 또는 칼륨채널을 활성화하여 신경이 흥분되는 것을 억제한다는 사실을 알았습니다.

### 몰핀의 작용 부위

흰쥐의 뇌와 척수에 아주 미량의 몰핀을 주사함으로써, 실제로 어디에 주사하였을 때 가장 강력한 진통작용이 일어나는지 조사할 수 있습니다. 또 동물의 통증반응을 조사할 수도 있고, 어떠한 물질이 신경으로부터 방출되는지도 모니터할 수 있습니다.

이러한 연구들로부터 뇌간腦幹의 중뇌수도中腦水道 주위에 있는 회백질灰白質과 거대세포망양網樣핵이라고 하는 작은 신경핵, 또는 척수후각脊髓後角 등이 몰핀의 주된 작용점인 것을 알았습니다. 이러한 부위에서 몰핀은 신경말단에 있는 칼슘채널을 억제하여, 통증을 전달하는 신경전달물질을 유리遊離시키고, 나아

그림 5-2. 몰핀의 작용과 opioid 수용체

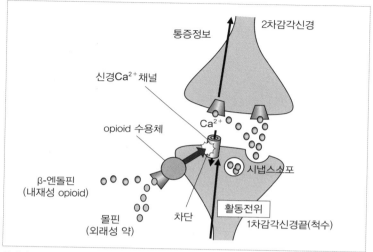

몰핀과 β-endorphin에 의해 opioid 수용체가 활성화되면 칼슘채널이 닫혀 통각정보의 전달이 차단된다.

가 통각정보의 전달을 억제한다는 사실을 알게 되었습니다(그림 5-2).

### 부작용과 의존성의 메커니즘

강한 진통작용을 보이면서도 의존성은 더 낮은, 꿈의 진통약을 개발하고자 한다면 부작용의 메커니즘을 알아야 합니다. 또 몰핀은 연속해서 복용하면 효과가 약해지는 문제를 갖고 있습니다(이를 내성耐性이라고 합니다). 나아가 몰핀은 변비를 일으킨다든지 호흡이 잘 되지 않아 숨쉬기가 괴로워지는 등의 부작용을 나타내기 때문에 실제 사용 시 주의해야 합니다.

　이런 현상들을 해명하는 데에 흰쥐와 같은 작은 실험동물을 이용한 연구가 힘을 발휘하였습니다. 지금까지 내성의 원인은 (1) opioid 수용체가 인산화되어 기능하기 어렵게 되고, 또 (2) opioid 수용체가 신호전달분자와 떨어져 버려脫共役<sub>탈공역. 脫共役</sub> 세포 내 정보전달이 잘 안 되기 때문이라는 사실을 알게 되었습니다. 또 의존성의 원인은 dopamine을 신호전달물질로 하는 뇌내보수계腦內報酬系<sub>腦內報酬系</sub>가 활성화되기 때문이라는 사실도 알게 되었습니다.

　그러나 유감스럽게도 이러한 유해현상이나 부작용(변비 또는 호흡억제)도 동일한 opioid 수용체를 통해 일어나는 작용이기 때문에 근본적으로 진통 작용과 분리할 수 없다는 사실을 알게 되었습니다. 그래서 부작용이나 의존성이 없는 강력한 opioid성 진통약이 아직까지 개발되지 못하고 있는 것입니다.


## 5. 이온채널 게놈 창약

　지금까지 몰핀과 opioid 수용체를 예로 들어 약리학 연구를 하는 방법을 소개하였습니다. 이로부터 알 수 있듯 지금까지의 약리학은 이미 존재하고 있는 약의 작용 메커니즘을 조사함과 동시에, 약을 도구로 삼아 생체와 질병의 메커니즘을 해명해 왔습니다. 그러나 현재 사용되고 있는 약 중 왜 약효를 나타내는

지 또는 왜 부작용을 일으키는지 잘 알려지지 않은 약이 의외로 많습니다. 따라서 약리학자는 지금도 이런 연구를 계속하고 있습니다.

그러나 최근에는 몸의 설계도인 유전자 정보를 이용해서 종래의 약으로는 고칠 수 없었던 질병을 치료할 수 있는 새로운 약을 창조하려는, 약리학 연구의 새로운 흐름이 시작되고 있습니다. 다음에 그 예로서 게놈 창약에 대해서 설명하겠습니다.

### 작용점에 따른 약의 분류

그러면 약의 작용점은 어디에 있는 무엇일까요? 대개는 몸속에 있는 단백질입니다. 단백질은 몸을 구성하는 주요한 성분으로 몸안에서 만들어진 아미노산이 유전자라는 설계도에 따라 연결된 것입니다. 그 종류는 적어도 수만 가지가 된다고 합니다. 우리의 몸은 60조 개의 세포로 구성되어 있는데, 그 모든 세포에는 여러 가지 단백질이 들어 있습니다. 약은 그러한 단백질과 결합하여 작용을 나타냅니다.

세포의 표면은 그림 5-3처럼 되어 있는데, 세포의 안쪽과 세포막(인지질 이중막)에는 많은 단백질이 있습니다. 약이 작용하는 단백질의 종류만 해도 다음과 같습니다.

(1) **수용체** - 원래 몸속에 있는 호르몬이나 신경전달물질 등이 작용하는 단백질. 대부분 세포의 표면에 존재한다.

(2) **효소** - 화학변화를 촉진하는 단백질. 대개 세포의 내부에

그림 5-3. 세포와 약물의 작용점

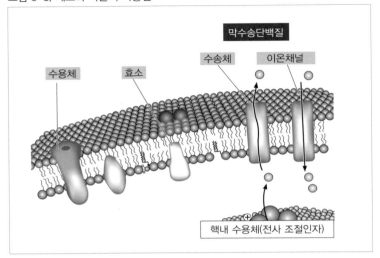

존재한다.

(3) **막수송단백질** – 세포막의 안팎에서 물질의 수송과 운반을 담당하는 단백질. 반드시 막에 존재한다. 이온채널과 수송체transporter가 이에 해당된다.

(4) **핵내 수용체** – 세포핵에 존재한다. 유전자로부터 단백질을 만들기까지의 단계를 조절한다.

그러면 수용체, 효소, 막수송단백질, 핵내 수용체에 작용하는 약은 몇 종류나 있을까요? 지금까지 사용해 온 483종류의 약을 작용점에 따라 분류한 것이 그림 5-4의 왼쪽 원 그래프입니다. 이 그림을 보면 수용체를 표적으로 삼은 약이 전체의 45%

로 가장 많고, 효소를 표적으로 삼은 약이 다음으로 약 30%입니다. 그리고 작용점이 어디인지 모르는 약도 무려 20%나 됩니다. 약리학자가 계속 도전해야 할 영역입니다. 막수송단백질과 핵내 수용체를 표적으로 삼는 약은 아직 그다지 많지 않습니다.

그러면 다음으로 사람 게놈 중에 약의 작용점이 될 것 같은 단백질은 몇 종류나 있을까요? 이 의문에 대하여 많은 추계가 나와 있습니다만, 일례를 그림 5-4의 오른쪽에 실었습니다. 그 그림에 따르면 사람 게놈 중에 약의 작용점이 될 것 같은 단백질은 6,650종류로, 수용체가 30%, 효소가 53%, 막수송단백질이 15% 정도를 차지합니다.

그림 5-4. 약의 분류

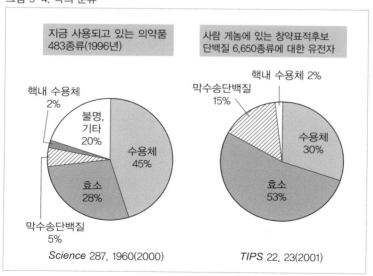

이 2개의 그래프를 비교해 보면 몸 안에 아직도 많은 약의 표적이 남아 있다는 사실과 현재 치료의 손이 닿지 않는 곳에서도 새로운 약이 창조될 가능성이 있다는 사실을 깨닫게 됩니다. 또 현재 점유율 1위인 수용체 작용 약뿐만 아니라 효소나 막수송단백질에 작용하는 약도 개발(창약)될 가능성이 매우 높아 보입니다. 이러한 창약수법을 '게놈 창약'이라고 부릅니다.

**이온채널은 가능성이 높은 창약 표적이다**

제10장에서 다루겠습니다만, '게놈 창약'은 현재 많은 대학이나 제약회사에서 도전하기 시작한 분야입니다. 필자의 연구실(생체기능해석학)에서는 막수송단백질, 특히 이온채널을 게놈 창약의 표적으로 정해 연구하기 시작하였습니다. 대학에서의 연구가 무엇에 주목하여 시작되는지를 설명할 겸, 제가 이 연구를 하는 이유를 조금 설명하겠습니다.

앞의 그림 5-4에서 보듯 막수송단백질에 작용하는 약은 전체 약의 5%에 불과합니다. 그러나 표 5-1에 정리한 것처럼 그 약들을 들여다보면 매우 재미있는 특징들이 있습니다.

이처럼 이온채널과 수송체를 표적으로 하는 약은 작용이 강력하기 때문에 실제로 많이 사용되고 있습니다. 이것이 필자가 막수송단백질을 연구의 표적으로 선택한 이유의 하나입니다.

또 하나 주목할 것은 그림 5-4가 보여주는 것처럼 막수송단백질을 표적으로 하는 약은 지금까지 전체 약의 5%밖에 안 되지만 유전자 중에 막수송단백질이 차지하는 비율은 15%나 된

표 5-1. 막수송 단백질에 작용하는 대표적인 약

| 약의 이름 | 작용, 적응증 | 작용기전 |
|---|---|---|
| lidocaine | 국소마취, 심실성부정맥 | 전위의존성 나트륨채널 저해 |
| nifedipine | 고혈압증 | L형 칼슘채널 저해 |
| tolbutamide | II형 당뇨병 | 췌장의 ATP 감수성 칼륨채널 저해 |
| nicorandil * | 협심증 | 혈관의 ATP 감수성 칼륨채널을 열어 줌 |
| furosemide | 이뇨 | 나트륨·칼륨·염소이온 공수송체 저해 |
| omeprazole | 위궤양 | 프로톤펌프 저해 |

- **리도카인** 치과에서 이를 뽑기 전에 주사로 맞는 국소마취약인데, 심실성부정맥으로 죽음의 위험에 처해 있을 경우에 특효약이기도 합니다. 나트륨채널(열리면 신경세포가 흥분되는 gate)을 저해함으로써 신경과 근육의 흥분성을 억제합니다.
- **니페디핀** 여러 가지 고혈압 약 중 세계에서 가장 많이 사용되는 약입니다. 혈관을 수축시키는 역할을 하는 L형 칼슘채널을 억제하여 혈관을 확장시킴으로써 신속히 혈압을 낮춰 줍니다.
- **톨부타미드** II형 당뇨병은 인슐린 분비 부전(不全)에 의해 일어납니다. 이 약은 인슐린을 분비하는 췌장의 랑게르한스 섬 β세포에 있는 ATP 감수성 칼륨채널을 저해하여 인슐린의 분비를 촉진하는 약입니다(ATP는 adenosine triphosphate의 약자로 생물에 있어서 에너지의 저장, 공급 및 운반을 중개하는 매우 중요한 물질).
- **니코란딜** 협심증은 심장에 산소와 영양을 공급하는 관동맥이 좁아져 가슴에 통증이 일어나는 병입니다. 이 약은 혈관에 있는 ATP 감수성 칼륨채널을 열어 세포의 흥분성을 낮추어 혈관을 확장시킵니다.
- **푸로세미드** 부종(浮腫, 붓는 병)이란 심부전과 간경변 등 다양한 원인에 의해 몸 안의 장기에 물이 고여 있는 상태를 말하는데, 심한 경우에는 생명이 위험합니다. 푸로세미드는 가장 강력한 이뇨약(利尿藥, 오줌 잘 나오게 해 주는 약)으로 유명한데, 한때는 살 빠지는 약으로 잘못 사용된 적도 있었습니다. 신장에서 나트륨 이온을 재흡수하여 소변의 양을 줄여 주는 작용을 하는 공수송체(cotrasnporter)의 활동을 저해함으로써 이뇨작용을 나타냅니다.
- **오메프라졸** 위궤양은 위산분비 과잉에 의해 일어납니다. 이 약은 위산을 분비하고 있는 프로톤펌프라고 부르는 막수송체(膜輸送體, membrane transporter)를 저해함으로써 여러 위산분비 억제약 중 가장 강하고 직접적인 작용을 나타냅니다.

다는 사실입니다. 이것은 막수송단백질 중에 표적 후보가 많이 숨겨져 있을 가능성을 시사합니다. 이것이 필자가 막수송단백질을 연구의 표적으로 삼은 두 번째 이유입니다.

다만 이와 정반대되는 견해도 있습니다. 즉 인류의 역사 중에서 우연히 발견된 약이 그림 5-4의 왼쪽 그림과 같은 분포를 보이고 있다면, 그것은 '약이 되기 쉬운 정도'를 반영하고 있을 것이므로, 막수송단백질은 '약이 되기 어려운' 표적일 것이라는 사고방식입니다. 이것이 맞는 이야기일지도 모르겠습니다.

수용체와 효소에 대한 기초연구가 발전해 온 역사에 비해 이온채널에 대한 기초연구의 역사는 아직 짧습니다. 그러므로 앞의 숫자는 연구의 역사를 반영한 것으로 보아도 좋겠다는 생각이 듭니다. 어쨌든 이온채널 연구가 아직 제대로 발전하지 못한 것은 사실이므로 이 분야에 도전할 가치는 충분히 있는 것 같습니다. 약이 되기 어렵더라도 연구를 하는 것이 아마 기업에서의 개발과 대학에서의 기초연구가 다른 점일 것입니다.

**독(毒)이나 부작용도 이온채널 때문에 나타난다**

그런데 독 중에도 이온채널을 표적으로 하는 것이 있습니다. 호흡곤란을 일으키는 복어의 독 성분인 테트로도톡신tetrodotoxin은 리도카인처럼 전위의존성 나트륨채널과 강력하게 결합함으로써 채널을 저해하여 독 작용을 일으킵니다. 리도카인과 테트로도톡신의 작용 방식은 그런 의미에서 비슷합니다.

물론 작용의 강약만으로 약 작용과 독 작용을 나누지는 않습니다. 리도카인은 빈번히 열리는(흥분성이 높다는 뜻) 나트륨채널에만 선택적으로 작용하여 유익한 약효를 나타내지만, 테트로도톡신은 모든 채널을 매우 강력하게 저해합니다. 그 결과 독성이 나타나는 것입니다. 이상적인 약이란 질병 상태에 있는 장소에만 듣는 약입니다. 그러므로 약을 창조하는 데 있어서 이러한 이온채널의 특성을 파악하는 것은 매우 중요한 일입니다.

어떤 종류의 이온채널은 약의 심각한 부작용과 관련이 있습니다. 1990년대에 항알러지 약인 터페나딘terfenadine이 만들어졌습니다. 당시는 일본에서는 화분증으로 시끄러웠던 시기였고, 또 이 약은 기존의 항히스타민약에 비하여 졸음이라는 부작용이 적었기 때문에 병원 처방을 받아 복용하는 사람이 많았습니다.

그러나 이 약은 매우 드물기는 하지만 심실성부정맥이라는 부작용을 일으키기도 하였습니다. 심한 경우에는 사망에 이른다는 사실을 알게 되자 회사는 이 약을 자진 회수하였습니다. 그래서 이 약은 곧 시장에서 사라졌습니다. 나중에 알고 보니 심장에 있는 일종의 칼륨채널이 저해되어 심각한 부작용을 일으키는 것이었습니다. 이 교훈으로부터 지금은 모든 약을 개발할 때, 그 약이 이 채널에 작용하지 않는다는 사실과 부정맥을 일으키지 않는다는 사실을 반드시 입증해야 합니다.

어쨌든 모든 이온채널이 반드시 유익한 창약으로 연결되는 것은 아닙니다. 따라서 유전자 중에서 창약의 표적으로 유망한 유전자를 선택하는 것이 가장 중요합니다. 기능이 밝혀지지 않은 이온채널은 몇 백 종류나 있을 것입니다. 이 중에서 특이적인 조직 분포성을 보이며 구조가 닮아서 어느 정도 기능을 추측할 수 있는 채널에 대한 유전자를 찾아낸 다음, 그 유전자가 발현한 채널에 대한 기능을 조사하는 것이 바람직한 순서일 것입니다. 최근에는 실험동물이나 세포에 유전자 조작 또는 유전자 변환을 일으키는 연구를 통해 채널의 기능을 해석하기도 합니다.

## 새로운 진통약의 개발 가능성

앞에서 소개한 몰핀은 아직까지도 가장 강력한 진통약으로 암성 통증이나 수술 후 통증 같은 강렬한 통증에 사용되고 있습니다. WHO세계보건기구의 권장에 따라 몰핀을 널리 사용해 본 결과 몰핀이 듣지 않는 타입의 통증도 있다는 사실을 알게 되었습니다. 이를 난치성 동통이라고 부릅니다. 대표적으로 헤르페스herpes 바이러스 감염에 의한 대상포진帶狀疱疹에 뒤따르는 통증과 당뇨병에 의한 신경장해 때문에 생긴 신경인성동통神經因性疼痛은 몰핀으로 낫지 않습니다. 이런 통증들을 치료하는 새로운 진통약을 만들 수는 없을까요?

유감스럽게도 몰핀과 opioid 수용체에 관한 연구를 해서 얻은 결론은 'opioid 수용체를 표적으로 해서는 더 이상 우수한 진통약을 창조해 내기 어렵다'는 것이었습니다. 그러나 필자 등은 몰핀을 연구하는 과정에 통증이 발생하는 메커니즘을 깊이 알게 되었습니다. 그 결과 통증에 관여하는 몇 가지 이온채널이 진통제 개발의 타깃이 될 가능성이 있다는 생각을 하게 되었습니다.

앞에서 소개한 것처럼 opioid 수용체는 칼슘채널을 억제한다든지 칼륨채널을 활성화한다든지 함으로써 통증을 억제합니다. 그렇다면 직접 칼슘채널을 저해하는 물질이나 칼륨채널을 활성화하는 물질을 새로운 진통약으로 개발할 수 있을지도 모릅니다. 이런 물질들은 몰핀과는 작용점이 다르기 때문에 병용하면 최소한 상승적인 진통 작용을 기대할 수 있을 것입니다.

리도카인처럼 나트륨채널을 저해하는 국소마취약은 궁극적인 진통약이긴 하지만 촉각(만질 때의 느낌) 같은 정상적인 감각도 없애 버립니다. 그러나 최근 신경인성동통에 특이적으로 관여하는 새로운 타입의 나트륨채널이 발견되었기 때문에 이 타입의 나트륨채널만을 선택적으로 저해할 수 있다면 새로운 진통약을 개발할 수 있을지도 모릅니다.

최근 통증뿐만 아니라, 피부 근처에 있으면서 다양한 감각을 느끼고 있는 감각기感覺器도 이온채널이라는 것을 알게 되었습니다. 우리들은 고추를 먹으면 '맵다'고 느낍니다만, 이것이 도를 지나치면 '아프다'라고 하는 감각이 됩니다. 실은 생리학에서는 맵다고 하는 감각은 미각味覺(맛 감각)이 아니라고 가르칩니다. 최근 고추의 매운 성분인 캡사이신capsaicin이 결합함으로써 신경을 흥분시키는 수용체TRPV1가 발견되었습니다. 그리고 이 수용체가 나트륨채널의 일종인 것도 알게 되었습니다. 재미있는 것은 이 채널은 사람이 뜨겁다고 느낄 정도의 열에 의해서도 열린다는 사실입니다. 즉 이 채널(수용체)은 매운 성분에 의해서도 열리고, 열에 의해서도 열립니다. 영어로 'hot'이라고 하면 '매움'과 '뜨거움'을 동시에 표현하는 단어인데, 실제로 매움과 뜨거움이 같은 감각이라는 것이 과학적으로 증명된 것이지요. 정말 재미있지 않습니까? 이러한 감각의 수용기受容器도 새로운 진통약의 작용점이 될 수 있기 때문에 많은 사람들이 열심히 연구하고 있습니다.

## 이온채널을 대상으로 창약을 시도할 때의 문제

이온채널을 타깃으로 삼아 창약을 시도하는 예로서 진통제를 들었습니다만, 다른 질환에도 이온채널과 막수송체가 관여하고 있을 가능성이 있습니다. 그래서 이온채널을 창약의 표적으로 검증하는 일이 진행되고 있습니다. 그러나 이온채널을 저해하는 물질이나 열어 주는 물질이 좋은 약이 될 것이라는 사실을 알았다고 해도 이런 약을 만드는 일은 간단하지 않습니다. 실제로 제약기업에서 게놈 창약을 시도하는 현장에서 이온채널과 같은 막수송단백질은 그다지 중요한 창약 표적으로 인식되어 있지 않습니다. 그 이유는 다음과 같은 두 가지라고 생각합니다.

첫째, 효소나 수용체에는 내인성 리간드가 존재하기 때문에 이것들을 종자 화합물(출발점)로 삼아 그 유도체나 저해약을 설계할 수 있지만, 막수송단백질에 대해서는 대개 천연의 고친화성 리간드가 존재하지 않아 이런 설계가 불가능하기 때문입니다. Capsaicin 수용체(나트륨채널의 일종)는 예외적인 경우입니다. 종자 화합물이 천연에 존재하지 않으면 이 물질을 참고로 하여 약을 만들어 온 지금까지의 수법을 적용할 수 없습니다. Random screening 방법을 사용하지 않으면 종자 화합물을 얻는 것마저 불가능할지도 모릅니다.

둘째, 효소나 수용체에서는 기질의 화학변화와 결합이 순수하게 화학적 성질에 의해 결정되기 때문에 플라스크 내의 실험과 컴퓨터 시뮬레이션으로 리간드의 생물활성을 예측하거나 고속으로 스크리닝(HTS)할 수 있지만, 막수송단백질은 물질의 막수송이 무대이기 때문에 살아 있는 세포를 사용하지 않으면 측정할 수가 없기 때문입니다. 살아 있는 세포를 사용해야 한다는 것은 스크리닝을 하기에 매우 번잡스러운 일입니다. 아무튼 이온채널 창약이 성공하기 위해서는 지금까지는 불가능했던 많은 수의 실험(스크리닝)을 하여, 천문학적인 수의 화합물 라이브러리를 만든 다음, 거기로부터 사금砂金을 찾아내는 노력을 해야 할 것 같습니다.

그렇다고 이온채널 창약은 불가능하다고 성급하게 결론을 내려서는 안 됩니다. 다음은 이온채널 창약에 사용되는 실험 기술에 대해 소개하겠습니다.

## 세포에서 막수송을 측정하는 기술

세포의 크기는 대개 수십 μm 이하이므로 현미경 없이는 볼 수도 없습니다. 그 작은 세포의 바깥쪽으로부터 안쪽으로(또는 거꾸로 안쪽으로부터 바깥쪽으로) 어떤 물질이 통과했는지 여부를 정량하기 위해서는 우선 세포가 정상적으로 '살아 있을' 필요가 있습니다. 사람은 체온인 36도 전후의 혈액이 산소와 영양소를 공급하고 있기 때문에 인공적으로 그런 상태를 만들어 세포를 살릴 필요가 있습니다. 이것이 '배양'입니다. 배양 시에는 미생물 등이 혼입되지 않도록 무균상태로 조작해야 합니다. 이것만 해도 보통 어려운 일이 아닙니다. 막수송을 측정하는 방법은 세 가지가 있습니다.

(1) 방사성 원소로 수송 대상 물질을 표지(labeling)하는 방법
(2) 광학 probe를 사용하여 대상물질의 증감을 모니터하는 방법
(3) 막수송에 따르는 전류를 측정하는 방법

최초의 방법은 수송되는 유기화합물의 골격에 있는 수소나 탄소 원자를 tritium($^3$H), 탄소 14($^{14}$C) 같은 방사성 원소로 치환한다든지, 또는 주고받기하는 이온을 방사성 원소로 도입하는 방법입니다(예, $^{22}$Na과 $^{45}$Ca 등). 이들이 세포 속으로 수송된 후에 세포를 분리하면 이동한 양을 간단히 알 수 있습니다. 이것이 가장 기본적인 방법인데 (1) 방사성 물질을 사용하는 것이 법령상으로 번거롭고, (2) 엄밀히는 세포 내 축적량밖에 알 수 없다는 결점이 있습니다.

두 번째, 광학 프로브probe라고 하는 것은 특정 이온이나 물질에 높은 친화성을 갖고 결합하여 광의 흡수파장 곡선이 변화하

는 유기화합물을 말합니다. 유명한 예로서 세포 내에서 칼슘 이온과 결합하면 형광 파장이 shift 되는 Fura-2라고 하는 화합물이 있습니다. 이 프로브가 세포 내에 있으면 세포 내의 칼슘 이온 농도가 바뀜에 따라 형광 파장의 흡수도가 변합니다. 이러한 프로브를 미리 세포에 넣어 둠으로써 세포 내의 칼슘 이온 농도를 간접적으로 알 수 있습니다. 앞의 방사성 원소의 경우와 마찬가지로 축적량밖에 알 수 없긴 하지만 HTS에 가장 적합한 방법이기 때문에 최근 가장 많이 사용되는 방법입니다.

마지막 방법은 전기생리학적 방법이라고도 하는데 신경세포 등의 흥분 현상을 전기적으로 검출하는 생리학의 기술입니다. 1980년대로부터 유전자 클로닝 기술과 전기생리학이 합쳐져 이온채널 유전자를 다른 세포에 강제적으로 발현시켜 그 움직임을 조사하는 방법이 확립되었습니다. 앞서 소개한 opioid 수용체의 세포 내 메커니즘 연구에도 이 수법이 활용되었습니다. 경시적經時的으로(시간에 따라) 이온 전류를 측정할 수 있기 때문에 가장 상세한 해석이 가능하다는 점이 장점이지만 기술적으로 어려워 상당히 숙달된 사람이 아니면 데이터를 얻을 수 없다는 것이 결점입니다.


### 전기생리학적 측정의 실제

우리들이 자주 이용하는 전기생리학적 실험을 두 가지 소개하겠습니다.

첫 번째는 아프리카 개구리 난모세포 번역계라고 하는 실험입니다. 이 방법은 1970년경 영국에서 처음으로 개발된 방법으로 이온채널 연구에 응용된 것은 1980년대가 되고 나서인데, 현재까지 다양하게 개량되어 사용되고 있습니다.

이 실험에서는 '아프리카'라고 이름 붙여진 것치고는 지나치게 더위에 약한 남아프리카 원산 개구리의 암컷 뱃속에 있는 난모세포를 사용합니다. 난모세포라고 하는 것은 감수분열減數分裂을 하기 직전의 난卵세포로 직경이 1mm 정도로 크기 때문에 하나하나의 세포를 피펫으로 쉽게 다룰 수 있습니다. 또 에너지원이 되는 난황卵黃을 갖고 있기 때문에 식염수 같은 간단한 조성의 용액 중에서도 1~2주간은 계속 살 수 있습니다.

또 이 세포는 수정과 분열에 대비하여 세포 중에 대량의 ribosome(단백질 합성장치)을 갖고 있기 때문에, 단백질 합성의 주형鑄型이 되는 mRNA를 주입하면 외래성 유전자의 정보에 따라 단백질을 생합성한 후, 막단백질의 경우에는 세포막에 삽입되는 일까지 자동적으로 일어납니다. 말하자면 유전자를 도입하는 세포로서 다루기 쉬운 성질을 갖고 있습니다.

이렇게 인공적으로 발현시킨 이온채널의 전류는 세포에 2개의 유리 전극을 꽂아 실시간으로 측정할 수 있습니다. 이 세포는 거대하기 때문에 일반적인 동물세포의 100~1,000배의 전류가 흐릅니다. 따라서 막수송체처럼 흐르는 전류가 작은(즉, 수송능력이 낮은) 수송체의 활동도 파악할 수 있습니다.

두 번째는 동물세포에 패치 클램프patch clamp라고 부르는 방법을 적용하여, 사람 세포와 같은 크기의 세포로부터 미약한 전류

그림 5-5. 패치 클램프법

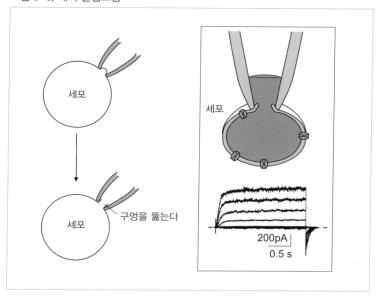

를 기록하는 방법입니다. 이 방법에서도 유리 전극을 사용합니
다. 유리 전극이란 1~2mm 정도 굵기의 유리관을 기계에 넣고
녹이면서 당겨서 가늘게 뽑은 다음 그 안에 전기가 흐를 수 있
도록 이온 용액을 채운 것입니다.

패치 클램프법의 경우에는 그 끝을 조금 통통한 모양으로 만
들어 세포의 표면에 흡착시킨(즉, 패치를 형성시킨) 후 압력 조작
으로 패치막을 찢습니다. 잘하면 한 개의 세포와 전극이 전기적
으로 일체가 되어 한 개의 세포 전체에 흐르는 전류를 기록할
수 있습니다(그림 5-5). 이 방법을 발명한 독일의 네아E. Neher 박

사와 자크만<sub>B. Sakmann</sub> 박사가 1991년 노벨 생리의학상을 받았을 정도로 이 방법은 유명한 방법입니다.

이러한 방법들은 기술적으로 어려워 수많은 화합물을 평가하는 데 사용하기는 어렵지만, 채널의 활동 특성을 정밀하게 조사하는 데에는 적합합니다. 최근에는 이러한 실험 조작 중 측정 부분을 로봇화한 기계가 개발되었습니다. 우리도 이 전기생리학적인 측정 방법을 사용하고 있습니다. 또 민간 기업과 협력하여 자동화 및 로봇화를 추진하고 있습니다. 우리의 목표는 이처럼 기술적으로 사용하기 어려운 연구 방법을 보다 쉬운 방법으로 개량함으로써 마침내 채널 창약을 가능하게 하자는 것입니다.


## 6. 이온채널 창약의 장래

이온채널 창약은 아직 성공한 사례가 없습니다. 현재까지 몇 가지 유망한 '후보'는 생겼지만 아직 시판되는 약은 없습니다. 따라서 여기에서 소개한 것은 지금부터의 이야기로 앞으로 정말 성공할지는 시간이 지나 봐야 알 수 있을 것입니다.

우리는 대학에서 '재미'로만 연구할 것이 아니라 인류와 사회의 행복에 공헌할 수 있는 연구를 하고 싶습니다. 사람이 질병이나 통증과 같은 괴로움, 또는 약의 부작용을 경험하지 않고 평안하게 살 수 있도록 과학의 힘을 빌려 문제를 해결하고 싶은 것입니다.

그리고 세금을 연구비로 쓰고 있는 이상 기업과는 무언가 다른, 두세 걸음 앞서 가는 연구를 하고 싶습니다. 창약의 대상으로서 낮은 평가를 받고 있는 이온채널이라는 표적에 대해서도 그 평가가 낮은 원인을 개선하는 등, '급하면 돌아가라'는 말처럼 꾸준히 연구를 계속해 나가면 머지않은 장래에 틀림없이 우수한 신약을 개발해 낼 수 있을 것입니다.

# 06

# 항바이러스제를 개발하다

제5장까지는 몸 안에서 일어나는 기전에 대응하는 약을 소개하였다.
이 장에서는 몸 밖에서 공격하는 대표적 병원체인
바이러스에 대항하는 약에 관한 연구를 소개한다.

과거에는 어떤 지역이나 동물 종에만 피해를 주던 감염증이 이제는 전 세계의 사람들을 습격하고 있습니다. AIDS, SARS, 조류 인플루엔자 같은 감염증들이 그렇습니다. 세계의 글로벌화와 지구의 온난화에 따라 앞으로 감염증의 위협은 계속될 것입니다. 이런 감염증들은 대개 바이러스가 원인이기 때문에 새로 나타난 바이러스에 대하여 항바이러스제를 어떻게 개발할 것인가가 지금 세계적인 과제가 되었습니다.

이 장에서는 바이러스를 '분자기계'로 보고, 이 기계를 움직이는 기전의 어디를, 그리고 기계를 구성하는 부품 중 무엇을 고장나게 하면 좋을까에 초점을 맞추어, 항바이러스제의 개발을 설명하겠습니다.


## 1. 이제 감염증은 무섭지 않다?


지금도 많은 사람의 목숨을 빼앗아 가고 있는 AIDS 후천성면역결핍증후군, 갑자기 유행하여 전 세계를 공포에 떨게 한 SARS 중증급성호흡기증후군, 그리고 매년 유행되고 있는 인플루엔자, 이와 같은 질환들은 모두 바이러스가 일으키는 감염증들입니다. 감염증에는 바이러스 외에 세균(결핵균: 결핵, 적리균: 적리 등)이나 원충(말라리아)이 일으키는 것들도 있습니다. 독자 여러분도

1년에 한 번씩은 감염증이 유행하고 있다는 뉴스를 들으실 것입니다.

현대 의학과 약학의 역사는 이러한 감염증과의 싸움의 역사라고 해도 과언이 아닙니다. 오늘날에는 백신이나 화학요법제(예: 설파제) 또는 페니실린, 스트렙토마이신과 같은 항생물질이 개발되어 있을 뿐만 아니라 위생환경도 좋아져서 감염증은 이제 극복된 것처럼 보입니다. 그럼 감염증은 정말 극복되었을까요? 혹시 '항생물질과 같은 훌륭한 약이 있기 때문에 감염증은 이제 무섭지 않다'고 착각하고 있는 것은 아닐까요? 주의해야할 것은 바이러스와 세균은 늘 약에 대한 새로운 방어 시스템을 갖추고 우리들을 다시 공격하고 있다는 사실입니다.

이 장에서는 (1) 바이러스가 일으키는 감염증, (2) 오늘날 새로 유행하거나 다시 유행하는 바이러스에 어떻게 대처할 것인가, (3) 그리고 바이러스 단백질을 표적으로 하는 약을 개발하는 방법에 대해서 간단히 소개하고자 합니다.


## 2. 바이러스는 미균(黴菌)?

미균黴菌(일본어 발음으로 바이킨)이라고 하면 여러분은 무엇을 상상하시나요? 혹시 만화에 나오는 바이킹맨 같은 나쁜 놈을 상상하시는지요. 일본의 '광廣사전'을 보면 미균이란 곰팡이나 세균과 같이 해로운 미생물을 부르는 속칭俗稱이라고 합니다.

그러면 바이러스도 다양한 질병을 일으키므로 미균이라고 할 수도 있겠습니다.

그러나 광사전의 '미생물' 정의에 따르면 바이러스는 미균이 아닙니다. 왜냐하면 바이러스는 세균 같은 생물과는 달리, 유전정보를 갖고 있는 핵산과 핵산을 둘러싸고 있는 단백질

그림 6-1. 바이러스의 개략도(HIV-1)

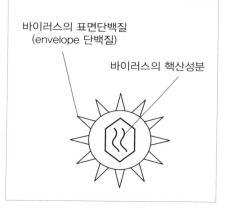

바이러스의 표면단백질
(envelope 단백질)

바이러스의 핵산성분

단백질, 핵산, 지질, 당이 규칙적으로 모여 있는 '입자'이다.

(지질과 당을 갖는 경우도 있음)로 구성되어 있는 '입자'에 불과합니다. 문자 그대로 생물과 무생물의 경계 영역에 있습니다. 따라서 바이러스를 미균(또는 미생물)이라고 부를 수 없습니다(그림 6-1).

바이러스는 핵산과 단백질로 구성된 단순한 입자이기 때문에 혼자서는 증식할 수 없습니다. 바이러스는 세포에 기생하여 (바이러스와 세균이 기생하는 세포를 숙주세포라고 함) 그 세포의 단백질 합성계와 에너지를 교묘하게 이용함으로써 비로소 증식할 수 있습니다. 그리고 이처럼 증식하는 과정에서 숙주세포에 장해를 일으킵니다.

## 3. 바이러스의 라이프 사이클

바이러스를 퇴치하기 위해서는 바이러스의 라이프 사이클을 이해할 필요가 있습니다. 우선 AIDS의 원인 바이러스인 HIV-1을 예로 들어 설명하겠습니다.

HIV-1은 레트로 바이러스retro virus라고 부르는 바이러스의 일종입니다. 레트로retro('거꾸로'란 뜻) 바이러스란 유전자인 핵산 성분으로 RNA를 갖고 있고, 그 RNA를 주형으로 하여 DNA를 합성하는 역전사逆轉寫(거꾸로 복제하는) 효소를 갖고 있는 바이러스입니다. 그림 6-2에는 레트로 바이러스가 숙주세포에 들

그림 6-2. 레트로 바이러스(대표: HIV-1)의 대략적인 라이프 사이클

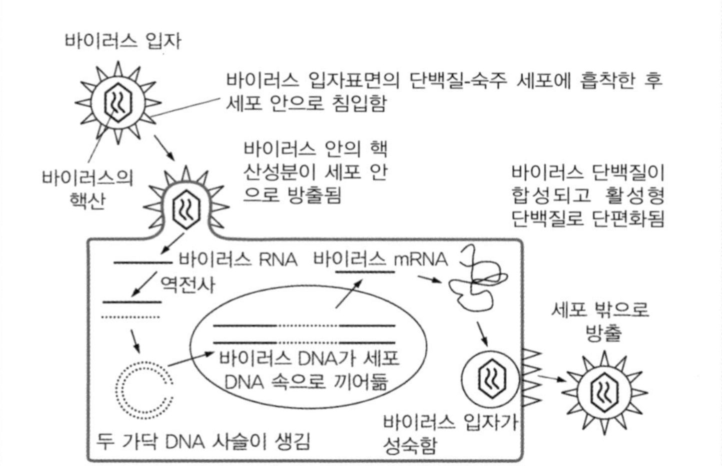

어가(감염) 증식한 다음 숙주세포로부터 나가는(방출) 과정을 간단히 그렸습니다.

바이러스가 숙주세포에 흡착, 침입한 다음 세포 내로 핵산 성분(RNA)을 방출하면 RNA는 역전사효소의 작용으로 DNA가 됩니다. 다음 이 DNA는 2가닥의 DNA로 된 다음 숙주세포의 DNA 속으로 들어갑니다. 이 상태를 프로바이러스provirus라고 해서 바이러스의 유전정보가 숙주세포의 DNA 속으로 잠입한 형태입니다.

다음으로 숙주세포가 갖고 있는 전사transcription 및 단백질 합성 시스템을 사용하여 바이러스의 단백질이 합성됩니다. 그 후 활성형 단백질로 단편화斷片化 → 바이러스 입자의 성숙 → 숙주세포로부터의 방출이라고 하는 하나의 라이프 사이클을 완결합니다. 이 과정에서 숙주세포는 파괴되고, 방출된 바이러스 입자는 새롭게 감염시킬 대상을 찾아 갑니다.

바이러스의 활동을 정지시키기 위해서는 이 라이프 사이클의 어딘가를 방해하면 좋지 않겠습니까? 어떻게 하면 좋을까요? 힌트는 라이프 사이클에 관여하고 있는 단백질 분자입니다. 자세한 것은 나중에 설명하겠습니다.


## 4. 바이러스는 어떻게 증식하는가?

바이러스는 단백질(지질과 당을 포함함)과 핵산으로 구성되어 있는 입자라고 하였습니다. 바이러스는 숙주세포에 기생해야만 증식하는 특성을 갖고 있습니다. 바이러스를 한번 생체고분자(단백질, 핵산 등)가 상호작용하여 규칙적인 구조를 하고 있는 기계(분자 기계, 분자 machinery)라고 생각해 봅시다.

단백질은 이 분자 기계의 부품이라고 생각할 수 있습니다. 그렇다면 바이러스를 퇴치한다는 것, 또는 바이러스의 작용을 멈춘다는 것은 문자 그대로 이 기계를 파괴한다는 말이 됩니다.

여러분은 어떻게 기계를 파괴(움직이지 않게 함)하십니까? 전기 등의 동력 공급을 끊거나, 부품을 파괴하면 되지 않겠습니까? 동력을 끊는다는 것은 바이러스를 세포에 감염시키지 않는다는 말입니다. 바이러스 입자는 세포 밖에 존재할 경우에는 단순한 입자에 불과하기 때문에 아무런 나쁜 짓도 하지 않습니다.

그런데 바이러스가 이미 세포 내로 침입하였다면 어떻게 하면 좋을까요? 바이러스는 숙주세포를 교묘히 이용하여 증식합니다. 바이러스는 숙주세포에게 바이러스의 단백질을 만들게 하여 자신을 복제하고 증식하려고 합니다. 따라서 바이러스 단백질의 기능을 정지시키면 좋을 것입니다.

앞에서 바이러스 입자는 세포 밖에 있을 때에는 단순한 입자라고 말했습니다만, 세포 밖에 있다고 해서 완전히 안전한 것은 아닙니다. 바이러스는 세포와 접촉하는 시점에 바이러스성 단백질을 교묘히 이용하여 세포 속으로 침입합니다. 대개 숙주세포 측의 단백질과 바이러스 측의 단백질이 상호작용하는 순간

방아쇠가 당겨져 바이러스가 세포 내로 침입합니다. 세포 밖에 있다가 세포 가까이 접근하면 상호작용을 통해 세포 내로 침입하는 것입니다.

## 5. 바이러스 단백질의 기능을 밝혀 바이러스를 퇴치하자

앞 절에서 설명한 것처럼 바이러스를 퇴치하기 위해서는 바이러스 단백질의 작용을 정지시키면 좋을 것입니다. 그렇게 하려면 우선 바이러스의 개개의 단백질이 라이프 사이클 중에서 어떠한 역할을 하고 있는지를 정확히 알아야 합니다. 즉 우선 바이러스성 단백질의 기능을 알아야 합니다. 바이러스의 라이프 사이클에 대해서는 레트로 바이러스인 HIV-1을 예로 들어 설명했습니다만, 다음 절부터는 라이프 사이클에 관여하는 단백질에 대해서 설명하겠습니다. 역시 HIV-1을 예로 들겠습니다. 그리고 이들 단백질을 표적으로 하는 항바이러스제의 개발에 대해서도 간단히 소개하겠습니다.

## 6. 바이러스(HIV–1)의 단백질을 표적으로 삼은 항바이러스제

### 바이러스(HIV–1)의 흡착 및 침입 단계 – 표적 1

HIV-1의 흡착과 침입에 관여하는 바이러스성 단백질은 바이러스의 외피外皮, envelope에 있는 gp120과 gp41입니다. 이들은 당단백질로서 gp란 glycoprotein의 약자이며 숫자는 단백질의 대체적인 분자량을 나타냅니다. (120이란 120킬로달톤 또는 12만 달톤을 의미, 달톤은 분자량의 단위.)

gp120은 세포 표면에 있는 두 가지 단백질(CD4 및 chemokine 수용체)과 상호작용을 합니다. 이 상호작용이 HIV-1이 세포로 침입하는 방아쇠가 됩니다. CD4는 면역세포에 특징적으로 존재하는 세포표면단백질입니다. 면역세포가 HIV-1에 감염되는 것은 이 CD4와 gp120 간의 상호작용 때문입니다.

다음으로 gp41의 기능을 해설하기 전에 한 번 더 HIV-1의 입자 구조를 복습해 봅시다. 바이러스가 핵산, 단백질, 지질 등으로 구성된 입자라는 것은 몇 번이나 말씀드렸습니다. 그런데 여기서 지질은 어떠한 형태로 존재하고 있을까요?

바이러스는 숙주세포 내에서 증식하여 마지막에는 숙주세포의 세포막(지질로 구성되어 있음)으로 둘러싸인 모습으로 숙주세포에서 빠져나옵니다. 따라서 바이러스 입자에는 세포막과 같은 성분의 지질막이 존재합니다.

그런데 바이러스가 세포를 만나 감염을 일으키기 위해서는 바이러스와 세포 사이의 경계가 없어진(막융합: 2개의 비눗방울이 붙어 1개가 되는 모습을 상상해 주세요) 다음, 바이러스 입자 안에 들어 있던 내용물이 세포 안으로 옮겨 가야 합니다. gp41은 바이러스와 세포가 막융합을 할 때 중심적인 역할을 하는 단백질입니다.

독자 여러분은 이러한 사실로부터 gp120이나 gp41이 항HIV-1제 개발 시 표적 단백질이 될 수 있겠다는 점을 이해하셨을 것입니다. 우선 gp120은 CD4 및 chemokine 수용체와 상호작용하여 바이러스 감염의 방아쇠가 되는 것이니까, 이 상호작용을 저해하는 화합물이라면 항바이러스제가 될 수 있을 것입니다. 실제로 연구실 레벨에서 항바이러스 활성이 매우 높은 화합물이 속속 발견되고 있기 때문에, 머지않아 치료에 사용할 수 있는 화합물도 등장할 것입니다.

사족蛇足이긴 하지만, 필자가 속해 있는 교토대학 대학원 약학연구과 약품유기제조학 연구실의 후지 노부타가藤井信孝 교수의 연구 그룹에서는 투구게(게의 일종)의 혈구에서 얻은 항균펩티드에 약한 항HIV-1 활성이 있다는 사실을 발견한 다음, 이 펩티드의 구조를 개량함으로써 항HIV-1 활성이 매우 높은 펩티드를 찾아냈습니다. 그리고 이 펩티드가 gp120과 chemokine 수용체 간의 상호작용을 저해한다는 사실을 밝혔습니다.

다음으로 gp41입니다. 이 단백질은 우선 3분자가 모인 뒤 (3량체 형성) 이 3량체가 6-helix bundle(다발) 구조라고 하는 특수한 구조로 바뀜으로써 바이러스와 세포의 막을 융합시키는 것 같습니다. 실제로 6-helix bundle 구조 형성을 방해하는 화합물이 항HIV-1 활성을 나타냅니다.

일례로서 미국의 Roche사는 아미노산 36개로 구성된 펩티드성 화합물(상품명: Fuzeon)을 항HIV-1제로 판매하고 있습니다. 이 펩티드성 화합물은 뒤에 설명할 역전사逆轉寫 효소 저해제와 protease 저해제가 듣지 않는 AIDS환자에 대해서도 효과가 있다고 합니다.

필자 등도 같은 작용기전을 갖는 펩티드를 개발하였습니다. 현재 그 개발 개념을 다른 바이러스에 대해서도 적용할 수 있는지 검토 중입니다. 이에 대해서는 바이러스와 세포 간의 막융합에 대한 상세한 메커니즘과 함께 뒤에서 설명하겠습니다. 흡착과 침입의 분자 메커니즘에 대해서는 뒤에 나오는 그림 6-5를 참고해 주십시오.


### RNA로부터 DNA로의 역전사(逆轉寫)하는 단계 - 표적 2

바이러스의 흡착 및 침입 단계(표적-1)에 작용하지 않고, HIV-1 바이러스가 감염된 숙주세포 안에서 바이러스가 복제되는 단계를 차단하는 항바이러스제도 있습니다.

레트로 바이러스인 HIV-1은 바이러스 RNA를 주형으로 DNA를 합성하는 역전사효소를 갖고 있습니다. 이 역전사효소의 작용을 방해하는 화합물들이 최초의 항HIV-1제로 개발되었습니다. 이 역전사효소 저해제로 분류되는 화합물에는 두 가지 계통이 있습니다.

(1) 하나는 nucleoside계 역전사효소 저해제입니다. 미쓰야 히로아키滿屋裕明 박사(현 구마모토 대학 교수)가 개발한 azidothy－midine(AZT)이 이 계통에 속한 최초의 항HIV-1제입니다. Thymidine은 일종의 nucleoside인데 AZT는 이 thymidine과 구조가 매우 비슷합니다. 그 때문에 nucleoside계 저해제란 이

그림 6-3. Azidothymidine(AZT)과 thymidine의 구조 차이

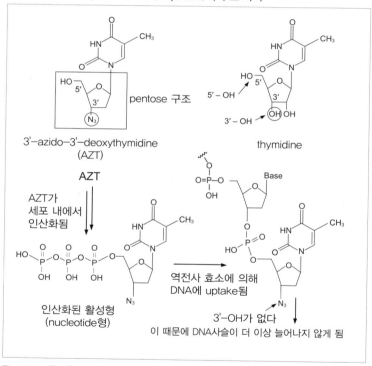

Thymidine에는 3'-OH가 있지만 AZT에는 없다. 이 때문에 AZT가 DNA 중에 들어가면(uptake 되면) 더 이상 DNA 사슬이 늘어나지 않는다.

름이 붙은 것입니다. Nucleoside계 저해제의 특징은 그림 6-3을 보면 알 수 있는 것처럼 pentose(5원환)의 3'부위에 붙어 있는 수산기-OH가 없다는 점입니다.

Nucleoside는 인산화되어 활성화되면 nucleotide가 되어 DNA와 RNA의 구성요소가 됩니다. Nucleoside계 저해제인 AZT도 구조가 매우 비슷하기 때문에 세포 내에서 인산에 의해 활성화되어 nucleotide형으로 바뀝니다(그림 6-3 왼쪽 아래).

그런데 HIV-1을 uptake한 세포 내에서는 역전사효소의 작용으로, 바이러스 RNA를 주형으로 삼아 주위의 nucleotide를 uptake 하면서 바이러스 DNA가 길어집니다. 이때 nucleotide형으로 변화한 AZT가 같이 있으면 AZT도 다른 nucleotide와 함께 uptake됩니다.

DNA 합성 시에는 일반적으로 pentose의 3'부위에 있는 수산기와 옆에 있는 nucleotide가 결합하여 DNA 사슬이 길어집니다. 그런데 nucleotide형으로 바뀐 AZT가 함께 있으면 AZT에는 3'부위에 수산기가 없기 때문에 더 이상 DNA 사슬이 길어지지 못합니다. 즉 완전한 바이러스 DNA가 합성되지 못합니다. AZT는 이런 작용을 통해 항바이러스 작용을 나타내는 것입니다.

(2) 또 하나의 계통으로는 비nucleoside계 역전사효소 저해제가 있습니다. 이것은 문자 그대로 nucleoside 구조를 하고 있지 않은 물질로, 역전사효소의 활성 중심 근방에 결합하여 효소 활성 자체를 저해하는 화합물군입니다.

## 바이러스의 2가닥 DNA가 숙주세포의 2가닥 DNA에
## 끼어들어 가는 단계 – 표적 3

앞의 역전사효소의 작용에 의해 생성된 DNA는 2가닥 DNA로 된 다음 숙주세포의 DNA에 끼어들어 갑니다. 이 단계에 인테그레이스integrase라고 하는 효소가 관여합니다. 이 효소의 입체구조와 기능 등은 아직 잘 모릅니다. 그래서 이 효소를 타깃으로 개발된 약도 아직 없습니다.

그러나 인테그레이스 자체가 원래 사람의 세포에는 없는 것이기 때문에 이 효소를 특이적으로 저해하는 물질은 항HIV-1제가 될 가능성이 높습니다. 그래서 이 기전에 따라 항HIV-1제를 개발하려는 연구도 큰 제약회사에서 추진되고 있습니다.

## 바이러스 단백질을 기능 발현형으로 변환시키는 단계
## – 표적 4

인테그레이스의 작용에 의해 바이러스가 갖고 있는 유전자가 숙주세포의 DNA 내에 끼어들어 갑니다. 세포에는 DNA의 정보에 따라 단백질을 합성하는 기구가 있기 때문에 숙주세포는 바이러스 단백질을 합성하기 시작합니다. 우선 합성되는 것은 사이즈가 큰 전구체前驅體 단백질입니다. 다음으로 이 전구체가 각 기능을 가진 단백질로 단편화斷片化, processing됩니다. 단편화되지 않으면 바이러스 단백질의 기능을 갖지 않으며, 또 입자도 형성하지 못합니다.

이 과정에 관여하는 효소는 단백질분해효소protease(그림 6-4)

의 일종으로, HIV-1 유전자 중에 그 정보가 적혀 있습니다. 많은 제약기업과 대학 연구소가 HIV-1 protease의 기능을 저해하는 화합물(protease 저해제)을 개발하려고 노력하고 있습니다. 그 결과 현재 몇 가지 화합물이 임상에서 사용되고 있습니다.

이 프로테아제 저해제는 바이러스의 부품인 바이러스 단백질의 합성을 방해함으로써 항바이러스 작용을 나타냅니다. 일본에서는 교토 약과대학의 키소 요시아키木曾良明 교수 그룹이 프로테아제 저해제의 개발을 추진하고 있습니다. 또 합리적인 분자 디자인 개념을 배경으로 하여 다른 질환을 치료하는 약도

그림 6-4. 프로테아제 저해제가 항바이러스 작용을 나타내는 기전

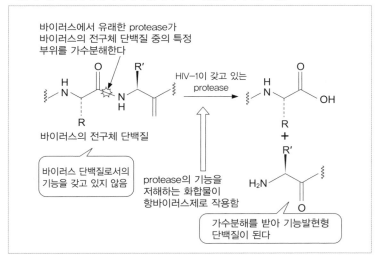

프로테아제 저해제는 기능발현형 바이러스 단백질의 생성을 저해함으로써 항바이러스 작용을 나타낸다. HIV-1 protease에 대해서는 가수분해 반응의 천이(遷移)상태를 모방한 화합물을 프로테아제 저해제로 이용하고 있다.

개발하고 있습니다. 이에 대해서는 나중에 설명하겠습니다.


## 7. 항HIV-1제를 연구 개발한 경험으로부터 무엇을 배울 수 있나?

이 장에는 '항바이러스제의 개발'이라는 제목이 붙어 있는데, 지금까지는 바이러스 중 HIV-1에 대해서만 설명하였습니다. 왜 그랬을까요? 바이러스는 생물과 무생물의 경계에 위치하는, 생체고분자가 규칙적으로 집합한 분자기계이기 때문에 기계의 부품(단백질)이 작동되지 않도록 하면 항바이러스제를 개발할 수 있을 것입니다. 바이러스가 달라도 이런 발상은 여전히 통할 것으로 생각됩니다. 그래서 대표적인 바이러스인 HIV-1를 예로 들어 설명한 것입니다. 물론 이 발상을 통해 항바이러스제를 간단히 개발할 수 있을 것이란 이야기는 아닙니다.

아무튼 항HIV-1제를 연구 개발해 본 경험을 다른 바이러스에 대한 약물 개발에도 응용할 수 있을 것입니다. 그래서 지금부터 서로 다른 바이러스 간에 닮은 점은 무엇이며, 또 닮은 점을 이용하여 약을 개발하는 방법은 무엇인가에 대해 설명하고자 합니다.

## 8. 항바이러스제 개발의 열쇠는 막융합 단계이다

HIV-1 감염의 예에서 설명한 것처럼, 바이러스 및 세포의 표면단백질 간의 상호작용이 감염의 방아쇠 역할을 하고 있다는 사실이 속속 밝혀지고 있습니다. 따라서 이 상호작용을 저해하는 화합물을 개발하면 곧 항바이러스제를 개발할 수 있을 것입니다.

그러나 말은 쉽지만 바이러스와 세포 간의 상호작용에 관여하는 분자를 찾아내는 일 자체도 아직은 쉬운 일이 아닙니다. 바이러스 측의 단백질은 그 수가 적기 때문에 상호작용에 관여하는 단백질 후보를 찾아내기가 비교적 쉽습니다. 그러나 세포의 경우에는 표면에 매우 많은 단백질이 존재하며, 또 경우에 따라서는 단백질 이외의 물질도 상호작용에 관여하기 때문에, 상호작용에 관여하는 표면단백질을 찾아내기가 어렵습니다.

한편 또 하나의 항바이러스제 개발 포인트로서 바이러스입자와 세포의 막융합 단계를 저해하는 방법을 생각해 볼 수 있습니다. 바이러스와 세포의 상호작용을 저해하는 것보다 막융합을 저해하는 것이 성공 가능성이 더 클지도 모릅니다. 바이러스는 기본적으로 막융합을 촉진시키는 단백질(fusion protein, I형 또는 II형)을 갖고 있기 때문에, 이 단백질들이 작용하지 못 하게 하면 감염을 막을 가능성이 있기 때문입니다.

I형 단백질을 갖고 있는 대표적인 바이러스로는 HIV-1, 인플루엔자 바이러스, 에볼라Ebola 바이러스, 사스 코로나 바이러

스(SARS-CoV: SARS의 원인 바이러스) 등이 있습니다. 앞에 나온 gp41은 이 I형 단백질에 속하는 것입니다.

II형 단백질을 갖는 바이러스에는 일본 뇌염 바이러스, 서(西)나일 바이러스, 황열병 바이러스 등이 있습니다. 막융합 시 II형 단백질이 어떤 기능을 하는지는 I형에 대해서보다 잘 모릅니다. 또 I형에 대해서는 단백질 기능 해석을 바탕으로 항바이러스 활성을 갖고 있는 화합물이 속속 개발되고 있으나, II형에 대해서는 아직 그러한 연구도 별로 진행된 것이 없습니다.

### 6-helix bundle 구조 형성이 바이러스와 세포 간의 막융합을 촉진한다

앞에 말한 I형 단백질이 관여하는 막융합의 메커니즘을 HIV-1을 예로 들어 그림 6-5에 나타냈습니다. 그림 6-5에 따라 설명하겠습니다.

① HIV-1의 표면에는 gp120-gp41의 복합체가 존재합니다.

② HIV-1의 표면에 있는 gp120이 숙주세포 표면에 있는 CD4와 상호작용을 하면 이것이 방아쇠 작용을 하여 연이어 막융합 등 다양한 현상이 일어납니다.

③ 다음으로 gp120과 숙주세포 표면에 있는 chemokine 수용체가 상호작용을 합니다. 또 이때쯤 gp41의 N-말단(末端)(끝) 영역이 숙주세포막에 붙습니다(단백질의 1차 구조는 사슬 모양으로 한쪽의 말단은 아미노기-$NH_2$, 다른 쪽의 말단은 카르복

그림 6-5. HIV-1의 막융합 메커니즘과 C-영역에서 유래한 펩티드가 막융합을
　　　　저해하는 기전(추정)

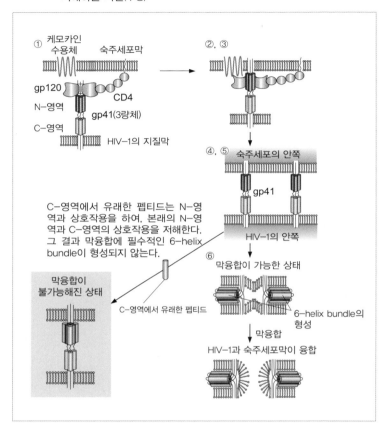

실기-COOH이므로 각각을 N-말단, C-말단이라고 부릅니다).

④ 다음으로 CD4 및 chemokine 수용체와 상호작용함으로
써 gp41의 기능을 저해하던 gp120이 gp41로부터 떨어져

나갑니다. 그 결과 gp41이 막융합에 관여할 수 있게 됩니다. 어느 시점에서 gp41이 3량체로 되는지는 잘 모릅니다.

⑤ 벌거벗은 상태에서 바이러스와 숙주세포를 연결시켜 주는 역할을 하게 된 gp41에는 N-말단 측에서 볼 때, N- 및 C-영역이라고 하는 통 모양의 구조($a$-helix 구조)를 하고 있는 영역이 있습니다. N-영역은 이 통 3개가 모인 상태(3량체)로 존재하고 있는 것 같습니다.

⑥ 다음으로 이 3가닥의 N-영역으로 구성된 다발bundle에 대하여 C-영역이 바깥쪽으로부터 마찬가지로 통 모양의 구조($a$-helix)를 만들어 상호작용합니다. 그리고 N- 및 C-영역 3가닥씩으로 구성된 6가닥의 다발6-helix bundle이 만들어집니다. 그 결과 바이러스와 세포의 지질막이 만나 융합함으로써 마침내 감염이 일어나는 것 같습니다.

이 생각이 옳다면 6-helix bundle을 만들지 못하게 하는 화합물에 항HIV-1 활성이 있을 것입니다.

실제로 gp41의 C-영역에 있는 펩티드를 인공적으로 합성하여 실험해 보았더니 바이러스의 C-영역 대신에 N-영역에 있는 3량체 부위와 상호작용하는 것이 확인되었습니다. 그러면 막융합에 필요한 6-helix bundle 구조를 만들지 못하기 때문에 항HIV-1 활성을 나타냅니다. 앞서 설명한 미국의 Roche사의 Fuzeon은 C-영역에서 유래한 펩티드입니다.

**통(筒)처럼 생긴 펩티드는 2개의 면으로 나누어 볼 수 있다**

통처럼 생긴 펩티드란 어떤 것일까요? 이것은 펩티드와 단백질의 구조단위(2차원 구조라고 함. 제3장 참조)의 하나로 펩티드의 사슬이 N-말단으로부터 C-말단을 향하여 시계 방향으로 나선상으로 늘어난 구조를 의미합니다(그림 3-4 참조). 전문적인 이야기입니다만, *a*-헬릭스 구조라고 합니다. *a*-헬릭스 구조를 갖는 펩티드(*a*-helix peptide)는 통 모양의 구조를 하고 있는데, 각 아미노산의 옆사슬은 이 통으로부터 손이 나온 것과 같은 모습을 하고 있습니다. 이때 아미노산을 7개씩 그룹화하

그림 6-6. 통같이 생긴 구조(α-helix 구조)를 하고 있는 펩티드를 N-말단 측으로부터 바라본 모식도(Helical Wheel 그림이라고 함)와 옆에서 바라본 모식도(E, K는 그림 6-7의 E, K에 해당)

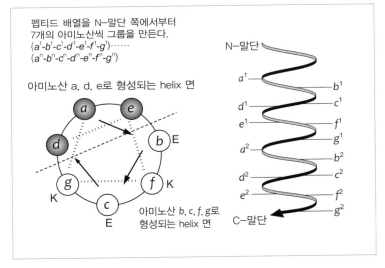

면, 그룹 안에서 a~g의 각각의 위치에 있는 아미노산은 N-말
단 측에서 보았을 때 헬릭스의 통 위에서 거의 같은 위치에 존
재하고 있습니다.

여기에서 도끼로 대나무 통을 위에서부터 2개로 쪼개는 장면
을 상상해 주십시오. 통 모양 구조의 $\alpha$-헬릭스 펩티드도 대나무
통과 마찬가지로 2개로 쪼갤 수 있습니다. 즉 $\alpha$-헬릭스 펩티드
는 옆사슬이 나와 있는 2개의 면으로 구성되어 있다고 가정할
수 있습니다. 지금 이 $\alpha$-헬릭스 펩티드를 7개의 아미노산($a$-$b$-
$c$-$d$-$e$-$f$-$g$: 알파벳은 개개의 아미노산에 해당)마다 잘라 보면, ($a$,
$d$, $e$)와 ($b$, $c$, $f$, $g$)라는 2개의 면으로 나눌 수 있습니다(그림 6-6).

## 통처럼 생긴 구조의 C-영역 펩티드도 2개의 면으로 나누어 볼 수 있다

C-영역 펩티드는 앞서 설명한 것처럼 N-영역과 상호작용하
여 6-helix bundle을 형성합니다. 6-helix bundle이 형성된 경
우 C-영역 펩티드는 N-영역과 상호작용하는 면과, 복합체의
바깥쪽에 노출되어 세포 간 조직액과 접하는 면(용매접촉면)으
로 나눌 수 있습니다.

N-영역과 상호작용하는 면에 있는 아미노산은 상호작용에
필요한 아미노산입니다. 그러면 용매접촉면에 존재하는 아미노
산은 어떤 역할을 하고 있을까요? 여기에서 중요한 것은 C-영
역 펩티드는 통 모양의 구조($\alpha$-헬릭스)를 형성해야 비로소 N-영
역과 상호작용을 한다는 점입니다. $\alpha$-헬릭스가 형성될 수 없는

조건에서는 C-영역 펩티드는 N-영역과 상호작용할 수 없다는 사실이 실험적으로 확인되었습니다.

용매접촉면에 존재하는 아미노산은 C-영역 펩티드가 $\alpha$-헬릭스 구조를 만드는 것을 돕고 있습니다. 그리고 통상구조를 만듦으로써 비로소 N-영역과 상호작용하는 면의 아미노산 옆사슬이 N-영역과 상호작용하기 쉽도록 적절한 공간 배치를 하게 됩니다. 그래서 C-영역 펩티드에 있는 C34라고 하는 34개의 아미노산으로 된 펩티드에 변화를 주어, SC35EX라고 명명한 새로운 펩티드를 디자인, 합성하여 그 펩티드의 항HIV-1 활성을

그림 6-7. C34로부터 SC35EK의 합성: 글루타민산(E)과 리신(K)의 도입

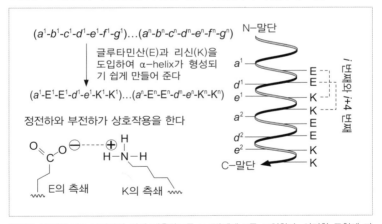

예컨대 $i$번째에 E를 도입하면 이에 대응하도록 $i$+4번째에 K를 도입한다. 이러한 규칙에 따라 $b, c, f, g$의 아미노산을 E, K로 치환하면 $\alpha$-helix를 형성하기 쉽게 된다. 거꾸로 말하면 $\alpha$-helix가 형성되기 쉽게 되었기 때문에 상호작용에 필요한 아미노산 $a, d, e$가 $\alpha$-helix의 어떤 1개의 면에 효과적으로 제시되는 것이다. 이런 생각(항HIV-1 활성을 나타내려면 반드시 $\alpha$-helix를 형성해야 함)으로 C34를 일부 치환하여 SC35EK라고 하는 펩티드를 합성하였다.

평가해 보았습니다.

막대기 모양의 $\alpha$-헬릭스 구조를 하고 있는 펩티드는 앞에서 설명한 것처럼 N-말단 측으로부터 7개의 아미노산마다 그룹화($a-b-c-d-e-f-g$)할 수 있습니다. 그리고 ($a, d, e$)의 위치에 있는 아미노산은 상호작용에 필요한 면에 존재하고, ($b, c, f, g$)에 있는 아미노산은 용매접촉면에 존재합니다.

필자 등은 상호작용에 직접 관여하는 아미노산($a, d, e$)은 그대로 두고, 용매접촉면의 아미노산($b, c, f, g$)을 $\alpha$-헬릭스의 형성을 촉진하는 아미노산으로 치환하였습니다(그림 6-7, 6-8). 구체적으로는 본래의 $a-b-c-d-e-f-g$의 배열을 $a-E-E-d-e-K-K$(E=글루타민산, K=리신, 구조는 그림 3-2 참조) 배열로 변환한 것입니다. 이렇게 함으로써 마이너스 전하를 갖는 E와 플러스 전하를 갖는 K의 정전기적 인력으로 $\alpha$-헬릭스를 형성하기 쉽게 만든 펩티드가 SC35EK입니다.

그림 6-8. C34와 SC35EK의 아미노산 배열

$a\ b\ c\ d\ e\ f\ g$
**C34**  Ac-**WMEWDRE-INNYTSL-IHSLIEE-SQNQQEK-NEQELL-NH₂**

$a$ EE$d$$e$KK
**SC35EK**  Ac-**WEEWDKK-IEEYTKK-IEELIKK-SEEQQKK-NEEELKK-NH₂**

*abcdefg*는 그림 6-6의 *abcdefg*에 해당함.

이 펩티드는 원래의 C34에 비해 약 절반 정도의 아미노산이 변화되었음에도 불구하고 천연의 C34의 약 3배의 항HIV-1 활성을 갖고 있는 것이 판명되었습니다.

**다른 바이러스에도 응용 가능할까?**

앞서 설명한 것처럼 통 모양의 구조를 취하기 쉽게 만듦으로써 막융합 저해 작용이 있는 펩티드를 만들고자 하는 발상은 I형 막융합촉진 단백질을 갖고 있는 다른 바이러스에도 통할 수 있을까요? 필자들은 가능성이 있을 것으로 생각하고 SARS의 원인 바이러스인 SARS-CoV와 인플루엔자 바이러스에 적용하는 연구를 하고 있습니다. 그 결과 아직 초보적인 단계이긴 합니다만, 항SARS-CoV 활성을 갖는 펩티드가 속속 발견되고 있습니다. 앞으로 이 방법론을 I형 단백질을 갖는 바이러스 전반에 적용할 수 있지 않을까 기대하고 있습니다.


## 9. 바이러스의 효소(단백질)를 표적으로 삼는다

바이러스는 라이프 사이클을 유지하기 위해서 자신의 유전자에 코드되어 있는 여러 가지 효소를 이용합니다. 이미 설명한 것처럼 HIV-1의 경우, 역전사효소, 인테그레이스, 프로테아제 등 몇 가지 효소를 이용하고 있습니다.

다른 바이러스에 대해서도 일반적으로 적용할 수 있는 법칙을 발견하기 위해서는, 아무 바이러스에나 다 있는 프로테아제에 대한 저해제를 연구하는 것이 좋을 것 같습니다(역전사효소나 인테그레이스에 대한 저해제 개발이 안 중요하다는 이야기는 아닙니다).

프로테아제에는 바이러스의 것이건 사람의 것이건 구분 없이 4종류가 있습니다. 4종류란 serine을 활성 중심에 갖고 있는 세린 프로테아제, 아스파라긴산 및 시스테인이 관여하는 아스파라긴산 프로테아제, 시스테인 프로테아제, 그리고 금속 원소를 활성 중심에 갖고 있는 메탈로 프로테아제metalo protease입니다. HIV-1의 프로테아제는 아스파라긴산 프로테아제에 속합니다. HIV-1의 프로테아제가 밝혀지기 전부터 많은 제약기업들은 생체 내 효소인 레닌의 저해제를 개발하는 연구를 하고 있었습니다. 레닌은 아스파라긴산 프로테아제로 그 저해제는 혈압강하제로서 주목을 받고 있었습니다. 때마침 HIV-1이 아스파라긴산 프로테아제를 갖고 있다는 사실이 밝혀져, 레닌 저해제 연구에서 얻은 지식을 한꺼번에 HIV-1 프로테아제 저해제 연구에 투입할 수 있었습니다.

또 앞에서 소개한 교토 약과대학의 키소 요시아키木曾良明 교수 그룹은 HIV-1 프로테아제 저해제 연구에서 얻은 지식을 바이러스 감염증은 아니지만 같은 아스파라긴산 프로테아제가 관여하는 질병인 말라리아와 알츠하이머 치료약의 개발에 응용하고 있습니다.

프로테아제는 바이러스뿐만 아니라 여러 종류의 생체 내 현상에 깊이 관여하고 있습니다. 그러므로 프로테아제에 대한 저해제를 연구하면 앞으로 다양한 질환에 대한 치료약을 개발하는 데 도움이 될 것입니다. 일찍이 레닌 저해제로부터 항HIV-1제 개발의 길이 열린 것처럼 앞으로 프로테아제를 키워드로 해서 다양한 약물이 개발될 가능성이 큽니다.

## 10. 새로운 감염증과 재유행 감염증이 자주 발생하는 시대를 맞이하며

세계의 글로벌화, 온난화에 의해 신흥新興 및 재흥再興 감염증이 자주 발생하는 시대가 되었습니다. '감염증은 이제 더 이상 무섭지 않다'라고 하는 말은 문자 그대로 환상에 불과하다는 사실이 속속 밝혀지고 있습니다. 실제로 완전히 박멸된 감염증은 천연두밖에 없는 것 같습니다. 그러므로 신흥 감염증이 발생하였을 때 신속히 대처할 수 있는 체제를 확립하여야 하겠습니다. 역학적 조사를 바탕으로 예방 체제를 확립하는 것이 제일 중요합니다.

바이러스 종류에 관계없이 기능 면에서 비교적 비슷하게 생긴 단백질 분자군이 바이러스 감염증을 일으킵니다. 그러므로 단백질의 기능을 분자 레벨에서 잘 이해해 두었다가 새로운 바이러스가 출현했을 때, 그 바이러스의 표적 단백질이 이미 알려져 있는 어떤 표적 단백질과 비슷한가를 빨리 판단하여, 과거에 사용했던 약물 개발 전략을 다시 사용하는 것이 좋겠습니다.

또 세균에 의한 감염증이냐, 바이러스에 의한 감염증이냐에 관계없이 약제 내성을 갖는 세균이나 바이러스가 나타나는 것이 매우 큰 문제입니다. 그래서 새로운 작용기전을 갖는 약물을 개발하는 일도 중요하지만, 앞으로 내성이 나타나지 않도록 약물을 조심해서 사용하는 방법을 개발하는 것도 매우 중요합니다.

# 07

# 알츠하이머병 치료제 개발에
# 세계가 놀라다

고생 끝에 신약을 발견하였다고 해서 그 신약을 바로
환자에게 사용할 수는 없다.
안전성과 유효성을 확인한 다음에야 비로소 환자에게 사용할 수 있다.
일본에서 알츠하이머 약을 개발한 이야기를 소개한다.

## 1. 알츠하이머병이란?

미국에서는 알츠하이머병Alzheimer's disease을 'go home disease' 라고 불렸습니다. 병원에 온 환자에게 의사가 '당신은 알츠하이머병입니다'라고 진단해도 치료할 방법이 없기 때문에 할 수 없이 '집에 돌아가세요'라고 말하기 때문에 붙여진 별명이지요. 세계의 많은 선진국은 초고령화 사회가 되어 가고 있습니다. 65세 이상의 고령자 중 5~10%가 인지증認知症(2004년부터 치매증을 인지증이라는 이름으로 바꾸었습니다)을 나타낸다고 합니다. 전 세계에 약 1,500만 명의 알츠하이머병 환자가 있다는 통계도 있습니다.

난치병 중의 난치병인 알츠하이머병의 치료약으로 등장한 것이 염산 도네페질donepezil입니다. 지금부터 염산 도네페질을 그냥 도네페질이라고 부르겠습니다.

## 2. 콜린(Choline) 가설

필자 등이 도네페질의 연구에 착수한 것은 1983년입니다. 당시는 알츠하이머병의 원인을 아직 학문적으로 알지 못하던 시기였습니다. 그래서 치료약을 개발하고자 하는 연구자가 매우 적었습니다. 필자 등이 치료약 개발에 채택한 사고방식은 콜린 가설이었습니다. 콜린 가설은 1970년대 중엽에 나온 가설입니다(그림 7-1). 데비스 등이 알츠하이머병 환자가 죽은 뒤 환자의 뇌를 연구해 본 결과, 환자의 뇌에는 choline acetyl transferase(ChAT)의 활성과 acetylcholine esterase(AChE)의 활성이 이상하게 낮아져 있었습니다. ChAT는 기억에 깊이 관여하는 신경전달물질인 아세틸콜린acetycholine을 합성하는 효소이고, AChE는 아세틸콜린을 분해하는 효소입니다.

그림 7-1. Choline 가설

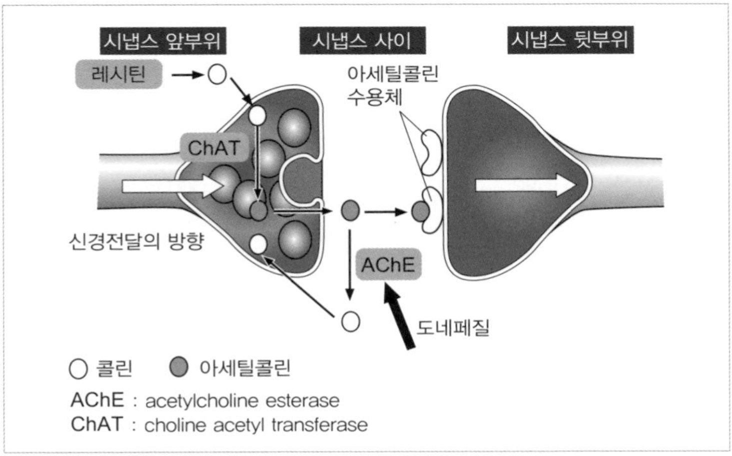

세포막 등에 풍부하게 존재하는 lecithin(phosphatidylcholine)으로부터 생성된 choline은 다시 ChAT의 작용을 받아 acetylcholine이 된다. 신경전달을 위해 synapse 간격에 방출된 acetylcholine은 AChE에 의해 choline과 acetic acid로 분해된다. Choline은 다시 synapse 앞부위로 들어가 재이용된다. Donepezil은 AChE를 저해하여 acetycholine의 농도를 높여 주는 작용을 한다.

이러한 발견으로부터 알츠하이머병 환자는 아세틸콜린에 의해 작동하는 신경세포(아세틸콜린을 뇌 전체에 골고루 퍼뜨려 기억을 유지하게 하는 신경 세포)가 무언가에 의해 장해를 받아 기억력이 나빠진 것이라는 콜린 가설이 생겼습니다. 필자 등은 아세틸콜린은 기억과 깊이 관련된 신경전달물질이므로 뇌 속의 아세틸콜린을 증가시킬 수 있다면 사람의 기억력을 개선할 수 있으리라는 이 가설에 근거하여 소규모의 임상시험을 해 본 적이 있었습니다.

이때 아세틸콜린을 증가시키는 물질로 사용한 것이 옛날부터 AChE 저해제로 알려져 있던 피소스티그민physostigmine과 타크린tacrine입니다(그림 7-2).

이 물질들은 아세틸콜린을 분해하는 효소(AChE)의 작용을 멈추게 함으로써 뇌 속의 아세틸콜린 농도를 증가시키는 것들입니다. 임상시험 결과 피소스티그민이나 타크린 모두 어느 정도 효과가 있었습니다. 그러나 각각에 문제가 있었습니다. 피소스

그림 7-2. Physostigmine(왼쪽)과 tacrine(오른쪽)

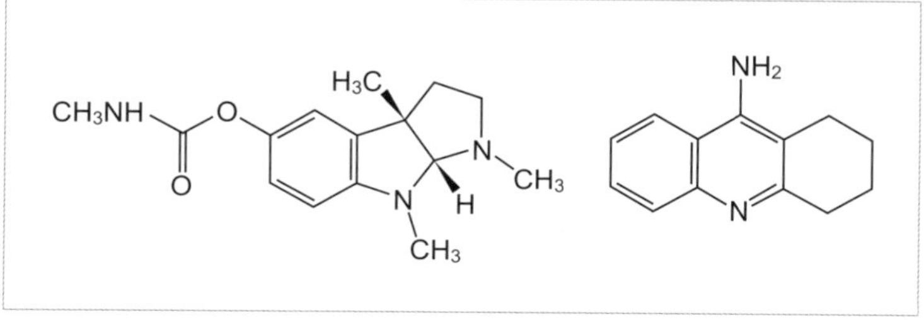

티그민은 불안정한 화합물이라 동물의 몸 안에서 쉽게 분해되어 버렸습니다. 한편 타크린은 이미 알려진 대로 심각한 간기능 장해를 일으켰습니다.

콜린 가설에 따른 창약의 방법(그림 7-1 참조)은 도네페질처럼 시냅스synapse 간격에 있는 아세틸콜린을 분해하는 효소(AChE)의 작용을 멈추게 하는 것입니다. 아세틸콜린이 분해되지 않으면 아세틸콜린은 증가합니다. 이것이 도네페질의 작용 메커니즘입니다.


## 3. 종자 화합물의 발견은 연구의 출발점

필자 등이 연구에 착수한 때에는 종자가 될 만한 화합물이 없었습니다. 종자 화합물은 약을 만드는 출발점입니다. 종자 화합물이 있으면 그 종자를 개량하여 사람의 병을 치료하는 약으로 발전시켜 나갈 수 있습니다. 무언가 의지할 종자 화합물이 없던 때였으므로 우선 타크린 유도체부터 합성하기 시작하였습니다. 타크린은 항균제를 개발하기 위해 합성된 것이었습니다만, 후에 AChE를 저해한다는 사실을 알게 되었습니다.

타크린 유도체를 합성하기는 그다지 어렵지 않았습니다만, 50개 정도 합성해 보아도 역시 독성이 너무 강해 약으로 개발할 수가 없었습니다. 그러나 우연한 기회에 그 당시 필자 등이 다른 목적으로 합성해 놓았던 화합물이 AChE 저해 작용을 갖고 있음을 발견하게 되었습니다. 그래서 이 화합물을 종자 화합물로 삼아 새로운 화합물들을 합성해 나갔습니다.

## 4. 가장 강력한 화합물을 포기하다

필자 등이 연구에 착수한 지 3년째 되던 해에 드디어 동물 모델을 사용한 실험을 통해 건망증에 효과가 있는 물질을 발견하였습니다. 시험관 레벨의 실험이었지만 그 화합물은 AChE 저해 작용이 세계에서 가장 강력한 화합물이었습니다.

이 화합물에 대하여 임상시험을 하려고 하였습니다만, 임상에 들어가기 직전에 문제가 발견되었습니다. 개를 이용한 실험에서 생체이용률bioavailability(경구투여한 약물이 실제로 생체 내에서 이용되는 비율)이 2%밖에 안 되었던 것입니다. 즉 화합물의 98%가 분해되거나, 아니면 흡수되지 않고 배설되어 버리는 것이었습니다. 이런 약을 사람에게 투여하면 약효에 큰 편차가 생기게 됩니다. 가령 흡수가 잘 되는 환자가 먹으면 50% 정도 흡수될 수도 있습니다. 이런 환자에 있어서는 혈액 중 약물 농도가 비정상적으로 높아져 큰 부작용이 나타날 수도 있습니다. 그래서 이 화합물은 임상시험에 들어가지 못했습니다.

## 5. 도네페질(Donepezil)의 발견

필자 등은 그때까지 3년에 걸쳐 700개의 화합물을 합성한 경험이 있었기 때문에 AChE 저해 작용이 강한 화합물을 만드는 방법을 잘 알고 있었습니다. 그래서 그때부터 주로 생체이용률을 높이기 위한 연구에 초점을 맞추었습니다. 그리고 체내동태(pharmacokinetics 또는 drug disposition, 약이 생체 중에서 흡수, 배설되고, 체내의 효소에 의해 분해, 대사 되는 모습)를 개선하기 위한 방법을 검토하였습니다.

재출발하고 나서 1년 후 많은 시행착오 끝에 마침내 도네페질을 발견하였습니다(그림 7-3). 도네페질의 생체이용률은 60% 이상이었습니다. 도네페질은 신규성이 높은 화학구조로 강력한 AChE 저해 작용을 나타냅니다. 동물 실험에서는 뇌 속 농도가 혈액 중 농도의 10배 가까이나 되어, 이 약이 뇌에 축적된다는 사실도 알게 되었습니다. 이러한 뛰어난 체내동태 덕분에 임상 시험 시 1일 1회 투여로 시험을 할 수 있었습니다.

그림 7-3. Donepezil(Aricept)

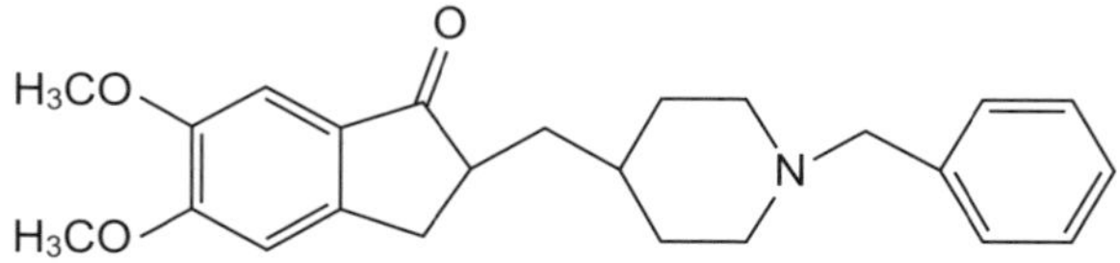

# 6. 도네페질의 약리작용

도네페질과 대조약인 피소스티그민 및 타크린에 대해 아세틸콜린에스테라제(AChE) 저해 작용을 시험관 내in vitro에서 실험한 결과가 표 7-1입니다. AChE는 중추신경이 많은 뇌에 많이 존재하고, 말초 부위(뇌 이외의 부위)에는 butyrylcholine esterase(BuChE)가 많이 존재합니다. 생체 내 물질인 콜린은 acetyl화되면 아세틸콜린이 되고, butyryl화되면 부티릴콜린이 됩니다.

기억에 관련된 물질인 아세틸콜린은 뇌에 많이 존재합니다. 이 아세틸콜린을 분해하는 것이 AChE입니다. 한편 부티릴콜린의 작용은 잘 알려져 있지 않습니다. 부티릴콜린은 말초 부위(뇌 이외의 부위)에 많이 존재합니다. 이 부티릴콜린을 분해하는 효소가 BuChE입니다. 추정에 불과합니다만, BuChE를 저해하면 말초에 부티릴콜린이 증가하여 말초 부작용이 많이 나

표 7-1. AChE와 BuChE에 대한 저해 작용

| 화합물명 | $IC_{50}$(nM) | | 비율 |
| --- | --- | --- | --- |
| | 아세틸콜린<br>에스테라제<br>(AChE) | 부티릴콜린<br>에스테라제<br>(BuChE) | (BuChE/AChE) |
| 도네페질 | 6.7±0.35 | 7400±130 | 1100 |
| 타크린 | 77±1.4 | 69±1.4 | 0.90 |
| 피소스티그민 | 0.67±0.015 | 16±0.65 | 24 |

$IC_{50}$의 값이 작을수록 저해작용이 강하다

타나리라고 생각하였습니다. 조사해 보니 도네페질은 다행히 BuChE 저해 작용이 매우 약하였습니다.

그림 7-4는 학습 장애 흰쥐모델에서 도네페질과 타크린을 비교한 결과입니다. 흰쥐의 대뇌기저부基底部, Nucleus Basalis Magnocellularis: NBM는 아세틸콜린이 관여하는 신경을 대뇌피질에 투사投射하고 있는 부위입니다. 이 부위에 이보텐 산ibotenic acid이라고 하는 신경독neurotoxin을 주입하여 대뇌기저부를 파괴하면 흰쥐의 대뇌피질 내의 아세틸콜린 함량이 낮아져서 학습 장애를 일으킵니다.

정상적인 흰쥐는 밝은 방에 놓아두면 습성에 따라 암실로 들어갑니다. 흰쥐가 암실에 들어갔을 때 탁자에 전기를 통하여 쇼크를 주면, 정상적인 쥐는 암실에 들어가면 위험하다는 것을 학습합니다(배웁니다). 그러나 대뇌기저부를 이보텐 산으로 파괴한 쥐는 학습 장애를 일으키기 때문에 다시 밝은 방에 놓으면 금방 암실로 들어가 버립니다. 암실에 가면 전기 쇼크를 받는다는 사실을 잊어버린 것이지요. 흰쥐가 암실에 들어가기까지 걸린 시간을 반응잠시反應潛時, latency 또는 반응잠복기간이라고 부릅니다.

이 반응잠시가 어떤 약에 의해 연장된다면 그 약에 기억을 개선하는 작용이 있다고 판정할 수 있습니다. 그림 7-4에서 보듯 도네페질은 0.125mg/kg의 용량으로 흰쥐에 먹였을때 반응잠시가 대조군의 값에 가깝게 늘어나는 효과가 있었습니다. 타크린은 의미 있는 효과를 나타내지 않았습니다.

그림 7-4. 학습 장애 흰쥐모델에서 도네페질과 타크린 비교 결과

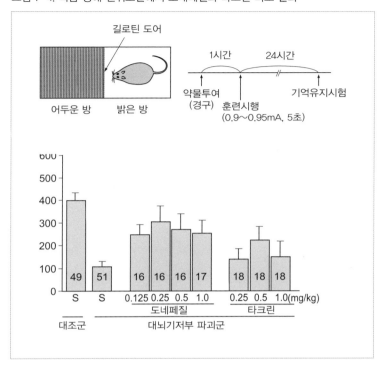

(위) 건망증 모델 쥐 만들기

흥분성 독소인 이보텐 산을 흰쥐의 양측 대뇌기저부(NBM)에 주입하여 NBM 파괴 동물을
만들었다. 밝은 방(명실) 및 암실로 구성된 수동회피 반응장치의 명실에 동물을 넣고 동물이
암실로 이동하면 길로틴 도어를 닫고, 탁자의 글릿드로부터 전기 충격(0.9∼0.95mA,
5초)을 주어 동물이 암실로 이동하지 않도록 훈련시켰다(훈련시행). 24시간 후에 동물이 그
충격을 기억하고 있는지 여부를, 동물을 명실에 넣고 나서 암실로 이동할 때까지의 시간을
지표로 하여 실험하였다(기억유지시험). 도네페질 또는 타크린은 훈련시행 1시간 전에
경구투여(먹임)하였다.

(아래) 건망증 모델 쥐에 있어서 기억 개선 작용

NBM을 파괴한 쥐의 수동적 회피반응 장해에 대한 도네페질 및 타크린의 작용. 각 칼럼 내의
숫자는 실험에 사용한 쥐의 마릿수. 대조군으로는 NBM을 파괴하지 않은 동물을 사용함.
S: 생리식염수.

## 7. 도네페질의 임상시험

임상시험은 세 단계로 나눕니다. 첫 단계는 제1상 시험입니다. 제1상 시험은 건강한 사람의 동의를 얻어 그 사람에게 약물을 투여하여 부작용이 나타나는 양상 등을 주의 깊게 관찰함으로써 어느 정도(용량)까지 약물을 투여할 수 있을까를 검토하는 시험입니다.

제1상 시험이 완결되면 제2상 시험에 들어갑니다. 제2상 시험은 비교적 적은 수의 환자의 동의를 얻어 시험하는 것인데, 도네페질의 경우 시험 항목은 인지기능 개선여부입니다. 개선작용의 지표로서는 ADAS-cog을, 전반적인 개선 작용의 지표로서는 CIBIC-plus라고 하는 프로그램을 사용합니다. 개선 효과는 점수로 표시됩니다. 대조약으로서는 placebo(가짜 약, 僞藥)를 사용합니다. 진짜 약이 가짜 약보다 인지기능을 더 많이 개선하는가 여부를 조사하는 것입니다.

이 시험에서 개선 효과가 인정되었을 때에 제3상 시험에 들어갑니다. 제3상 시험은 이중맹검시험二重盲檢試驗, double blind test이라고도 합니다. 의사도 환자도 누가 진짜 약을 복용하고 누가 가짜 약을 복용하고 있는지 전혀 알지 못하는 상황에서 제3자가 엄격하게 시험을 관리합니다. 물론 이 시험도 환자의 동의를 얻어 시행합니다.

최종적으로 제3상 시험의 결과가 시험관리자의 입회하에 공표됩니다. 그리고 통계적으로 비교하여 가짜 약과 의미 있는 차이가 난 경우에만 정부(한국의 경우 식품의약품안전청, 미국의 경우 FDA)에 이 약의 제조 및 판매 허가를 신청할 수 있습니다.

일본에서 도네페질에 대한 임상 제1상 시험은 1989년에 시작되었습니다. 임상시험을 진행하는 데 있어서 문제가 될 만한 부작용 걱정은 없었습니다. 연이어 제2상 시험과 제3상 시험을 하였습니다. 인지기능 개선 작용의 지표로서 ADAS-cog(그림 7-5)을 사용하였습니다. 제3상 시험에서는 가짜 약에 비해 확실한 개선 효과가 있음이 나타났습니다. 이 결과를 정부에 제출(신약 신청)하여 1999년 일본에서 판매할 수 있는 신약으로 승인

그림 7-5. 인지기능 개선 작용(ADAS-cog)

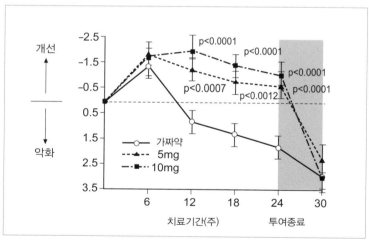

가짜 약을 투여한 경우(○), 6주째부터 인지기능이 떨어지만 도네페질을 투여하면(▲: 5mg, ■: 10mg), 이 인지기능이 덜 떨어진다. 24주째부터 가짜 약으로 바꾸면 처음부터 가짜 약을 투여한 경우(○)와 같은 수준으로 인지기능이 떨어진다.

을 받았습니다(우리는 흔히 허가받았다고 함). 임상시험을 시작한 지 무려 10년 만에 승인을 받은 것입니다.

한편 미국에서의 임상 제1상 시험은 일본보다 2년 뒤진 1991년에 시작되었습니다. 시험은 순조롭게 진행되었습니다. 제3상 시험을 해 본 결과 인지기능 개선 작용과 전반적인 개선 작용 모두가 가짜 약에 비해 뛰어남을 증명할 수 있었습니다. 그래서 일본보다 3년 빠른 1996년 3월에 미국 FDA에 신약 신청을 하여 같은 해 11월에 승인을 받았습니다. 신청으로부터 승인까지 불과 8개월밖에 걸리지 않았는데 이는 FDA로서도 이례적으로 빠른 경우였다고 합니다.

일본에서는 임상시험에 착수한 뒤 승인에 이르기까지 10년이 걸렸습니다. 한편 미국에서는 착수로부터 승인에 이르기까지 5년밖에 걸리지 않았습니다. 도대체 왜 이렇게 차이가 났을까요? 이는 나라마다 임상시험 방식에 차이가 있기 때문입니다. 또 나라에 따라 환자가 임상시험에 참가하는 데 대한 국민성의 차이도 있다고 합니다. 또 다른 큰 요인으로는 미국에는 알츠하이머 환자가 500만 명이나 있지만 일본에는 70~80만 명밖에 없다는 차이도 있습니다. 도네페질은 미국에서 사업으로도 성공하였는데 아마 미국에 알츠하이머 환자가 많기 때문이었을 것입니다.

## 8. 승인된 알츠하이머병 치료약들

FDA가 알츠하이머병 치료약으로 세계 최초로 승인한 약은 타크린(상품명: Cognex)입니다(그림 7-2 참조). 타크린은 원래는 항균제로 합성된 것이지만 그 후 acetylcholine esterase(AChE) 저해 작용이 있는 것이 알려져 알츠하이머병 치료에 쓰이게 된 약입니다. 그러나 부작용 등의 문제가 있어 현재는 거의 사용되지 않습니다.

신규 화학구조로 알츠하이머병의 치료약으로 승인, 발매된 것은 도네페질이 세계 최초입니다. 그 후 같은 메커니즘으로 알츠하이머병의 치료약으로 승인된 것으로는 피소스티그민의 구조로부터 유도된 리바스티그민rivastigmine(상품명: Exelon)과, 식물에서 추출된 알칼로이드의 일종인 갈란타민galantamine(상품명: Reminyl)이 있습니다. 갈란타민은 원래 근위축증에 사용되던 것인데, 메커니즘이 같다고 하는 점에서 알츠하이머병에도 쓸 수 있도록 허가를 받은 것입니다. 지금 미국과 유럽에서는 리바스티그민, 갈란타민, 그리고 도네페질이 알츠하이머병의 치료약으로 사용되고 있으나, 일본에서는 도네페질만 사용되고 있습니다.

최근 AChE 저해 작용이 아닌 새로운 메커니즘에 의한 치료약이 유럽 일부 국가와 미국에서 승인, 발매되고 있습니다. 메만틴memantine(상품명: Namenda)이라고 하는 일반명을 갖고 있는 약입니다(그림 7-6). 메만틴의 작용 메커니즘은 NMDA 수용체에 대한 길항작용입니다. NMDA 수용체는 글루타민산과 결합

그림 7-6. Memantine

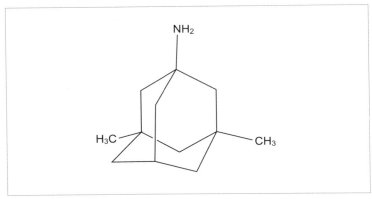

함으로써 신경독성을 나타냅니다. 이 수용체에 메만틴이 결합하면 신경세포가 죽는 것을 억제할 수 있습니다. 메만틴은 작용 메커니즘이 다르기 때문에 AChE 저해약과 병용할 수도 있습니다. 또 병용하는 것이 더 좋은 효과를 나타내는 것 같기도 합니다.


## 9. 파마드림(PharmaDream, 창약의 꿈)

도네페질은 세계 75개 이상의 나라에서 승인되었습니다. 미국에서는 150만 명 이상, 일본에서는 20만 명에 가까운 환자가 이 약의 처방을 받고 있습니다. '한 알의 정제로 세계의 수많은 환자를 치료할 수 있다'는 것이 파마드림(창약의 꿈)이자 약학자의 꿈입니다.

약의 개발은 실로 오랜 세월(약 20년)을 거친 후에야 비로소 사람들에게 도움이 됩니다. 이 긴 연구 기간에는 도네페질의 예에서 본 것처럼 산과 골짜기를 반복해서 넘어야 합니다. 더구나 최종적으로 연구의 성공여부를 알게 되는 것은 착수한 지 20년이나 지난 후, 즉 제3상 시험이 끝날 때입니다. 그러므로 창약 연구자는 인내력이 있어야 합니다. 이러한 산고産苦를 견뎌 내야만 파마드림을 실현할 수 있습니다. 그러나 이러한 고생을 하더라도 난치병으로 고생하고 있는 세상의 많은 환자들에게 치료의 빛을 줄 수만 있다면 연구자의 노력은 값진 보답을 받았다고 할 수 있을 것입니다.

# 08

# 생체방어 메커니즘을 보고
# 항균제를 창조하다
## 현대판 두꺼비 기름 이야기

항생물질은 세균이 자라는 것을 막을 목적으로 널리 쓰이는 약물이다.
그러나 많은 생물들은 자신의 힘으로 세균을 격퇴하기 위해
스스로 독특한 항균성 펩티드를 만들어 낸다.
이 '항균성 펩티드'를 가지고 신약을 만들 수는 없을까?

1987년 개구리 피부로부터 살균작용이 있는 항균성 펩티드 (작은 단백질)가 발견되었습니다. 이를 계기로 사람을 포함한 모든 동물의 몸은 병원균이 침입했을 때 자신의 몸을 지키기 위하여 항균성 펩티드를 만들어 낸다는 사실을 알게 되었습니다. 이는 생체방어(선천성 면역) 장치의 하나일 것입니다.

이들 펩티드는 현재 사회 문제가 되고 있는 MRSA methicillin-resistant staphylococcus aureus, 메티실린 내성 황색포도상구균 등 종래의 항생물질이 듣지 않는 균에도 효과를 나타냅니다. 또 생체에서 나온 물질이므로 안전성도 높을 것으로 생각됩니다. 그래서 세계의 많은 사람들이 이들을 근거로 해서 새로운 항균제를 창조하는 시도를 하고 있습니다. 이 장에서는 항균성 펩티드에 대해서 그 구조와 작용 메커니즘, 그리고 신약으로서의 개발 가능성을 설명하겠습니다.

## 1. 항균성 펩티드, 마가이닌의 발견

1980년대의 중엽, 미국 국립위생연구소NIH에 근무하는 소아과 의사 자슬로프M. Zasloff 박사는 낭포성 섬유증囊胞性 纖維症을 가진 채 태어나는 아이들을 어떻게 하면 구할 수 있을까 밤낮으로 연구하고 있었습니다. 낭포성 섬유증이란 미국과 유럽의 사람에게 많은(코커사스계 백인에서는 출생아 2,500명당 1명꼴로 증상이 나타남) 유전병으로 호흡기 감염과 소화기 장해가 반복되는 질병입니다.

그는 실험에 사용하기 위해 수조水槽, water bath에 기르고 있는 아프리카 발톱 개구리의 배를 개복하여 알을 꺼내는 수술을 한 뒤 다시 개구리를 수조에 넣는 일을 일상적으로 하고 있었습니다. 어느 날 그는 개복 부위를 소독도 하지 않았는데 수술 자리가 염증도 없이 깨끗하게 아무는 것을 보았습니다.

그래서 그는 개구리의 피부에는 세균 감염을 예방하든지 상처부위를 아물게 하는 무언가가 틀림없이 있을 것으로 생각하였습니다. 그는 실험을 되풀이하였습니다. 드디어 몇 달 뒤 항균 작용을 갖고 있는 펩티드(작은 단백질) 두 가지를 발견하여 magainin1과 2라는 이름을 붙였습니다. 1978년의 일입니다. 마가이닌이란 히브리어로 방패란 뜻인데, '병원균으로부터 생체를 지키는 방패'라는 의미이지요.

마가이닌은 척추동물로부터 최초로 발견된 항균성 펩티드입니다. 사람과 같은 고등생물에는 항원-항체 반응이라고 하는 면역 메커니즘(후천성 면역, 획득성 면역이라고도 함)이 있어서 감염증으로부터 우리 몸을 지켜 줍니다. 한 번 홍역에 걸리면 다음에는 잘 안 걸리는 것도 면역 때문이지요. 이 메커니즘을 응용한 것이 백신입니다. 마가이닌이 발견되기 전에도 곤충에 항균성 펩티드가 존재한다는 사실은 알려져 있었습니다. 그리고 그 이유로는 곤충에는 항원-항체 반응 메커니즘이 없기 때문으로 생각했습니다.

따라서 항원-항체 반응 기구를 갖고 있는 개구리로부터 마가이닌이 발견된 것은 충격이었습니다. 그래서 세계의 많은 연구자가 여러 생물로부터 항균성 펩티드를 찾아내는 연구를 하기 시작하였습니다. 그 결과 지금까지 사람을 포함한 여러 동식물로부터 500여 종이 넘는 항균성 펩티드가 발견되었습니다. 그래서 이제는 모든 생물이 생체방어 목적으로 항균성 펩티드를 만들어 내고 있다고 생각하게 되었습니다.

이것들은 주로 외부와 접촉할 가능성이 있는 피부나 기도氣道, 또는 장관 등에서 만들어집니다. 항균성 펩티드의 작용 메커니즘을 밝히기 위한 연구 및 의료에 응용하기 위한 연구도 활발하게 진행되었습니다. 문자 그대로 개구리 피부에서 시작된 항균성 펩티드가 꽃이 피고 있는 것입니다. 항균성 펩티드는 현대판 '두꺼비 기름'인 셈입니다.

필자가 대학원 석사 과정을 마치고 잠시 제약회사에서 연구원 생활을 하다가 모교의 조교로 부임한 해가 마침 마가이닌이 발견된 해였습니다. 연구자의 세계에서 박사 학위란 운전면허와 같은 것으로 학위가 없으면 아무것도 시작할 수 없습니다. 필자는 박사과정에 들어가 펩티드 전문가인 후지이 노부타카藤井信孝 교수의 지도로 마가이인 연구를 시작하였습니다. 그것이 필자가 항균성 펩티드의 세계에 깊이 빠져들게 된 계기입니다.

## 2. 다양한 미생물에 효과가 있는 항균성 펩티드

질병을 일으키는 미생물에는 세균과 진균(곰팡이), 바이러스 등이 있습니다. 세균은 석탄산겐티아나 바이올렛phenol-gentian violet 이라고 하는 색소에 반응하는가 아닌가에 따라 크게 그람음성 균과 그람양성균으로 나눕니다(그람 염색법이라고 함). 항생물질 은 그 종류에 따라 잘 듣는 균과 별로 듣지 않는 균이 있는데, 이를 그 항생물질의 항균 스펙트럼이라고 합니다. 오랫동안 사용되고 있는 유명한 항생물질을 예로 들어 설명하면, 페니실린 G는 그람양성균에, 스트렙토마이신은 그람음성균에 각각 효력이 있습니다.

한편 이 장에서 다루는 항균성 펩티드는 종래의 항생물질과는 작용기전이 전혀 다르기 때문에 대개 그람양성균, 그람음성균, 기타 진균 및 바이러스의 일부에까지 뛰어난 효과가 있습니다(이를 항균 스펙트럼이 넓다고 말합니다).

최근 항생물질을 지나치게 많이 사용하여 시판 항생물질이 듣지 않는 내성균(MRSA 등)이 나타나고, 이에 따라 병원 내 감염이 사회문제가 되고 있습니다. 항균성 펩티드는 이러한 다제내성多劑耐性, multidrug resitance: MDR에도 효과를 나타낸다는 점에서 주목을 받고 있습니다.

그러면 어느 정도의 농도에서 효과가 있을까요? 예컨대 마가이닌2의 항균력은 항균성 펩티드 중에서는 그다지 강한 편은 아닙니다만, 100L 물에 대장균 100억 개가 살아 있는 경우

작은 숟가락으로 한 숟가락 정도만 넣어도 균의 생육을 멈추게 할 수 있습니다. 강력한 항균성 펩티드의 경우에는 이의 10분의 1 정도로도 충분합니다. 이 정도면 시판되고 있는 항생물질에 대항할 수 있습니다. 일반적인 항생물질은 펩티드가 아닌 유기화합물입니다. 이 점이 항균성 펩티드와 항생물질의 큰 차이입니다.

## 3. 플러스, 마이너스로 세균을 식별한다

이제 항균성 펩티드의 화학구조를 한번 살펴봅시다. 펩티드란 20종류의 아미노산이 탈수 축합 반응을 통해 연결된 것입니다(제3, 6장 참조). 일반적으로 아미노산에는 물에 녹기 쉬운 것(친수성 아미노산)과 물에 녹기 어렵고 기름에 녹기 쉬운 것(소수성 아미노산)이 있습니다. 친수성 아미노산은 다시 전하를 갖고 있는 것(하전 아미노산)과 갖고 있지 않은 것으로 나눌 수 있습니다. 전하를 갖고 있는 것은 다시 플러스(+) 전하를 갖고 있는 것(염기성 아미노산: lysine과 arginine)과 마이너스(−) 전하를 갖고 있는 것(산성 아미노산: asparaginic acid와 glutamic acid)으로 나눕니다. 여기서 말하는 전하란 중성 pH에 있어서의 전하를 가리킵니다.

대표적인 항균성 펩티드를 표 8-1에 정리하였습니다. 이들은 대부분 아미노산 15~40개가 연결된 것입니다. 항균성 펩티드의 특징은 염기성 아미노산이 많이 포함되어 있다는 것과, 친수성 아미노산과 소수성 아미노산이 밸런스를 잘 이루고 있다는 것입니다. 밸런스를 잘 이루고 있는 성질을 양친매성兩親媒性, amphiphilic이라고 합니다. 물이라고 하는 용매에도, 기름이라고 하는 용매에도 친화성을 갖는다는 의미이지요. 양친매성이 갖는 의미에 대해서는 나중에 설명하기로 하고, 우선은 염기성의 의미에 대해서 설명하겠습니다. 항균성 펩티드에 염기성 아미노산이 많이 포함되어 있다는 것은 이 펩티드가 (+)전하를 띠고 있다는 것을 의미합니다.

표 8-1. 대표적인 항균성 펩티드

| | 펩티드 | 유래 | 아미노산 배열 |
|---|---|---|---|
| α-helix | magainin 2 | 개구리 피부 | GIGK$^+$FLHSAK$^+$K$^+$FGK$^+$AFVGE$^-$IMNS |
| | PGLa | 개구리 피부 | GMASK$^+$AGAIAGK$^+$IAK+VALK$^+$AL-NH$_2$ |
| | buforin 2 | 개구리 위 | TR$^+$SSR$^+$AGLQFPVGR$^+$VHR$^+$LLR$^+$K$^+$ |
| | cecropin P1 | 돼지 소장 | SWLSK$^+$TAK$^+$K$^+$LE$^-$NSAK$^+$K$^+$R$^+$ISE$^-$GIAIAIQGGPR$^+$ |
| | LL-37 | 사람 골수, 고환 | LLGD$^-$FFR$^+$K$^+$SK$^+$E$^-$K$^+$IGK$^+$E$^-$FK$^+$R$^+$IVQR$^+$IK$^+$D$^-$FLR$^+$NLVPR$^+$TE$^-$S |
| β-sheet | tachyplesin 1 | 투구게 혈액 | K$^+$WCFR$^+$VCY<br>H$_2$N-R$^+$CR$^+$R$^+$YCI   R$^+$G |

전하는 +, -로 표시함. 아래선은 소수성 아미노산을 나타내고, tachyplesin 1의 세로 굵은 선은 disulfide 결합(-S-S-)을 나타냄. 알파벳은 각각 아미노산을 나타냄. 표기법에 대해서는 그림 3-2를 참조할 것. α-helix, β-sheet에 대해서는 각각 그림 3-4, 3-5를 참조할 것.

항균성 펩티드는 생물의 세포 안에서 만들어집니다. 마가이닌2는 아프리카 발톱 개구리의 표피 세포가 만들어 냅니다. 그리고 당연한 이야기이지만 항균성 펩티드는 세균의 세포는 공격하지만 자신을 만들고 있는 생물(숙주)의 세포는 공격하지 않습니다. 숙주의 세포까지 공격하면 독성 물질이 되어 버리기 때문입니다.

그러면 항균성 펩티드는 어떻게 세균과 자기 자신(숙주)을 구별할까요? 지금까지 설명한 것처럼 항균성 펩티드는 다양한 세균에 효과를 나타냅니다. 따라서 항균성 펩티드는 숙주에는 없으나 많은 세균에 공통으로 존재하는 '무언가'를 알아채고 있음에 틀림없습니다. 그 '무언가'는 아마 세균세포의 표면에 있을 것으로 예상됩니다.

그림 8-1에 세균세포와 포유동물 세포의 표면구조를 그림으로 나타냈습니다. 세균이건 포유동물이건 그 세포 표면은 지질과 단백질로 구성된 껍질(세포막)로 포장되어 있습니다만, 세포막만으로는 역학적으로 강도가 부족합니다. 이 부족한 강도를 보충하기 위한 방법에 '무언가'가 숨겨져 있는 것입니다.

그람음성균에서는 외막外膜(바깥막)이라고 하는 또 한 장의 껍질이 있어, 세포를 보강하고 있습니다. 외막 표면은 리포다당lipopolysaccharide이라는 물질로 덮여 있습니다. 이것은 매우 위험한 물질로 혈액 중에 들어가면 발열과 쇼크사를 일으키기 때문에 내독소內毒素, endotoxin라는 별명으로도 불립니다. 그람양성균에서는 펩티도글리칸peptidoglycan층이라고 불리는 두꺼운 세포벽

그림 8-1. 세균세포와 포유동물 세포의 표면 구조

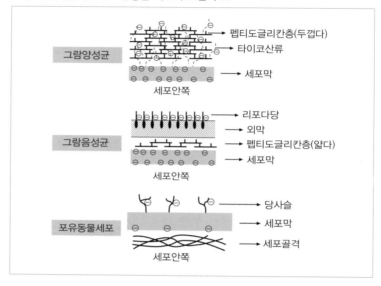

이 외막의 역할을 대신하고 있습니다.

따라서 그람음성균과 그람양성균은 그 가장 바깥층이 화학적으로 전혀 다릅니다. 그러나 전하를 많이 띠고 있다는 점에서는 그람음성균과 그람양성균이 같습니다. 리포다당에는 인산기가, 펩티도글리칸에는 타이코산teichoic acid이 많아 (-)전하를 만듭니다. 또 세포막 자체의 지질에도 phosphatidylglycerol과 cardiolipin이라고 하는 (-)전하를 갖는 성분이 많이 들어 있습니다.

한편 적혈구 등과 같은 포유동물의 세포는 세포막의 안쪽에 세포골격이라고 하는 망목(그물눈) 구조가 역학적인 보강 작용을 합니다. 그래서 세포막은 바깥쪽으로 노출되게 됩니다. 막의 표면에 돌출되어 있는 당 사슬이 약간의 (-)전하를 띠기는 하지만, (-)전하를 띤 대부분의 성분은 세포 안쪽 막의 뒤쪽에 숨겨져 있습니다.

그럼 혹시 눈치채셨나요? (+)전하를 많이 갖고 있는 항균성 펩티드는 플러스-마이너스의 인력을 사용하여 세균(표면이 마이너스 전하)과 숙주(표면의 마이너스 전하가 약함)를 구별해 내고 있는 것입니다. 필자 등은 1995년에 이런 생각을 발표하였는데, 지금까지 세계의 많은 연구자들이 이 생각을 받아들이고 있습니다.


## 4. 막에 구멍을 뚫어 주는 펩티드


그러면 전기적 특성의 차이로부터 숙주세포와 세균세포를 구별해 낸 항균성 펩티드는 그 다음 어떻게 세균세포에 살균력을 나타내는 것일까요? 자슬로프 박사는 짚신벌레에 마가이닌 용액을 떨어뜨려 보았습니다. 그랬더니 금방 짚신벌레가 부풀더니 마침내 파열되었습니다. 이것은 세포막에 구멍이 뚫려 물이 세포 안으로 흘러 들어갔기 때문입니다.

그 후 필자 등을 포함한 세계의 많은 연구자가 이 막에 구멍을 뚫는 메커니즘을 연구하였습니다. 연구를 시작한 지 9년 후

그림 8-2. 생체막의 기본 구조

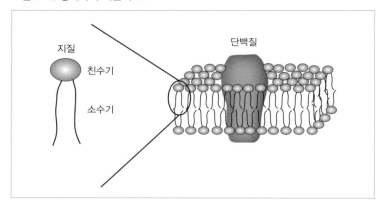

인 1996년 필자 등은 마침내 지금까지 보지 못했던 새로운 메커니즘을 발견하였습니다. 이 이야기를 하기 전에 막의 기본 구조에 대해서 자세히 설명하겠습니다.

생체의 막의 구조는 기본적으로 지질 2분자막 중에 단백질이 여기저기에 박혀 있는 모습입니다(그림 8-2). 마치 버섯(지질) 숲 속에 감자(단백질)가 박혀 있는 모습입니다.

막을 구성하고 있는 지질은 물에 풀리기 쉬운 부분(친수기-버섯의 삿갓부위)과 물에 풀리기 어렵고 기름에 풀리기 쉬운 부분(소수기-버섯의 줄기)으로 되어 있습니다. 대개 지질 1개에 친수기 1개와 소수기(가늘고 긴 사슬 모양) 2개가 붙어 있습니다. 이런 지질들이 소수기끼리 서로 마주 보고 모이면 지질 2분자막이 만들어집니다. 그러면 막의 표면과 뒷면은 친수성이 되므로 세포

그림 8-3. Helix 구조를 하고 있는 마가이닌2의 분자 모델(왼쪽) 및 아미노산 옆사슬을 제외하고 본 골격(오른쪽)

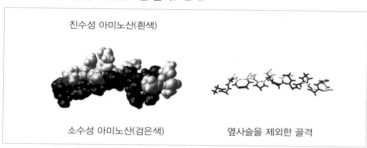

친수성 아미노산(흰색)

소수성 아미노산(검은색)

옆사슬을 제외한 골격

안팎의 물과 잘 섞입니다.

이 지질막의 두께는 5nm 정도로 매우 얇습니다. 눈치가 빠르신 분은 양친매성兩親媒性인 항균성 펩티드와 역시 양친매성인 막구조 간에 무슨 일이 일어나지 않을까 생각하실 것입니다. 맞습니다. 예상하신 대로 항균성 펩티드가 양친매성인 것은 양친매성인 막에 잘 결합하기 위해서입니다.

그러나 표 8-1에서 예컨대 마가이닌2를 보면 양친매성이긴 하지만 지질을 구성하고 있는 분자와는 구조가 많이 다름을 알수 있습니다. 마가이닌2의 구조를 보면 친수성 아미노산끼리, 또는 소수성 아미노산끼리 모여 있지 않고, 소수성 아미노산 3~4개가 연속된 덩어리와 친수성 아미노산이 교대로 연결되어 있습니다. 이것은 펩티드가 α-헬릭스라고 하는 나사 모양(나선螺線 구조)의 구조로 바뀔 때에, 한쪽에는 친수성 아미노산, 반대쪽에는 소수성 아미노산이 모이기 때문입니다. 그래서 α-헬릭

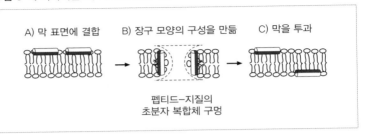

그림 8-4. 마가이닌2와 막과의 상호작용

A) 막 표면에 결합    B) 장구 모양의 구성을 만듦    C) 막을 투과

펩티드–지질의
초분자 복합체 구멍

흰색이 친수성 부분. 검은색이 소수성 부분

스를 양친매성 헬릭스라고도 부릅니다(그림 8-3, 제6장도 참조).

본론으로 돌아가 마가이닌이 세균의 세포막에 구멍을 뚫는 메커니즘을 설명하겠습니다. 마가이닌은 물속에서는 특별한 구조를 하고 있지 않고 흔들흔들하고 있습니다. 그러다가 (-)로 전기를 띤 세균의 막과 만나면 양친매성 헬릭스 구조로 바뀌어 막 표면에 가로 누운 모습으로 결합합니다(그림 8-4A).

이때 마가이닌 헬릭스의 친수성 면은 지질의 친수기와, 헬릭스의 소수성 면은 지질의 소수기와 각각 상호작용을 잘할 수 있습니다. 물과 기름은 섞이지 않으므로 친수성 부분끼리, 또 소수성 부분끼리 각각 상호작용하는 것이 편하기 때문입니다.

이 마가이닌 헬릭스의 굵기는 1nm 정도이므로 마가이닌이 막에 결합하면 막의 표면 부근만이 눌리고 넓혀지게 됩니다(버섯 숲의 윗부분에 담배를 수평으로 눌러 끼워 넣은 모습). 마가이닌 분자가 여러 개 결합하면 여기저기에서 이러한 막의 변형이 일어나 막은 불안정해집니다.

어느 한계에 도달하면 그때까지 막표면에 가로누워 있던 마가이닌 헬릭스 몇 개가 동시에 방향을 바꾸어 막에 수직 방향으로 섭니다. 이때 마가이닌과 지질의 사이에는 플러스-마이너스에 의한 강한 인력이 작용하고 있기 때문에 마가이닌 헬릭스는 주변의 지질을 껴안은 채 막에 대해 수직으로 섭니다.

그 결과 그림 8-4B에 보인 것처럼 막에 장구 모양의 구멍(직경 2~3nm)을 뚫게 됩니다. 이때 헬릭스와 지질의 친수성 부분은 물로 채워진 구멍의 안쪽을 향하고 있음에 주의하시기 바랍니다. 우리들은 이 구멍을 펩티드-지질 초분자 복합체 구멍pore이라고 이름 붙였습니다.

그때까지는 헬릭스 몇 개가 다발이 되어 막에 대하여 수직의 통 모양의 구멍을 여는 것으로 알려져 있었습니다. 그러므로 지질성분도 구멍을 만드는 데 기여한다고 하는 필자 등의 모델은 참신한 것이었습니다. 그래서 당시에는 이 모델을 국제학회 등에서 발표해도 잘 받아들여 주지 않았습니다. 필자 등이 이 모델을 논문으로 발표한 지 불과 몇 달 후에 미국 텍사스 대학의 한 교수도 다른 실험방법을 통해 필자 등과 같은 모델을 발표하였습니다. 간발의 차이로 필자 등이 1등으로 발표한 셈입니다.

그런데 이러한 구멍이 열리는 경우, 세포 내의 다양한 물질이 새어 나오기 때문에 세포는 살아갈 수 없습니다. 또 구멍의 구조를 잘 보면 이 구멍이 생김으로 해서 세포막 안팎의 지질이 연결되어 있음을 알 수 있습니다. 세포에 있어서 안과 밖의 구별은 중요한 것입니다. 예컨대 지질의 종류도 세포막의 바깥쪽과 안쪽이 전혀 다릅니다. 그러나 마가이닌에 의해 막에 여기저기 구멍이 생기면 지질은 막 안에서 자유롭게 움직여 막의 바깥쪽과 안쪽의 지질이 섞여 버립니다. 그러면 세균은 죽습니다. 이것이 마가이닌이 세균을 죽게 만드는 한 원인입니다.

우리는 또 하나 새로운 것을 발견하였습니다. 이 구멍은 불안정하기 때문에 곧 파괴됩니다. 파괴될 때에 마가이닌은 원래의 자기, 즉 막의 바깥쪽으로 되돌아갈 뿐만 아니라 막의 안쪽으로도 이동합니다. 그 결과 마가이닌이 막을 투과하게 되는 것입니다(그림 8-4C). 그때까지는 전하를 많이 띤 펩티드가 막을 통과하지는 못할 것으로 생각해 왔기 때문에 이 발견도 주목을 받았습니다.


## 5. 2개의 펩티드의 조합, 극적인 효과를 낳다

아프리카 발톱 개구리는 올챙이로부터 개구리로 바뀌는 시기에만 마가이닌과 PGLa라고 하는 펩티드(아미노산 21개로 구성됨)를 만들어 냅니다(표 8-1 참조). 그런데 신기하게도 이 2개의 펩티드를 섞으면 항균력이 몇 배나 증가하여 100L 물속에 들어 있는 대장균 100억 개를 작은 숟가락 8분의 1 정도의 펩티드로 죽일 수 있습니다(이를 보고 마가이닌과 PGLa 간에는 "상승효과"가 있다고 말합니다).

이 현상은 이미 1989년경에 알려져 있었습니다만, 그 메커니즘은 알지 못했습니다. 필자는 1995년에 미국 필라델피아의 자슬로프 박사를 방문하였습니다. 그때 그는 이 흥미로운 현상의 메커니즘을 꼭 규명하고 싶다고 하면서 필자에게 합성한 PGLa 분말 100mg을 가져가라고 하였습니다. 당시(현재도 그렇지만) 합성 펩티드는 매우 비싸서 100mg이면 100만 엔 이상의 가치가 나가는 것이었습니다. 필자는 귀국하자마자 연구에 착수하였습니다.

우선 마가이닌2와 PGLa를 여러 비율로 섞어서 항균력과 막에 구멍을 뚫는 성질을 조사하였더니 꼭 1:1로 섞었을 때 효력이 가장 커지는 것을 알았습니다. 그래서 마가이닌2가 PGLa와 1:1의 복합체를 만드는 것은 아닐까 추정하였습니다.

몇 년간 연구한 끝에 마가이닌2와 PGLa는 둘 다 막에 결합하여 $\alpha$-헬릭스 구조를 취한 다음, 양 헬릭스가 N-말단끼리, C-말단끼리 옆으로 나란히 늘어서는 형태로 1:1의 복합체를 만들며, 이 복합체가 높은 활성을 나타내는 것을 알았습니다. 특히 헬릭스의 C-말단 측 절반이 강하게 상호작용하고 있는 것 같았습니다.

이 복합체를 사용하면 좋은 약이 만들어지지 않을까 생각할 수 있겠지만 세상 일이 그렇게 간단하지만은 않습니다. 이 복합체는 세균을 죽이는 힘도 강력하지만 독성도 강하였습니다. 왜 올챙이가 개구리로 바뀌는 시기에 이런 복합체가 만들어지는지 지금도 의문입니다.

## 6. DNA를 표적으로 삼는 항균성 펩티드

마가이닌을 발견한 후 잠시 동안은 항균성 펩티드는 모두 세포막에 작용하는 것인 줄 알았습니다. 그러나 2000년 한국의 김창선 교수는 아시아 두꺼비의 위로부터 얻은 부포린2buforin2라고 하는 펩티드는 막에 구멍을 뚫지 않고 막을 통과하여 세포 내로 진입하여 DNA와 결합한다고 보고하였습니다.

세포 내의 단백질은 모두 DNA의 정보에 따라 합성됩니다. 그러므로 DNA에 부포린2가 더덕더덕 들러붙어 버리면 단백질의 합성이 방해되어 균은 살아갈 수 없게 됩니다.

부포린2는 아미노산 21개로 된 펩티드로 6개의 플러스 전하를 갖고 있으며, 막에서 역시 양친매성의 헬릭스 모양이 됩니다(표 8-1, 그림 8-5). DNA에는 (-)의 인산기가 많아서 전기적인 힘으로 부포린2와 결합할 수 있습니다. 마가이닌의 전하는 (+) 3개 정도밖에 안 되는 탓인지 DNA와는 별로 강하게 결합하

그림 8-5. Buforin 2와 tachyplesin 1의 골격

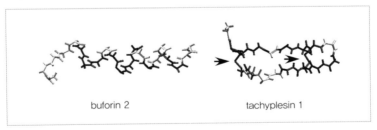

buforin 2              tachyplesin 1

화살표는 disulfide 결합을 가리킴

지 않습니다.

그러면 왜 부포린2는 막에 구멍을 뚫지 않고도 막을 통과해 들어갈 수 있을까요? 많은 연구자는 무언가 특별한 장치가 있음에 틀림없다고 생각하였습니다. 그러나 필자 등은 2004년 말 부포린2도 마가이닌과 같은 메커니즘(그림 8-4)으로 막을 통과한다는 사실을 발표하였습니다.

막에 구멍이 뚫렸는지 안 뚫렸는지는 구멍이 얼마나 안정하느냐에 달렸습니다. 즉 구멍이 안정해서 일정 시간 열려 있으면 세포의 알맹이가 새어 나오기 때문에 그것을 검출해서 구멍이 뚫렸다고 말할 수 있습니다. 그러나 구멍이 매우 불안정해서 극히 한순간만 열리고 곧 닫힌다면 구멍이 열린다는 사실 자체를 입증하기 어렵습니다. 구멍이 뚫린다는 주장과 안 뚫린다는 주장의 차이는 단지 구멍의 안정성의 차이일 뿐이었습니다.

구멍에는 좁은 공간에 펩티드 분자 몇 개가 밀집해 있습니다. 그래서 부포린2처럼 (+)전하를 많이 가진 펩티드의 경우, 구멍과 부포린2 전하 간의 전기적 반발력이 커진 결과 구멍이 매우 불안정해지는 것입니다.

최근에는 부포린2 외에도 막에 구멍을 뚫지 않고 세균을 죽이는 항균성 펩티드가 많이 발견되었습니다. 그러나 이러한 항균성 펩티드가 세균을 식별하고 표적(세균의 DNA 등)과 상호작용하는 데 있어서 전기적인 힘이 작용하고 있다는 사실에는 변함이 없습니다.

## 7. 막과 DNA 모두를 표적으로 삼는 욕심쟁이 항균성 펩티드 타키플레신1

당시 규슈 대학 교수이던 이와미즈岩水貞昭 박사 등은 살아 있는 화석의 대표인 투구게(가부토 게)의 혈액으로부터 타키플레신1tachyplesin 1(표 8-1과 그림 8-5)이라고 하는 항균성 펩티드를 발견하였습니다. 참고로 이 게의 혈액에 들어 있는 어떤 단백질은 3절에서 설명한 endotoxin의 검출에도 널리 사용되고 있습니다.

그런데 이 타키플레신1은 지금까지 나온 펩티드와는 조금 다른 구조를 하고 있습니다. 이 펩티드는 아미노산 17개로 구성되어 있는데 cysteine이라고 하는 아미노산이 4개 들어 있습니다. Cysteine 분자 2개는 sulfhydryl기-SH가 산화되어 저희들끼리 disulfide 결합-S-S-을 만들지만, 타키플레신1의 경우 4개의 cysteine이 한 분자 내에서 2개의 disulfide 결합을 한 결과 ring(환상) 구조를 이룹니다(표 8-1 참조). 또 지금까지 설명했던 펩티드가 $\alpha$-헬릭스 구조를 하고 있는 것과는 달리 $\beta$-시트라고 하는 구조를 하고 있습니다(그림 8-5 참조). 이때 분자의 길이는 거의 막을 관통할 수 있을 정도로 길어집니다.

이 펩티드는 역시 마가이닌과 마찬가지로 구멍을 뚫지만, 그뿐 아니라 DNA와도 강하게 결합합니다. 그 결과 항균력도 매우 높습니다. 말하자면 마가이닌과 부포린의 장점만 따온 욕심쟁이 항균 펩티드입니다. 이 물질의 항균 작용에는 disulfide 결합이 중요합니다. 이 결합을 환원해서 결합을 잘라 버리면 항균력이 훨씬 낮아집니다. 그 이유는 잘 모르겠지만, 그림 8-5에서처럼 막을 관통할 수 있는 컴팩트한 구조가 아닌, 늘어진 구조가 되기 때문이 아닌가 생각됩니다.


## 8. 항균성 펩티드를 항균제로 개발하자

항균성 펩티드로부터 항균제를 만들 때에 극복하지 않으면 안 되는 문제가 몇 가지 있습니다. 우선 화학합성을 할 경우 비용이 많이 든다는 것입니다. 단백질과 펩티드를 싸게 만들기 위해서는 유전자를 조작한 대장균을 이용하는 것이 일반적입니다만, 항균성 펩티드의 경우, 목적물(항균성 펩티드)을 만들어 내면 대장균이 죽어 버리기 때문에 대장균을 그대로는 이용할 수 없습니다.

그래서 (+)전하를 갖는 항균성 펩티드와, 그것을 상쇄해줄 (-)전하를 갖는 펩티드를 연결시켜 줌으로써 대장균이 죽는 것을 막는 방법이 고안되었습니다. 그렇게 연결된 펩티드를 대장균으로부터 추출한 후에는 목적으로 한 항균 펩티드만을 절단하여 추출하면 됩니다. 그 외에 유전자를 담배 잎에 도입하여 재배한 다음, 수확한 잎에서 목적물(항균 펩티드)을 정제하는 방법, 또 유전자를 도입한 소로부터 얻은 우유에서 추출하는 방법 등도 이미 상당한 수준에 도달해 있습니다.

항균성 펩티드로부터 항균제를 만들 때의 또 다른 문제점은 이 약은 바르는 약이나 소독약으로는 적합하지만 주사약으로는 적합하지 않다는 것입니다. 항균성 펩티드가 피부 등에서 만들어지는 점을 생각하면 바르는 약으로 적합하다는 점은 이해가 갑니다. 항균성 펩티드가 주사약으로 적합하지 않은 이유는 혈중에 투여하면 독성이 나타나기 때문입니다. 그 이유는 아직 잘 알려지지 않았습니다. 그러나 항균력은 그대로 놓아두고 독성만을 줄여 주는 연구가 수행되고 있기 때문에 머지않아 주사 투여도 가능해지리라 생각합니다.

다제내성MDR균에 의한 병원 내 감염은 지금도 큰 사회 문제가 되어 있습니다. 미국과 캐나다, 그리고 프랑스 등의 몇몇 벤처 기업이 새로운 펩티드성 항균제를 개발하려고 노력하고 있습니다. 임상시험에 들어가 있는 펩티드도 몇 개 있으므로 의료 현장에서 쓸 수 있는 날도 그리 멀지 않을 것 같습니다.

이들 펩티드 중에는 이 장의 제일 첫 부분에서 언급한 낭포성 섬유증 치료에 쓸 수 있을 것같아 보이는 것도 있습니다. 자슬로프 박사는 원래 이 질병을 연구하고 있다가 우연히 마가이닌을 발견한 것입니다. 이를 계기로 다양한 연구가 진행되어 이런 치료약이 탄생할 날을 기다리게까지 되었습니다. 얼마나 드라마틱합니까? 하루라도 빨리 항균성 펩티드 의약품이 개발되기를 바라 마지않습니다. 현대판 두꺼비 기름(항균성 펩티드)이 성공하는 날을 기다려 봅니다.

# 09

# 약이 내 마음대로 몸 안을
# 돌아다니게 만들다, DDS

연구자가 노력 끝에 찾아낸 약이라도 복용 후
약이 작용할 부위에 도달하지 못한다면 의미가 없다.
약이 필요한 부위에 도달하고, 필요 없는 부위에는 도달하지 않게 하기 위해
DDS(Drug Delivery System, 약물송달시스템) 분야에 대한 연구가 활발하다.

이 장에서는 몸 안에서의 약의 움직임을 조절하기 위한 하이테크인 DDS에 대해 설명하겠습니다. 어떤 약이든 사람에게 투여된 후에는 혈류를 따라 순환하다가 목표로 한 작용점에 도달해야 비로소 효과를 나타냅니다. 또 도달했다 하더라도 그곳에서 유효농도에 미치지 못한다든지, 또는 필요한 시간 동안 유효농도가 유지되지 못한다면 약효가 제대로 나타나지 못합니다. 또 쓸데없는 부위에 약이 도달한 경우에는 약효가 나타나지 않을 뿐만 아니라 때로는 부작용을 일으키기도 합니다.

DDS는 약이 몸 안에서 바람직스러운 이동 및 분포 거동을 보임으로써 최대의 치료효과를 나타내게 만든 제제입니다. 이미 DDS는 사용하기 까다로운 항암제나, 일반적인 투여방법으로는 효과가 충분히 나타나지 않는 바이오의약품 등에 실용화되고 있습니다.

또 아직 약으로 개발되지 않은 유전자를 약으로 개발하기 위한 기술로도 기대를 모으고 있습니다. DDS 연구는 앞으로 다양한 약물치료를 개선할 목적으로, 그리고 새로운 치료법을 확립할 목적으로 눈부시게 발전할 것입니다.

## 1. 약물과 의약품의 차이

약drug 또는 약물drug substance이란 질병의 치료와 예방에 도움이 되는 작용(약리작용)을 갖고 있는 모든 화학물질을 가리킵니다. 약은 종류도 많지만 만드는 방법도 다양합니다. 합성이라는 기술을 써서 인공적으로 만드는 방법, 식물과 같은 천연물에 포함되어 있는 유효성분을 추출하여 만드는 방법, 그리고 바이오테크놀로지를 사용하여 대장균이나 세포를 이용해 만드는 방법 등이 있습니다. 또 최근에는 사람 게놈 정보를 이용한 신약, 그리고 유전자치료에 사용하는 유전자의약품 등도 연이어 개발되고 있습니다.

이처럼 여러 가지 방법과 사고방식에 의해 창조된 화학물질의 작용은 우선은 시험관 내in vitro 시험을 통해 검증합니다. 이 시험에서 유효성이 있다고 판단되면 약의 '후보물질'이 됩니다만, 작용이 우수하더라도 정말로 '의약품drug preparation'이 될 수 있을지 여부는 이 시점에서 알 수 없습니다. 시험관 내의 효과란 효소와 수용체receptor 같은 표적 분자 또는 표적 분자를 갖고 있는 세포를 가지고 실험하였을 때 직접적인 약효가 있다는 것을 본 것일 뿐이기 때문입니다. 시험관 내에서와 똑같은 일이 우리 몸 안in vivo에서도 일어난다면 사람에서의 약효를 기대할 수도 있겠지만, 약 60억 개의 세포로 구성되어 있는 우리 몸이 외부로부터 투여된 화학물질에 대해 시험관 내와 똑같이 반응한다는 보장은 없습니다. 투여한 약이 몸 안에서 표적 분자와 만나는 마지막 목표점에 도달하기까지 많은 과정을 거쳐야 하고 또 많은 장벽을 뛰어넘어야 하기 때문입니다.

최초의 장벽은 약을 사람에게 제대로 투여할 수 있는 모양으로 만들 수 있겠는가? 즉 시험관 내와 같은 효과를 몸 안에서도 나타나게 할 형태로 만들 수 있겠는가 하는 것입니다. 제조된 약의 최종 형태를 제형劑形, dosage form이라고 부릅니다. 제형에는 정제錠劑, tablets, 캡슐제capsules, 주사제injections와 같은 다양한 것들이 있습니다. 약물은 적당한 제형과 조합을 이룰 때에 비로소 의약품이란 이름을 얻게 되는 것입니다. 아무리 획기적인 신약이 발견되고 발명되더라도 사람에게 투여 가능한 제형으로 만들 수 없다면 애써 발견한 보석이 원석 상태 그대로 버려져 가치를 잃는 것과 같습니다.


## 2. 몸 안에서의 약의 움직임과 DDS


약물을 적당한 제형의 제제로 만들어 사람에게 투여했더라도 약물 고유의 치료효과가 제대로 나타나기 위해서는, 투여 후 약물이 작용점에 충분한 농도로 도달한 후 충분한 시간 동안 작용점에 체류해야 합니다. 몸 안에서의 약의 움직임을 약물동태藥物動態, pharmacokinetics라고 부릅니다. 약물동태는 흡수absorption, 분포distribution, 대사metabolism 및 배설excretion의 4단계를 말합니다.

흡수란 투여한 약이 몸 안에 들어가는 단계를 가리킵니다. 복용한 약이 소화관에서 흡수되어 순환 혈액 중에 들어가는 과정에 해당됩니다. 분포란 흡수된 약이 혈액을 타고 몸 안을 순환하면서 표적이나 기타 장기에 퍼져 가는 과정을 말합니다. 대사란 약이 체내의 효소에 의해 약효를 잃어 가는 과정을, 그리고 배설이란 오줌 등을 통해 약물이 몸 밖으로 나가는 과정을 말합니다. 대사와 배설을 합쳐 소실消失, elimination이라고 부르기도 합니다.

이와 같은 체내동태의 4단계(ADME) 중 치료효과에 가장 큰 영향을 미치는 단계는 흡수와 분포입니다. 우선 약이 체내에 들어가지 못하거나, 혈액 중에 들어간 약이 표적에 도달하지 못하면 약효가 나타나지 않을 것이기 때문입니다. 흡수와 분포는 약물을 어떤 제형으로 만들어 어느 경로로 투여하느냐(입, 주사 등의 투여경로)에 따라 많이 달라집니다. 정제나 캡슐제로 만들어 복용하게 하느냐, 주사제로 만들어 정맥 내에 투여하느냐, 또는 패치로 만들어 피부에 붙이느냐에 따라 약의 동태와 효과가 달라집니다.

현재 사용되고 있는 대부분의 의약품은 정제처럼 옛날부터 쓰여 온 제형으로 투여해도 약효가 나타납니다. 소화관에서 흡수되어 목표 부위까지 잘 이행하기 때문입니다. 이 경우 흡수된 약은 혈액을 타고 목적 부위 이외의 부위에까지 골고루 분포됩니다. 그러나 전신분포가 부작용의 원인이 되지 않는 한 별문제가 되지 않습니다.

이처럼 특별한 궁리를 하지 않아도 되는 약은 정제처럼 일반적인 제형을 선택해도 아무 지장이 없지만 사정이 좀 다른 약들도 있습니다. 대표적인 약이 항암제입니다. 항암제는 암세포를 죽이기 위한 약으로 세포에 손상을 주는 작용을 합니다. '독' 비슷한 것이지요. 암세포에 분포한 항암제는 암세포를 죽이는 작용을 하지만, 항암제가 골수세포나 소화관 세포처럼 암세포 못지않게 증식하고 있는 세포에까지 분포해서 그런 세포도 죽이는 것이 문제입니다. 즉 정상세포까지 죽여 버리는 부작용 때문에 항암제 치료를 계속할 수 없게 됩니다.

항암제와 같은 약은 표적에만 분포하게 만드는 방법을 개발해 내지 않으면 이상적인 치료를 할 수 없습니다. 이는 보통의 제형으로 만들어서는 실현하기 어렵기 때문에 특별한 기술이 필요합니다. 이런 문제를 해결할 수 있는 기술로서 기대를 모으고 있는 것이 DDS입니다. DDS의 목적에는 여러 가지가 있지만 그중에서 가장 활발하게 연구되고 있는 분야는 타기팅 targeting, 표적지향화 분야입니다. 타기팅이란 문자 그대로 약으로 표적(타깃)을 쏘아 맞추겠다는 의미입니다. 예컨대 항암제를 암세포에만 집중적으로 분포하게 만드는 시도가 타기팅입니다.

DDS에는 타기팅 이외에 컨트롤드 릴리즈 controlled release, 制御放出라고 부르는 분야도 있습니다. 타기팅보다 훨씬 먼저 실용화되고 있는 기술입니다. 컨트롤드 릴리즈 DDS란 의약품 제제로부터 약물이 천천히 녹아 나오게 만든 DDS입니다. '시시한 기술'이라고 생각할지도 모르겠습니다만, 이 기술로도 치료효과를 높일 수 있는 경우가 상당히 많습니다(칼럼 9-1 참조).

어떤 약이 부작용 없이 효과를 나타내기 위해서는 의약품 제제를 투여하였을 때, 적당한 레벨에서 적당한 시간 동안 약의 혈중농도가 유지되어야 합니다. 혈중농도가 너무 낮으면 효과가 안 나타나고, 너무 높으면 부작용이 나타나기 때문입니다. 일반적으로 약을 먹은 후 좀처럼 이런 상태에 도달하기 어렵기 때문에 '1일 3회 식후 복용' 같은 번거로운 방식으로 약을 복용합니다. 이런 경우 만약 깜빡 잊고 약을 복용하지 않으면 약효가 제대로 나타나지 않습니다. 컨트롤드 릴리즈 제제를 복용하면 이런 걱정은 사라집니다. 먹는 약에만 컨트롤드 릴리즈 제제가 있는 것은 아닙니다. 붙이는 외용제 및 주사제 등에 이미 다양한 컨트롤드 릴리즈 제제가 개발되어 팔리고 있습니다. 여러분들도 이미 한 번 이상 사용해 보신 경험이 있을지 모릅니다. 컨트롤드 릴리즈 제제는 그만큼 보편화되어 있습니다.

컨트롤드 릴리즈 제제DDS라고 해서 척 보고 알 수 있을 정도로 겉모양이 다르지는 않습니다. 그냥 일반적인 정제처럼 보이는 경우도 많습니다. 다른 것은 외부 모습이 아니라 약이 제제 내부에서 방출되는 기전입니다. 우리들이 DDS를 사용해 보고도 그 경험을 기억하지 못하는 것은 이처럼 DDS의 겉모습이 종래의 제제와 비슷하고 평범한 경우가 많기 때문입니다.

## 3개월에 한 번만 투여해도 되는 항암제가 있다

2000년에 세계에서 가장 많이 팔린 약 베스트 30위 안에 일본의 '다케다 약품'이 개발한 류프린(leuprin)이라고 하는 DDS가 들어 있습니다(28위, 항암제 중에서는 2위). 이 약은 주사용 컨트롤드 릴리즈 제제입니다. 류프린은 성선(性腺)호르몬 방출호르몬(LH-RH) 유도체를 마이크로캡슐(microcapsule)이라는 캐리어(carrier)에 집어넣은(봉입) 것으로 전립선암의 치료제로 사용됩니다. 마이크로캡슐은 합성고분자를 사용하여 만듭니다. 이 제제는 한 번만 투여해도 약물이 1개월(4주) 또는 무려 3개월(12주간)에 걸쳐 천천히 방출되어 그동안 약효가 지속되는 고성능 DDS입니다. 일반적인 방법으로 유효성분인 LH-RH 유도체를 투여하면 성선의 기능이 촉진됩니다. 그러나 이 약을 반복해서 투여하면 수용체가 다운 레귤레이션(down regulation, 세포막위의 수용체 수가 줄어드는 현상)되어 오히려 성선의 기능이 억제되는 전혀 상반된 작용을 나타냅니다. 이 억제작용을 치료 목적으로 사용하기 위하여 컨트롤드 릴리즈 DDS를 개발한 것입니다. 이 약은 현재 전 세계에서 전립선암 치료제로 사용되고 있는 대표적으로 '성공한 DDS'입니다.

## 3. 타기팅 – 약의 표적을 저격하는 DDS

약을 표적에만 보내주는 DDS를 타기팅 DDS라고 부릅니다. 타기팅하는 방법에는 여러 가지가 있습니다만, 가장 일반적인 것은 타깃을 알아채는 능력을 갖고 있는 캐리어에 약을 담는 방법입니다. 다음에 '미사일'과 '스텔스 전투기'를 운반체로 사용하여 항암제를 타기팅하는 사례를 설명하겠습니다.

### 암을 저격하는 '미사일'

암세포는 정상세포와 달리 표면에 암세포 특유의 항원(암항원)을 갖고 있습니다. 그러므로 암항원을 인식할 수 있는 능력을 갖고 있는 항체에 항암제를 결합시키면 이 결합체는 암세포만을 저격하게 됩니다. 이런 방법을 '미사일missile 요법'이라고 부르는데 타기팅 기법 중 가장 효과적인 기술입니다(그림 9-1). 이 아이디어가 실현되기 시작한 것은 아이디어가 떠오른 지 무려 100년이나 지난 뒤의 일이었습니다.

1854년 독일에서 태어난 에를리히P. Ehrlich는 19세기 말부터 20세기 초에 걸쳐 면역학 발전의 기초를 쌓은 유명한 병리, 세

그림 9-1. 미사일 타입의 암세포 타기팅용 DDS

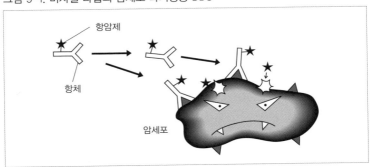

균, 면역학자입니다. 그는 '에를리히의 측쇄설'이라고 하는 학설을 제창하는 등 많은 연구 업적을 쌓았습니다. 1908년에는 면역에 관한 업적으로 노벨 생리의학상을 받았습니다.

에를리히의 측쇄설은 지금은 교과서에도 실릴 정도로 유명한 학설이지만 당시의 지식으로는 충분히 설명할 수 없는 학설이었습니다. 이 학설은 세포의 표면에는 여러 가지 물질과 결합할 수 있는 수용체(측쇄)라는 것이 있어서, 외부로부터 독소 등의 이물異物이 침입해 들어오면 세포로부터 이 측쇄가 체액 중으로 방출되어 이물과 결합함으로써 몸을 지킨다는 사고방식입니다. 이때 방출되는 측쇄는 항체antibody에 해당하는 것으로 생체는 소위 항원 항체반응을 통해 다양한 이물에 대하여 스스로를 방어하는 장치를 갖추고 있다는 학설이었습니다.

이 학설은 그 후의 연구에서 밝혀진 'clone 선택설'을 예리하게 예언한 것이었습니다. 다만 방대한 종류의 이물에 대응할 수 있는 방대한 종류의 측쇄가 세포 내에 준비되어 있어야 한다는 점이 이 학설의 문제점이었습니다. 물론 지금은 이와 같은 면역의 다양성은 충분히 이해하고 있습니다. 에를리히는 본질을 꿰뚫어 보는 훌륭한 학자임에 틀림없습니다. 2004년 9월에는 독일 뉘른베르크에서 에를리히 탄생 150주년 기념 세계 에를리히 회의가 열려 세계 각국에서 약 100여 명이 모여 그를 추모하기도 했습니다. 그는 1906년에 발행된 저서 등에서 다음과 같이 말하였습니다. "어떤 특정 장기에 친화성을 갖는 항체를 치료에 유효한 물질을 그 장기로 보내는 운반체로 이용할 수 있을지도 모른다." 에를리히는 DDS의 개념도 전혀 없던 100년 전에 이미 항체를 약의 운반체로 사용하는 '미사일 요법'을 예언한 것입니다. 그러나 에를리히의 선견지명에도 불구하고 미사일 요법이 실현되기까지는 긴 세월이 걸렸습니다.

첫 번째 전환점은 모노클로날 항체monoclonal antibody라고 하는 단일 항체를 대량 조제하는 방법을 발명한 때입니다. 옛날부터 항체를 만들고 싶을 때에는 동물에 항원을 투여한 후 동물의 B 임파구가 만들어 낸 항체를 혈청으로부터 추출하였습니다. 그러나 이 방법으로는 투여한 항원의 여러 부분을 인식하는, 즉 미세구조가 다른 불균일한 항체밖에 만들 수 없습니다. 이런 항체를 폴리클로날 항체polyclonal antibody라고 합니다. 더구나 이 방법으로는 동물을 대량으로 사용하지 않으면 타기팅에 이용할 수 있을 정도로 충분한 양의 항체를 만들 수 없습니다.

이 문제를 해결한 사람이 독일의 면역학자 쾰러J. F. Köhler와 영국의 면역학자 밀스테인C. Milstein입니다. 그는 1975년 마우스에 항원을 주사한 뒤 마우스로부터 B 임파구(항체를 만드는 세포)를 취해 미엘로마myeloma라고 하는 암세포(무한히 증식함)와 융합시키는 방법을 고안하였습니다. 융합시킨 세포를 하이브리도마hybridoma라고 합니다. 특정 항원과만 결합하는 항체를 만들어 내는 한 종류의 하이브리도마(단일 클론) 세포만을 선별하면 모노클로날 항체(균일한 항체)를 만들 수 있습니다. 더구나 하이브리도마는 얼마든지 계속 증식하기 때문에 이를 배양하여 증식시키면 배양액으로부터 대량의 모노클로날 항체를 얻을 수 있

습니다. 쾰러와 밀스테인은 이 업적으로 1984년에 노벨 생리의
학상을 받았습니다.

이 기술이 확립되어 모노클로날 항체를 쉽게 사용할 수 있게
된 것을 계기로 1980년대에는 세계의 여기저기에서 '미사일 요
법'에 관한 연구가 폭발적으로 수행되었습니다. 누구나 항체에
약물이나 독소, 방사성 물질 등을 채워 놓은 탄두를 실은 후 암
세포를 향해서 '발사'하면 정상적인 세포에는 상처를 주지 않고
암세포만 소멸시킬 수 있을 것으로 생각하였습니다.

그러나 이 기대는 무참히 깨지고 말았습니다. 마우스 세포
를 이용해 만든 마우스형의 모노클로날 항체이었기 때문에 환
자에게 투여하면 인체는 이를 이물異物로 여깁니다. 우스운 것
은 투여된 모노클로날 항체에 대한 항체가 체내에서 생겨, 이것
이 모노클로날 항체를 공격하여 효력을 없애거나 알레르기 반
응을 일으킨다는 것입니다. 이 때문에 이 연구의 기세는 잠시
주춤했지만 그 후에도 꾸준히 연구를 계속한 사람들의 덕택으
로, 초기의 마우스 항체의 결점을 개선한 마우스와 사람의 키
메라chimera 항체와 인간화humanized 항체가 개발되었습니다(그림
9-2). 이를 계기로 모노클로날 항체가 의약품으로 개발되기 시
작하였습니다.

그래서 지금은 많은 항체의약품들이 상품화되어 있습니다
(표 9-1). 이처럼 여러 연구자들의 노력의 결과로 에를리히의 예
언이 있은 지 약 100년 후 인류는 모노클로날 항체 의약품의 혜
택을 보게 된 것입니다. 그렇지만 현재 상품화되어 있는 것은

그림 9-2. 모노클로날 항체의 종류

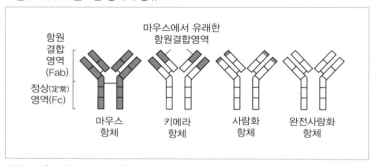

회색 부분은 마우스에서 유래한 부분, 흰 부분은 사람에서 유래한 부분

대부분 항체 단독으로 사용할 때 효과가 기대되는 것들입니다. 말하자면 탄두를 싣지 않은 빈 미사일 자체를 병소를 공격하는 수단으로 사용하고 있는 것들입니다. 현재까지는 총 세 가지(즉 암세포를 공격하는 독소를 결합시킨 것 한 가지 + 방사성 물질을 결합시킨 것 두 가지)만이 탄두를 실은 암세포 공격용 모노클로날 항체로 개발되어 있습니다.

항체의약품은 앞으로 암뿐만 아니라 다른 여러 질병의 치료제로도 기대를 모으고 있으나, 아직 항체가 약의 운반체로 충분히 이용되고 있는 상황은 아닙니다. 아직은 에를리히의 꿈이 조금 실현된 정도에 불과하므로 앞으로 DDS로서의 응용 여지는 얼마든지 더 남아 있다고 하겠습니다.

지금까지 표적을 구별해서 인식할 줄 아는 모노클로날 항체를 타기팅을 위한 약의 운반체(캐리어)로 사용할 수 있다는 이야

표 9-1. FDA가 승인하여 미국에서 상품화된 모노클로날 항체

| FDA (승인년도) | 일반명(상품명) | 표적 분자 | 종류 | 적응 |
|---|---|---|---|---|
| 1986 | Muromonab (Orthoclone OKT3®) | CD3 (T임파구) | Murine IgG2a | 이식의 거부반응 |
| 1994 | Abciximab(ReoPro®) | GP IIb/IIIa (혈소판) | Chimeric Fab | 혈액응고방지 |
| 1997 | Daclizumab(Zenapax®) | CD25 (T임파구) | Humanized IgG1 | 이식의 거부반응 |
| 1997 | Rituximab(Rituxan®) | CD20 (B임파구) | Chimeric IgG1 | B세포 임파종 |
| 1998 | Basiliximab(Simulect®) | CD25 (T임파구) | Chimeric IgG1 | 이식의 거부반응 |
| 1998 | Palivizumab(Synagis®) | RSV | Humanized IgG1 | RS 바이러스 감염 |
| 1998 | Infliximab(Remicade®) | TNF (종양괴사인자) | Chimeric IgG1 | 크론병, 만성관절 류머티즘 |
| 1998 | Trastuzumab(Herceptin®) | HER2/neu (EGF 수용체2형) | Humanized IgG1 | 유방암 |
| 2000 | Gemtuzumab(Mylotag®) | CD33 (임파구) | Humanized IgG4-toxin conjugate | 급성골수성 백혈병 |
| 2001 | Alemtuzumab (Campath®) | CD52 (임파구) | Humanized IgG1 | 만성임파성 백혈병 |
| 2002 | 90Y-ibritumomab (Zevalin®) | CD20 (임파구) | Murine IgG1-radionuclide conjugate | B세포 임파종 |
| 2002 | Adalimumab(Humira®) | TNF | Human IgG1 | 만성관절 류머티즘 |
| 2003 | Omalizumab(Xolair®) | IgE | Humanized IgG1 | 천식 |
| 2003 | 131I-tositumomab (Bexxar®) | CD20 (임파구) | Murine IgG1-radionuclide conjugate | B세포 임파종 |
| 2003 | Efalizumab(Raptiva®) | CDlla | Humanized IgG1 | 건선 |
| 2004 | Bevacizumab(Avastin®) | VEGFR (혈관내피 증식 인자 수용체) | Humanized IgG1 | 대장암 |
| 2004 | Cetuximab(Erbitux®) | EGF 수용체 | Chimeric IgG1 | 대장암 |

기를 하였습니다. 항체처럼 특이적인 인식능을 갖는 운반체를 사용하는 타기팅을 능동적 타기팅active targeting이라고 부릅니다. 적극적으로 표적을 조준해서 공격한다는 의미입니다.

그럼 표적을 구분해 내는 능력이 없는 물질은 타기팅에 사용할 수 없을까요? 대답은 '아닙니다'. 생체가 운반체를 처리하는 능력을 잘 이용하면 표적에 적극적인 친화성을 보이지 않는 운반체를 사용해서도 타기팅을 할 수 있습니다. 이를 몸의 처리능력을 수동적으로 이용한다고 해서 수동적 타기팅passive targeting이라고 부릅니다. 지금부터 항암제를 수동적으로 타기팅하는 방법을 설명하겠습니다.

## 스텔스 전투기로 암세포를 공격한다

암조직의 성질은 정상조직과 매우 다릅니다(그림 9-3). 우선 혈관 벽의 구조가 정상조직에 비해 대단히 허술해서 큰 물질이라도 쉽게 통과할 수 있습니다. 또 하나의 특징은 정상조직에는 임파계(조직으로부터 물질이 씻겨 흘러 들어갈 때 이용하는 통로)가 발달해 있는 것이 보통인데, 암조직에는 임파계가 전혀 없거나 거의 발달되어 있지 않습니다.

이 두 가지 특징 때문에 큰 물질은 암조직에만 분포한 다음 그곳에서 장시간에 걸쳐 머물러 있게 됩니다. 이것을 EPR 효과 enhanced permeability and retention effect라고 합니다. 혈관 투과성과 조직에서의 체류성이 커져서 나타나는 효과라는 뜻입니다. 저분자(작은 사이즈)의 항암제는 정상조직과 암조직을 구별하지 않고 공격하지만, 큰 물질을 항암제의 운반체로 이용하면 이 EPR 효과 때문에 암조직에만 항암제를 보낼 수 있습니다. 이것이 수동적으로 약물을 암조직으로 타기팅하는 원리입니다.

이 원리에 따라 고분자나 미립자를 캐리어로 이용한 항암제 DDS가 이미 몇 가지 실용화되어 있습니다. 일본에서 개발된 스망크스SMANCS는 항암제인 neocarzinostatin(NCS)을 스티렌-무수말레인산 공중합체SMA에 결합시킨 다음 리피오돌lipiodol이라고 하는 유성조영제油性造影劑에 분산시킨 DDS 제제입니다. 이 약은 간암의 치료약으로서 1995년에 인가되었습니다. 기름미립자(기름방울)인 리피오돌이 EPR 효과로 암조직에 장시간 체류하는 성질을 갖고 있기 때문에 암세포가 증식하고 있는 간 상류의 혈관에 스망크스를 투여하면 그 안에 분산되어 있는 항암제가 천천히 간 쪽으로 흘러 들어가 장시간에 걸쳐 암세포를 집중 공격합니다.

스망크스는 이와 같이 국소局所에 주사하는 타입의 DDS입니다만, 정맥을 통해 전신으로 투여하는 타입의 수동적 타기팅형 DDS도 개발되어 있습니다. 이 경우에는 주사한 뒤 장시간 약이 혈액 중에 체류하지 않으면 약물을 암조직에 충분히 보낼 수 없기 때문에 DDS를 혈중에 체류하기 쉽도록 만드는 것이 중요합니다. 대표적인 예로서는 리포솜liposome(지질을 사용하여 만든 마이크로캡슐 상태의 캐리어)에 항암제를 실은 DDS가 있습니다. 항암제인 다우노루비신daunorubicin을 탑재한 DaunoXome이나, 독소루비신doxorubicin을 탑재한 Doxil이 1995년에 인가되었습니다. Doxil은 2007년 일본에서 인가되었고 현재 한국에서도 사용되고 있습니다.

간이나 비장에는 오래된 세포와 몸 밖에서 들어온 이물을 처리하는 세망내피계 세포細網內皮系 細胞가 존재합니다. 리포솜과 같은 미립자를 정맥 내에 투여하면, 이 세포는 큰 이물이 들어왔다는 것을 인식하고 신속하게 탐식(잡아먹기)하기 때문에 리포솜이 혈중에서 곧 사라져 버리게 됩니다. 따라서 리포솜을 운반체로 사용하려면 리포솜의 사이즈와 조성을 특별하게 만들어서 이 세포가 탐식하지 못하도록 해야 합니다. Doxil은 리포솜 표면에 폴리에틸렌글리콜PEG이라고 하는 고분자를 코팅하였는데 이것이 운반체 주위에 얇은 물 층을 형성함으로써 탐식세포가 리포솜을 인식하기 어렵게 만듭니다.

적의 레이더에 감지되지 않도록 전투기의 모양을 설계한다든지, 전투기의 표면에 전파 흡수 재료를 코팅한 전투기를 스텔스stealth 전투기라고 합니다. 이에 비유하여 PEG로 코팅한 리포솜을 '스텔스 리포솜'이라고 부릅니다. 전투기가 적에 발견되지 않도록 숨긴다는 의미에서 '닌자 리포솜'이라고도 부릅니다.

암조직 이외에도 손상을 받은 혈관이나 염증 부위 혈관에서는 큰 물질이 혈관 밖으로 새어 나가기 쉽습니다. 또 그 부위에 탐식능을 갖고 있는 염증세포가 모여들기 때문에 EPR 효과와 비슷한 효과가 나타납니다. 이 원리를 이용해서 미립자 운반체를 수동적 타기팅용 DDS로 이용할 수 있습니다. 1998년 일본에서 승인된 정맥주사용 프로스타글라딘 E1 제제는 리피드 마

그림 9-3. 정상조직과 암조직의 차이

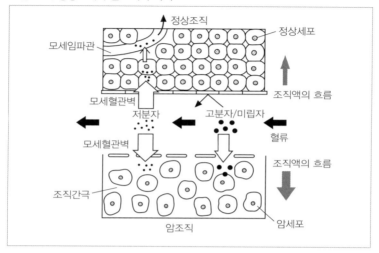

이크로스피어lipid microsphere라고 하는 지방 미립자 캐리어에 약물을 봉입한 DDS로 파크루스 또는 리푸루라는 상품명으로 오랫동안 만성동맥폐색증이나 허혈성병변 타기팅 제제로 사용되고 있습니다. 또 팔미틴산 덱사메타손을 함유한 리피드 마이크로스피어 제제Limethasone도 관절 류머티즘의 치료에 사용됩니다. 또 항진균제인 암포테리신 Bamphotericin B를 함유한 리포솜 제제AmBiosome도 같은 기전으로 염증 부위에 수동적으로 약물을 타기팅하는 DDS인데 1990년 미국과 유럽에서, 그리고 2006년 4월 일본에서 의약품으로 승인받았습니다.

## 암과 마이크로 및 나노의 세계

최근 나노기술이란 단어가 자주 사용되고 있습니다만, DDS도 나노기술의 일종입니다. 작은 것을 나타내는 단위 중 마이크로($\mu$)는 $10^{-6}$(즉 100만분의 1)을, 나노는 $10^{-9}$(10억분의 1)를 나타냅니다. 1마이크로미터($\mu$m)는 1미터의 100만분의 1, 1나노미터(nm)는 1미터의 10억분의 1의 크기에 상당하는데, 몸속의 약의 움직임은 마이크로 또는 나노 세계 속에서의 일입니다. 이 세계를 조절해 보고자 하는 것이 DDS입니다.

지금까지의 설명을 통해서 운반체의 크기(사이즈)가 약물의 체내동태에 큰 영향을 미친다는 사실을 이해하셨을 줄 믿습니다. 그럼 이제 운반체와 몸의 관계를 사이즈 면에서 정리해 보기로 하지요. 그림 9-4는 생체와 생체물질 및 약과 운반체의 크기를 비교한 것입니다.

우리 몸의 각 장기는 모두 혈관에 의해 연결되어 있습니다. 장기에 흘러들어 가는 혈관을 동맥, 장기로부터 흘러 나오는 혈관을 정맥이라고 합니다. 혈관은 장기에 들어가서는 그물눈처럼 가는 가지를 칩니다. 이를 모세혈관이라고 합니다. 혈액의 흐름을 타고 운반되어 온 산소, 영양분, 그리고 약과 운반체의 분포는 주로 이 모세혈관에서 일어납니다. 암조직에는 큰 물질도 쉽게 분포한다는 것은 이미 설명한 바 있는데, 바꾸어 말하면 암조직에 있는 모세혈관의 투과성이 매우 높다는 뜻입니다. 암의 종류나 부위에 따라 다르긴 하지만 마우스의 암에 있는 모세혈관은 약 400nm 크기의 리포솜도 통과한다고 합니다.

그림 9-4. 생체와 약의 사이즈 비교

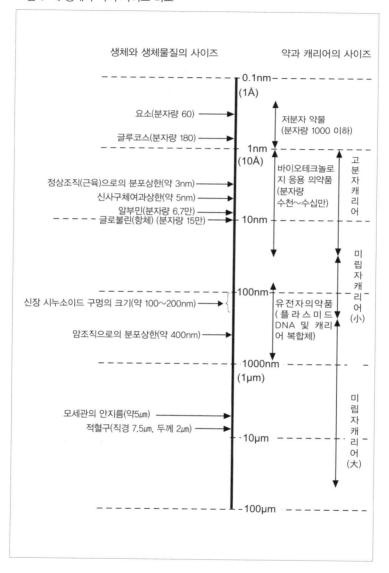

이와 달리 정상조직에서는 장기에 따라 많이 다르긴 하지만 예컨대 근육에서는 분자량 5,000인 이눌린inulin도 전혀 혈관을 통과하지 못합니다. 그래서 근육에는 크기가 3nm 이하인 물질만 분포됩니다. 이러한 특성이 암조직에서 EPR 효과가 나타나는 원리입니다. 모세혈관의 안지름은 어떤 장기라도 대체로 5μm 정도라고 합니다. 혈액 중에 가장 많이 존재하는 적혈구는 지름 약 7.5μm, 두께 약 2mm의 도넛 모양의 원판으로 조직에 산소를 공급하는 중요한 역할을 하고 있습니다. 적혈구는 모세혈관을 겨우 통과할까 말까 하는 정도의 크기이지만 부드럽기 때문에 모세혈관 벽에 부딪힐 때 변형이 일어나면서 혈관 속을 통과할 수 있습니다. 그때 내부에 들어 있는 헤모글로빈에 결합되어 있던 산소를 조직에 넘겨 주고 동시에 조직으로부터 이산화탄소를 받아냅니다. 즉 가스 교환을 담당하는 '산소운반체'가 적혈구입니다. 이 적혈구 정도의 사이즈가 캐리어가 혈류를 타고 체내를 자유롭게 돌아다닐 수 있는 최대치에 가까울 것으로 생각됩니다(칼럼 9-2 참조).

또 혈액 중에 존재하는 대표적인 혈청단백인 알부민(분자량 67,000)과 글로불린(분자량 15만)의 크기는 수~10nm로 적혈구보다 훨씬 작습니다. 몸의 중요한 에너지 소스인 포도당(분자량 180)은 1nm도 안 되는 100억분의 1m 단위인 옹스트롬(Å) 크기입니다. 항암제를 비롯한 대부분의 약물은 분자량이 수백 정도에 불과한 저분자 물질이므로 크기가 포도당보다 조금 큰 정도입니다. 이 정도 크기의 항암제는 몸의 구석구석까지 퍼져 가기 쉽기 때문에 부작용을 나타내기 쉬운 것입니다. 그래서 고분자나 미립자처럼 항암제보다 훨씬 큰 물질을 운반체로 사용하면 EPR 효과에 의해 약물을 암조직에 선택적으로 타기팅할 수 있는 것입니다.

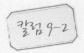

## 일부러 혈관을 막히게 하는 DDS도 있다

모세혈관의 안지름(내경)보다 크기가 작은 약물 운반체를 사용하여 분포를 조절하는 것이 타기팅의 일반적인 전략이지만 모세혈관의 안지름보다 10배 이상 큰 수십 μm 크기의 미립자를 사용하는 DDS도 있습니다. 예컨대 간이나 신장에 암병소가 있는 경우, 카테터(catheter)라고 하는 가는 관을 그 장기의 지배동맥에 삽입한 후 이를 통하여 항암제를 봉입한 마이크로캡슐을 주사하는 '화학색전요법(化學塞栓療法, embolization)'이 있습니다. 마이크로캡슐은 굵은 혈관은 통과하지만 모세혈관에 가서는 혈관을 막아 버립니다. 이에 의해 혈액의 흐름이 멈추어 버리기 때문에 암세포는 산소와 영양분을 공급받지 못하게 됩니다(굶어 죽게 됩니다). 더구나 마이크로캡슐 속으로부터 항암제가 천천히 녹아 나오도록 구성되어 있기 때문에 항암제는 오랫동안 암세포를 직접적으로 공격합니다. 암세포 입장에서 보면 식량 보급을 끊어 놓고 독이 든 만두를 계속해서 먹이는 셈이지요.

## 미사일과 스텔스 전투기 중 어느 쪽이 셀까?

능동적 타기팅과 수동적 타기팅을 예를 들어 설명하였습니다만, 여러분은 어느 쪽이 더 효과적일 것으로 생각하십니까? 대부분 능동적 타기팅이라고 생각하실 것 같습니다. 타깃을 구별하여 그곳만을 공격하는 것이니까 능동적 타기팅이 더 효과적일 것으로 생각되는 것은 당연한 일이겠지요.

그럼 잠시 능동적 타기팅과 수동적 타기팅을 비교해 보기로 합시다. 모노클로날 항체를 사용하는 능동적 타기팅은 확실히 암세포 표면에 발현되어 있는 항원을 특이적으로 인식하는 훌륭한 타기팅입니다. 그러나 이것은 표적인 암세포가 바로 눈앞에 있을 때에만 작동되는 기능임에 유의하여야 합니다. 즉 약물을 투여하고 나서 먼 길을 돌고 돌아 표적이 있는 곳에 도달하기 위해 혈관 속을 순환하고 있는 동안이나 모세혈관을 빠져 나오는 동안, 그리고 조직 안을 이동하고 있는 동안에는 이런 표적 인식성이 작동할 틈이 없습니다. 미사일이라고 해도 스스로 표적을 찾아내기 위한 레이더도 없고, 표적에 접근해 가기 위한 구동력(엔진)도 없으며, 표적으로 유도하는 기지로부터의 지령 받을 수도 없습니다(칼럼 9-3 참조). 표적에 아주 가까이 접근하기 전까지는 모노클로날 항체도 수동적 타기팅용 운반체와 마찬가지로 수동적으로 움직여 표적과 가까운 곳까지 접근해야 한다는 말입니다. 그런데 항체는 고분자이므로 수동적 타기팅의 원리인 EPR 효과를 어느 정도 기대할 수 있습니다. 요컨대 능동적 타기팅이 잘 되기 위해서는 운반체는 우선 수동적 타기팅과 동일한 조건, 즉 혈액 중에 체류하기 쉬운 성질을 갖는 것이 좋습니다.

항원성 때문에 모노클로날 항체 자신의 소실이 빨라지는 문제는 인간화에 의해 해결되었습니다. 이제 모노클로날 항체는 혈액 중에 오랫동안 체류할 수 있게 되었습니다. 그러나 여기에 약이나 독소를 결합시켜도 그 성질이 유지되는지는 장담할 수 없습니다. 또 결합시켰더니 결합체가 항원을 잘 인식하지 못하는 경우도 있습니다. 독소를 결합시킨 gemtuzumab(표 9-1 참조)이 이미 백혈병 치료에 사용되고 있는데, 이것은 순환혈액 중에 분산되어 있는 암화癌化한 임파구를 타깃으로 삼은 경우입

## 몸 밖에서 몸 안의 약의 움직임을 조종한다?

칼럼 9-3

일단 약물 운반체가 혈류를 타고 몸 안에서 움직이기 시작하면 그 약의 몸 안에서의 움직임을 몸 밖에서 조종할 수 없습니다. 그러나 그런 DDS도 개발 중입니다. 예컨대 자석의 힘을 이용하는 DDS가 있는데 이것은 약물 운반체에 자성체를 붙여 놓은 것입니다. 이것을 투여한 뒤 몸 밖에서 자장(磁場)을 걸면 몸 안 특정 부위에 약물을 집중시킬 수 있습니다. 이외에도 몸 안에 있는 약물의 타깃 부위에 열을 가한다든지, 레이저 광, 초음파, 중성자선 등을 쏘아 약물이 타깃 세포에 선택적으로 갈 수 있도록 만든 DDS도 있습니다.

니다. 유방암이나 간암과 같이 고형암인 경우에는 항암제가 그 암 덩어리에 분포되지 않으면 안 되므로 모노클로날 항체를 사용하더라도 타기팅이 잘 안 될 것입니다. 이렇게 생각해 보면 능동적 타기팅뿐만 아니라 약간 시시하고 단순해 보이는 수동적 타기팅 역시 훌륭한 타기팅 방법임을 이해할 수 있을 것입니다. 이제 왜 시판 타기팅 제제 중에 수동적 타기팅형 DDS가 많은지 이해할 수 있으시겠죠?

## 4. 바이오의약품과 DDS

### C형 간염 치료약도 DDS로

C형 만성 간염은 C형 간염 바이러스(HCV)에 감염되어 간의 염증이 계속되고 세포가 파괴되어 간의 기능이 나빠지는 병입니다. 나이가 들수록 증상이 나타날 위험이 높습니다. 감염 20~30년 후 약 30%의 사람이 간경변이 되고, 30~35년 후에는 간암으로 진행된다고 합니다. 일본에는 100만~200만 명의 감염자가 있습니다. 우리나라도 40세 이상 성인의 1.3%가 감염되어 있을 것으로 추정되는 일종의 국민병입니다.

2005년 3월 일본 후생노동성은 HCV 감염자의 치료에 PEG (폴리에틸렌글리콜) 인터페론을 기본 골격으로 삼는다는 발표를 하였습니다. PEG 인터페론은 인터페론에 PEG를 결합시킨 DDS입니다.

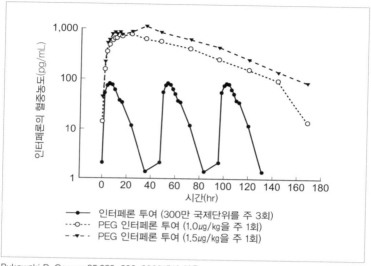

그림 9-5. 인터페론과 PEG 인터페론의 혈중 농도의 비교

Bukowski R. Cancer 95:389-396, 2002에서 인용

그림 9-5에 나타낸 것처럼 인터페론을 PEG와 결합시키면 인터페론의 혈중농도가 빠르게 낮아지는 문제가 해결되기 때문에 효과도 오랫동안 지속됩니다. 과거에는 인터페론을 일주일에 3회 주사해야 했지만 PEG 인터페론이 나오고 나서 이제는 주 1회만 주사해도 되게 되었고, 치료를 중단할 수밖에 없을 정도로 심했던 부작용도 줄어들어, 과거의 2배 정도 긴 기간인 약 1년간에 걸쳐 장기 치료를 할 수 있게 되었습니다.

## 몸 안에서 작용하고 있던 생리활성 단백질이 약으로 개발되다
### — 바이오의약품(Biomedicine)

인터페론은 원래 바이러스 등에 감염된 생체가 자신을 방어하기 위해 만들어 내는 사이토카인cytokine 단백질입니다. 현재는 인터페론 이외에도 몇 가지 생리활성 단백질이 임상에서 약으로 사용되고 있습니다. 이 단백질들은 생체의 항상성恒常性. homeostasis을 유지한다든지, 외부의 적으로부터 몸을 지키기 위해서 우리 몸 안에서 작용하고 있습니다. 이런 단백질들은 몸 안에서 극히 미량으로밖에 존재하지 않기 때문에 의약품으로 만들어 사용하기 어려웠습니다. 그러나 유전자 조작 기술이 개발되어 대장균으로부터 이들을 대량으로 생산할 수 있게 된 후 사정이 달라졌습니다. 생리활성 단백질을 의약품으로 개발할 수 있게 된 것입니다. 이런 의약품들은 제조법상의 특징으로부터 바이오테크놀로지 응용 의약품 또는 바이오의약품biomedicine 이라고 부릅니다.

유전자 조작기술로 개발된 바이오의약품 제1호는 사람 인슐린입니다. 사람 인슐린은 1982년부터 미국에서 판매되기 시작하였습니다. 그전까지는 약이라고 하면 합성품, 또는 생물이나 천연물에서 얻은 성분뿐이었습니다. 예컨대 인슐린은 돼지 췌장에서 추출한 것을 사용하였습니다. 그런데 연구자들이 유전자 조작기술을 확립함으로써 사람 몸속에서 작동하는 생리활성 단백질(물론 사람형)을 대장균을 사용하여 대량으로 제조할 수 있게 된 것입니다. 이 기술이 확립된 이후, 인터페론 베타, 인터페론 감마, 인터루킨(이상 항암제) 및 erythropoietin, C-CSF, M-CSF(이상 조혈약) 같은 다양한 단백질의약품protein drug을 개발할 수 있었습니다.

## 바이오의약품은 금방 소변으로 나가 버린다

이렇게 해서 생리활성 단백질이라고 하는 새로운 타입의 의약품이 탄생되었으나 아직 그 효과는 충분하지 못한 실정입니다. 그것은 대부분의 단백질은 투여 후 곧 혈중에서 소실되기 때문에 여러 번 주사해야 하는 등 개선해야 할 점이 적지 않기 때문입니다. 또 우리 몸이 이러한 단백질 등을 이물異物로 인식하는 것도 문제입니다. 체내에서 항체가 만들어져 효력이 없어지는 경우가 있기 때문입니다.

투여한 단백질이 신속히 소실되는 원인은 몇 가지가 있습니다. 가장 단순 명쾌한 원인은 단백질이 눈 깜짝할 사이에 소변으로 나가 버릴 정도로 분자 사이즈가 작기 때문입니다. 인터페론은 알파, 베타, 감마형의 세 가지가 있습니다만, 모두 분자량은 2만 정도입니다. 인슐린의 분자량은 약 6천, 기타 생리활성 단백질은 대개 분자량이 3만 이하로, 이 정도 크기이면 신장에서 신속하게 여과되어 소변으로 나가 버립니다(그림 9-4 참조).

이를 방지하려면 어떻게 하면 좋겠습니까? 답은 간단합니다. 분자를 크게 만들어 주면 되는 겁니다. 즉 단백질에 별도의 고분자를 붙여 단백질의 겉보기 크기를 크게 만들어 주면(알부민보다 클 정도로) 신장에서 여과되지 않습니다. 이처럼 단백질에 별도의 고분자를 붙이는 것(수식)을 bioconjugation이라고 합니다.

Bioconjugation에 사용하는 고분자에는 여러 가지가 있지만 가장 많이 사용되는 것은 합성고분자인 PEG입니다. PEG는 이미 설명한 것처럼 스텔스 리포솜을 만들 때에도 표면 수식용으로 사용됩니다. 화학반응을 이용하여 PEG를 단백질에 결합시키면 신장에서 여과되기 어려울 정도로 단백질의 겉보기 사이즈가 커집니다. 이 단순한 원리를 이용하여 혈중 소실 속도를 늦추는 것이 bioconjugation입니다(그림 9-6). 또한 PEG를 붙이면 스텔스 효과에 의해 단백질이 세망내피계에 탐식되는 것도 방지되며, 단백질분해효소의 공격도 막을 수 있습니다. 이처럼 PEG 붙이기(수식)의 효과는 절대적입니다. 이미 설명한 것처럼 타기팅이란 약물을 특정 장기에만 분포하도록 적극적으로 노력하는 것을 말합니다. 그렇다면 분포와 소실을 억제하여 약물을 순환 혈액 중에 오랫동안 체류시키고자 하는 bioconjugation도 넓은 의미에서 타기팅이라 할 수 있을 것입니다.

### PEG 수식은 지나치면 역효과

이 절의 시작 부분에서 설명한 것처럼 최근 PEG로 수식한 인터페론이 주목을 받고 있습니다. 그러나 이 연구가 시작된 것은 약 30년 전으로 거슬러 올라갑니다. 즉 1977년에 최초로 PEG 수식에 관한 논문이 발표되었는데 이때는 주로 효소의 수식에

그림 9-6. 폴리에틸렌글리콜(PEG)로 수식한 바이오의약품

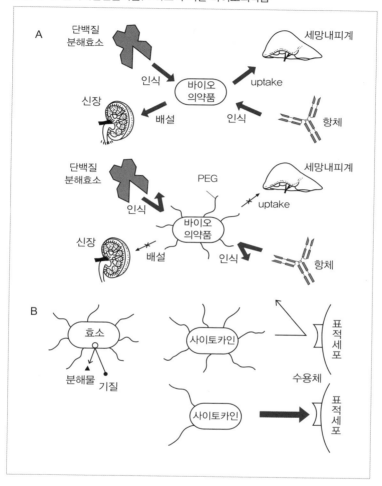

(A) 수식의 효과: 수식하지 않은 경우에는 여러 가지 원인으로 혈중에서 신속하게 소실됨(위),
PEG 수식에 의해 신속한 소실이 방지됨(아래).
(B) 바이오의약품 종류에 따른 차이: 효소에는 PEG를 많이 붙여도 활성이 유지되지만,
사이토카인에 PEG를 많이 붙이면 사이토카인이 수용체와 결합할 수 없게 되므로 PEG를
너무 많이 붙이지 않도록 주의해야 함.

관한 것이었습니다.

　PEG 수식은 단백질을 구성하고 있는 아미노산에 PEG를 직접 화학적으로 결합시키는 것입니다. 수식의 효과는 일반적으로 PEG를 많이 결합시킬수록 커집니다. 그러나 PEG를 너무 많이 붙이면 단백질의 구조가 많이 바뀌기 때문에 단백질의 기능이 손상되는 경우도 있습니다. 이런 경우에는 PEG를 너무 많이 붙이지 말고 적당한 수의 PEG를 붙여야 합니다.

　효소는 화학수식을 하여도 활성이 별로 낮아지지 않기 때문에 PEG로 수식하기에 아주 좋은 단백질입니다. 더구나 효소는 기질인 저분자 물질의 모양을 바꾸거나 분해시키는 촉매입니다. 따라서 효소가 PEG로 좀 덮여 있더라도 작은 분자인 기질이 효소와 만나는 것은 별로 어렵지 않습니다. 그래서 PEG로 수식해도 효소의 반응 효율은 별로 떨어지지 않습니다(그림 9-6 참조).

　여러 가지 효소에 대한 PEG 수식이 활발히 연구되고 있습니다. 이미 adenosine deaminase(ADA)라고 하는 효소에 PEG를 수식한 'Adagen'이 1990년 미국에서 승인되었습니다. 이 약은 세계 최초로 개발된 PEG화 단백질의약품으로, 선천적으로 ADA가 없어서 생기는 면역부전증 치료제로 사용되고 있습니다. Adagen은 ADA 결손질환을 유전자치료로 고치고자 할 경우에도 병용되는 DDS입니다. 1994년에는 아스파라기나아제라는 효소에 PEG를 수식한 'Oncaspar'가 백혈병 치료약으로 승인되었습니다.

ADA의 경우에는 단백질 1분자당 분자량 약 5,000짜리 PEG가 11~17개 붙어 있습니다. 그러나 인터페론처럼 사이토카인이라 불리는 생체활성 단백질의 경우에는 사정이 좀 다릅니다. 사이토카인이 그 생리활성을 나타내기 위해서는 수용체[리셉터, receptor]라고 하는 세포표면단백질과 결합해야 합니다. 그런데 PEG로 사이토카인 표면을 너무 많이 덮어 버리면 사이토카인이 수용체와 결합할 수 없습니다(그림 9-6 참조). 따라서 PEG 인터페론은 인터페론에 분자량 약 12,000짜리 PEG 1개만을 붙여서 만들었습니다. 이처럼 단백질의 종류에 따라 붙이는 PEG의 개수를 다르게 해야 합니다.

## 5. DNA와 DDS – 유전자로 약 만들기

### 유전자치료란 무엇인가?

유전자치료는 유전자인 DNA를 약으로 보고 이것을 필요한 세포에 보내줌(송달)으로써 질병을 치료하고자 하는, 지금까지의 의약품을 이용한 치료와는 전혀 개념을 달리하는 새로운 치료방법입니다. 유전자치료는 지금까지의 방법으로는 치료하기 매우 어려웠던 선천성 유전병이나, 암, 에이즈 같은 질병을 치료하기 위한 최첨단 의료로 주목받고 있습니다. 지금까지 전 세계에서 4,000명 이상의 환자가 이 치료를 받고 있지만 아직은 실험적인 치료 수준에 머물러 있습니다(칼럼 9-4 참조). DDS는 이 획기적인 유전자치료를 성공시키기 위하여 유전자의약품을 송달하기 위한 핵심기술로서 기대를 모으고 있습니다.

사람을 비롯한 생물의 체내에서 일어나고 있는 생명현상의 프로세스는 기본적으로는 "DNA → mRNA → 단백질"이라고

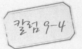

## 세계 최초의 유전자치료에서 조연으로 활약하고 있는 DDS

유전자치료는 1990년 9월 미국에서 세계 최초로 시작되었습니다. 인류 역사에 남을 최초의 환자는 선천적으로 adenosine deaminase(ADA)를 효소를 만들어 내는 유전자가 결손되어(없어서) 면역부전증이라는 불치병에 걸린 4살짜리 여자아이었습니다. 이 아이는 건강한 사람에게는 아무런 해를 끼치지 않는 세균이나 바이러스에 대해서도 저항력이 없었기 때문에 무균 상태에서가 아니면 살 수가 없는 상황이었습니다.

우선 그 아이의 혈액을 채취하여 임파구를 분리 배양한 다음, ADA의 유전자를 인공적으로 집어넣은 레트로 바이러스로 이 임파구를 감염시켰습니다. 임파구에 유전자를 도입할 목적이었습니다. 임파구에 유전자가 잘 들어간 것을 확인한 다음 임파구를 다시 그 아이에게 주사하였습니다. 이를 몇 번 반복하였더니 유전자치료의 효과가 나타나 그 아이는 마침내 보통 생활을 하면서 살 수 있게 되었습니다. 이로써 이 유전자치료가 성공하였다고 볼 수도 있습니다. 그런데 이 아이는 앞에서 설명한 PEG로 수식한 ADA도 함께 투여 받고 있었기 때문에 순전히 유전자치료만으로 건강해졌다고 단언할 수는 없습니다. 이 아이의 치료에 있어서 유전자치료가 주연 역할을 하고 DDS가 조연 역할을 한 셈입니다.

하는 '센트럴 도그마central dogma'로 나타낼 수 있습니다. 센트럴 도그마란 DNA로부터 mRNA(메신저 RNA)에 전사된 후 다시 단백질로 번역되는 것처럼 유전정보가 한 방향으로만 흘러가는 것을 말합니다.

의약품은 대개 이 중에서 가장 하류下流(뒷부분)에 존재하는 단백질을 타깃으로 삼습니다. 단백질은 하류에 있긴 하지만 몸 안에서 일어나는 생체활동의 중심적인 역할을 하고 있습니다. 앞에서 말한 바이오의약품은 단백질 자체를 약으로 삼은 경우인데 반하여, 유전자의약품은 그 단백질의 '근원'이 되는 DNA를 약으로 삼은 경우입니다. DNA를 투여하여 몸 안(세포)에 특정 유전자를 발현시키면 그 세포는 특정 생리활성 단백질을 만들게 되고, 그 생리활성 단백질이 치료효과를 나타내게 되는 것입니다. 유전자치료는 이를 기대하는 치료법입니다.

## 안전한 유전자 운반체인 플라스미드 DNA

유전자치료에서는 도입하고 싶은 유전자gene를 세포 안으로 운반한 다음 세포 안에서 다시 핵까지 송달하지 않으면 안 됩니다. 유전자를 운반하는 운반체를 특별히 '벡터vector'라고 부릅니다. 현재 가장 많이 사용되는 벡터는 바이러스 벡터입니다. 바이러스는 세포에 감염되어 자신의 유전자를 세포에 집어넣는 것이 본업이기 때문입니다. 바이러스성 벡터로는 레트로 바이러스, 아데노 바이러스, 렌치 바이러스, 아데노 수반隨伴 바이러스 등 여러 가지 타입의 바이러스를 이용합니다. 이들을 무독화無毒化(바이러스의 병원성을 없애는 조치)한 후 송달하고자 하는 유전자를 집어넣으면 도입효율이 높은 바이러스 벡터가 됩니다.

그러나 아무리 무독화했다고 하더라도 원래가 바이러스이기 때문에 아무래도 안전성에 문제가 생깁니다. 1999년에는 미국에서 임상시험 도중 아데노바이러스 주사를 맞은 환자가 사망하는 비극적인 사고가 발생하고야 말았습니다. 아마 바이러스가 일으킨 면역반응이 문제가 된 것 같습니다.

또 프랑스에서는 합면역부전증合免疫不全症, SCID-XI이라고 하는 유전병 환자에게 유전자치료를 행한 바 있습니다. 레트로 바이러스를 벡터로 이용하여 치료용 유전자를 도입한 세포를 투여하는 치료이었습니다. 총 11명 중 9명의 증상이 좋아지는 매우 좋은 성적을 얻었지만 나머지 2명이 백혈병에 걸리는 사고가 일어났습니다. 그래서 기대를 모으던 이 치료는 2003년에 중단되었습니다. 이것도 레트로 바이러스의 부작용과 관련된 사고로 생각됩니다.

바이러스 벡터가 우수한 것은 사실이지만 바이러스보다 안전한 벡터를 사용하여 유전자치료를 할 수 있다면 얼마나 좋겠습니까? 비非바이러스성 벡터nonviral vector로서 대표적인 대안이 될 수 있는 것은 아마 플라스미드plasmid(대장균이 만들어 내는 DNA)일 것입니다. 플라스미드에 치료용 유전자를 집어넣으면 비바이러스성 벡터로 유전자치료에 사용할 수 있습니다. 바이러스의 경우와 마찬가지입니다. 플라스미드에 치료용 유전자를 집어 넣은 것을 플라스미드 DNA라고 합니다. 이 플라스미드 DNA는 대장균을 증식시키면 대량으로 제조할 수 있기 때문에 유전자의약품, 즉 약이 될 수도 있을 것입니다. 플라스미드 DNA를 체내에 투여하는 유전자치료용 약으로 이용하기 위해서는 이를 투여한 후, 그 체내동태를 조절하여 플라스미드 DNA가 표적세포에 타기팅되게 해야 함은 물론, 그 후 표적세포의 핵까지 도달하게 해야 합니다. 바로 이런 때에 DDS가 필요한 것입니다.

## DNA의 DDS

DNA는 핵산의 일종으로 약이라고 하기에는 매우 특수한 경우입니다. 플라스미드 DNA는 분자량이 수백만이나 되는 큰 분자입니다. 지금까지 소개해 온 저분자 물질(분자량 수백 정도)이나 생리활성 단백질(분자량 수만 정도), 또는 모노클로날 항체(분자량 15만)보다 훨씬 큽니다(그림 9-4 참조). 그래서 DNA의 체내동태는 기존의 약들과는 매우 다를 것으로 예상됩니다. 또 몸 안에는 도처에 핵산 분해효소가 존재하기 때문에 이 효소에 의해 DNA가 조각조각으로 분해될 것입니다. 그래서 DNA를 표적세포로, 그리고 다시 세포 안에서 핵까지 송달하는 것은 결코 간단한 문제가 아닙니다.

DNA는 인산기에서 비롯된 (-)전하를 많이 띠고 있는 수용성 음이온성 고분자polyanion입니다. 세포막도 마찬가지로 (-)전기를 띠고 있습니다. 그래서 마이너스-마이너스 간의 전기적 반발 때문에 DNA가 세포 안으로 들어가기 어렵습니다.

이러한 문제를 해결하는 한 방법으로 (+)전하를 띠는 약물 운반체를 이용하는 방법을 생각할 수 있습니다. (-)전하인 DNA와 (+)전하인 운반체를 혼합하면 정전기적으로 결합된 복합체가 형성됩니다. (+)전하를 과잉으로 걸어 두면 이 복합체는 세포 표면의 (-)전하에 들러붙기 쉽게 됩니다. 이 복합체는 크기가 수백 nm 정도나 되기 때문에 세포 안으로 들어가기가 어렵지 않을까요? 그런데 세포는 그 표면에 들러붙은 큰 입자를 집어 삼키는 기구endocytosis를 갖고 있습니다. 그래서 표면에 들러붙은 복합체(DNA-캐리어 복합체)를 삼킬 수 있습니다. 그 결과 세포 속으로 들어간 유전자의 일부가 핵까지 도달하여 유전자를 발현시킬 수 있을 것입니다.

(+)전하를 띠는 운반체로는 카티온cation성 고분자polycation나 카티온성 리포솜cationic liposome 등을 이용하는 경우가 많습니다. 폴리카티온과의 복합체를 폴리플렉스polyplex, 카티온성 리포솜과의 복합체를 리포플렉스lipoplex라고 합니다. 복합체로 만들면 분해효소로부터의 공격도 방어할 수 있기 때문에 송달하고자 하는 DNA의 안정성도 좋아집니다.

또 이 고분자 운반체나 리포솜 표면에 표적세포가 갖고 있는, 수용체에 딱 맞는 리간드나 당사슬을 붙여 놓으면 표적세포에 보다 효과적으로 타기팅할 수도 있습니다. 현재 여러 가지 운반체를 이용한 능동적 타기팅active targeting이 활발하게 연구되고 있습니다.

이 외에 병의 원인이 되는 유전자의 mRNA에 상보적인 배열을 갖고 있는, antisense oligo nucleotide라고 하는 핵산 의약품도 개발되고 있습니다. 이 약을 가하면 질병 유전자의 mRNA와 결합하여 그 유전자의 발현을 차단하게 됩니다(그 결과 그 병의 발현을 막음). 또 RNA 간섭이라고 해서 2006년 노벨 의학생리학상을 수상한 연구도 DDS를 대상으로 진행되고 있습니다. 이것은 RNA끼리 서로 방해하여 작동하지 않도록 하는 시도로, 원래 유전자 발현을 억제하기 위해 생물이 갖고 있는 시스템입니다. 이 RNA 간섭을 일으키는 SiRNAshort interacting RNA나 SiRNA가 발현된 플라스미드 등을 사용하여 타기팅용 DDS를 개발하려는 시도도 계속되고 있습니다.

# 10

# 게놈은 의료와 창약을
# 바꾸어 놓을 것이다

사람의 전체 유전자 정보(사람 게놈 또는 인간 유전체)를
해독함에 따라 창약을 연구하는 방법도 바뀌고 있다.
즉 게놈 정보를 근거로 개개인의 체질에 맞는 투약을 한다든지,
새로운 창약의 타깃을 찾는 연구 등이 시작되고 있다.

사람게놈계획human genome project에 따라 사람 게놈 정보와 그 정보를 해석하는 기술이 정비되었습니다. 최근에는 임상에서 약을 처방하는데 실제로 이 정보를 적용하기 시작하였습니다. 약의 임상 효과와 부작용에 인종차 및 개인차가 있다는 사실은 잘 알려져 있습니다. 이것은 개개인의 체질體質에 있는 개인차를 무시하고 평균적인 집단으로부터 얻은 정보를 이용하여 약을 개발하였기 때문입니다. 약에 대한 반응에 이와 같은 개인차를 일으키는 인자로는 체질, 병태, 식사, 영양상태 등이 있습니다만, 특히 유전적 인자에 주목하는 학문이 약물유전학입니다. 또 사람 게놈 정보와 게놈 해석기술을 사용하여 약물반응 및 부작용의 개인차(개개인의 환자가 약물에 대하여 어떻게 응답하는가) 등을 자세하게 예측하는 수법을 약물유전체학pharmacogenomics이라고 합니다. 이에 의해 각 환자에게 안전하고 효과적인 약물을 선택해서 투여하는 맞춤약학(또는 맞춤의료)이 가능해질 것으로 기대됩니다.

이러한 맞춤의료가 가능하려면 환자 한 사람 한 사람의 병태기구에 맞는 치료약이 모두 갖추어져 있어야 합니다. 물론 병태 기구 전체를 해석하는 약물유전학도 필요합니다. 게놈 창약은 개개인의 병태기구에 맞는 치료약 일체를 갖출 수 있게 해주는 방법론입니다. 머지않아 사람게놈계획에 의해 밝혀진 사람의 전 유전자 정보를 이용하여 새로운 약을 창조하거나, post genome 연구를 함으로써 보다 명확한 치료를 할 수 있는 시대가 올 것입니다. 나아가 생명현상의 전체 모습을 보는 연구가 가능해지고, 복잡 다양한 질병의 기구를 총체적으로 해석할 수도 있게 될 것입니다. 또는 DNA microarray와 proteomics chip을 이용하여 약물에 대한 생체의 반응성과 부작용도 예측할 수 있게 됩니다. 또 컴퓨터를 이용하여 '약물분자를 디자인하는' 시대가 됩니다. 이처럼 작용기전이 다른 치료약 일체를 갖출 수 있게 해 주는 게놈 창약은, 맞춤의료와 맞춤약학을 실행하는 데 있어서 자동차의 바퀴와 같은 역할을 합니다.

## 1. 게놈 창약과 맞춤약학 또는 맞춤약제학

여러분은 '창약', '게놈 창약' 또는 '맞춤의료(tailor-made 또는 order-made 의료)'란 말을 들어 보셨습니까?

창약이란 문자 그대로 약을 창조한다는 의미입니다. 인류를 위협하는 많은 질병과 밤낮으로 싸우는 의료 관련인들이 싸울 때 사용하는 최대의 무기가 약입니다. 고대로부터 인류는 경험과 우연한 행운(이것을 serendipity라고 합니다)을 통해 이 무기(약)를 손에 넣어 왔습니다. 그 후 과학의 진보에 따라, 특히 화학의 힘으로 많은 화합물을 합성하여 제약 산업을 발전시켰고, 약의 작용 메커니즘을 연구하는 학문(약리학)도 일으켰습니다. 20세기 후반에는 생명과학, 특히 생화학, 분자생물학, 세포생물학 같은 최첨단과학을 통하여 질병의 메커니즘을 해명할 수 있었습니다. 이러한 기초연구를 바탕으로 signal 분자, 분자 간 상호작용, 정보전달 기구를 표적으로 한, 각각의 목적에 맞는 창약이 가능해졌습니다. 그리고 세포의 정보인식 시스템을 조절함으로써, 병을 일으키는 생리활성을 조절하는 치료법을 연구할 수 있게 되었습니다. 그 결과 현재 이런 약들이 전 세계에서 사용되고 있는 약물의 상당 부분을 차지하게 되었습니다.

이처럼 창약은 첨단 과학과 기술이 융합되어야 가능한 것입니다. 20세기 후반 생명과학과 화학 영역에 혁신적인 연구가 많았습니다. 그 결과 오늘날의 창약은 과거와 그 모습이 매우 달라졌습니다. 1990년대부터 시작되어 2003년에 끝난 사람게놈 계획에 의해 사람 DNA의 전 염기 배열을 거의 완전하게 해독할 수 있게 되었습니다. 사람 게놈의 해독이 끝난 현재, 이제 연구는 포스트 게놈(게놈의 뒤)의 단계로 나가고 있습니다. 즉, 읽은 염기 배열 데이터를 어떻게 이해하고 이용해 갈 것인가 하는 연구가 앞으로의 생명과학 연구의 중심이 될 것이란 말입니다. 또 게놈 정보를 의료와 창약에 활용하려는 시도도 활발해졌습니다. 이를 상징하는 말이 '맞춤tailor-made 의료'와 '게놈 창약'입니다.

이 책의 옮긴이(심)는 최근 맞춤의료 또는 맞춤약학의 정신으로 약물분자, DDS 및 투여 방법을 최적화하고자 연구하는 학문을 맞춤약제학(personalized pharmaceutics 또는 individualized pharmaceutics)이라고 부르기 시작하였습니다. 약제학藥劑學,

pharmaceutics은 기본적으로 이상적인 약물송달을 목표로 삼는 학문입니다. 즉 환자 개개인에게 최적의 약물요법을 수행할 수 있도록 최적의 약물 분자를 선택하거나 설계하고, 적절한 처방을 통해 최적의 제제 또는 최적의 DDS를 설계하며, 최적의 투여 방법을 제시해 주는 학문이 약제학입니다. 그렇다면 약제학의 나아갈 길은 필연적으로 환자 개개인의 유전적 특성에 가장 적합한 약물요법을 시행하고자 하는 맞춤약학(또는 맞춤의료)이될 수밖에 없습니다. 영어로 표현해 보자면 21세기 약제학의 목표는 'Individualized Pharmaceutics for Optimized Drug Delivery'라고 할 수 있을 것이라는 말씀입니다. 이제 맞춤약제학을 비롯한 맞춤약학은 새로 시작된 약대 6년제의 가장 중요한 목표의 하나가 될 것이 분명합니다. 이 장에서는 게놈 해독이 의료, 특히 창약(게놈 창약)에 미치는 영향을 구체적으로 설명하고자 합니다.

## 2. 사람 게놈을 해독하면 무슨 일이 일어나나?

우리들의 몸은 모든 곳이 세포입니다. 세포의 종류는 300가지이고 갯수는 합쳐서 60조 개나 됩니다. 각 세포의 핵 속에 들어있는 염색체는 유전 물질인 DNA가 접혀진 것으로, DNA 염기의 배열 방식이 바로 유전정보입니다. 게놈이란, 1세트의 염색체에 들어 있는 DNA가 갖고 있는 모든 유전정보를 가리킴니다. 사람 게놈, 즉 사람의 DNA의 전 염기 배열을 완전히 해독할 목적으로 수행된 '사람게놈프로젝트human genome project(각종 정부 기관, 민간 연구기관이 참여한 국제적인 연구 프로젝트)'에 의하면 사람의 게놈은 30억 염기로, 그 정보량은 신문으로 환산하면 20만 페이지에 상당합니다. 2003년 4월에 사람 게놈의 99%가 해독되어(데이터 정밀도, 99.99%), 사람 게놈 해독이 완료되었다고 발표되었습니다. 읽은 게놈 정보는 단순한 염기 배열 순서입니다. 비유로 설명하자면, 현재 게놈에 쓰여 있는 문자는 읽을 수 있게 되었지만 그 내용(생물학적인 의미)은 아직 잘 알지 못하는 상태입니다. 그 의미를 풀어 밝히는 것이 지금부터 해야 할 가장 중요한 과제입니다.

그래서 방대한 게놈 정보로부터 컴퓨터를 사용하여 생물학적인 의미를 찾아내고자 하는 생물정보학bioinformatics이라는 학문이 생겨났습니다. 생물정보학은 컴퓨터를 써서 생명현상을 해명하고자 하는 '생명과학'과 '정보과학'이 융합된 학문입니다. 다시 말하자면 사람 게놈 정보를 비롯한 방대하고 다양한 생물학 정보를 효율적으로 정리 해석하여 그것들이 생물학적, 의학적으로 무엇을 의미하는가를 밝히는 학문입니다. 이제 생물정보학 없이는 연구가 불가능한 시대가 되었습니다.

생물정보학에 따라 해석해 보고, 또 실험적인 증거로부터 추정해 볼 때, 현재 사람 게놈에 포함되어 있는 유전자의 수는 약 22,000개 정도라고 합니다. 초파리의 유전자 수는 13,600개입니다. 놀랍게도 사람의 유전자 수는 초파리의 2배 정도밖에 안

됩니다. 그 정도의 차이로 어떻게 사람과 초파리의 엄청난 차이가 생길 수 있는지 생각할수록 흥미롭습니다.

이 유전자의 정보에 따라 만들어지는 단백질(유전자의 산물)은 우리 몸 안에서 여러 가지 생명현상에 직접적으로 관여하는 배우에 해당합니다. 환경인자 등에 의해 내인적 요인內因的 要因인 유전자의 기능이 이상해진 상태(즉 낮아져 있거나 높아진 상태)를 '질병'이라고 할 수 있습니다. 유전자의 기능을 과거에는 체질體質이라고 불렀습니다. 약이란 '유전자의 기능이 이상해진 상태를 원래의 상태로 되돌리는 물질'이라고 생각할 수도 있습니다(그림 10-1 a, b, c).

사람 게놈을 꼼꼼하게 해독한 결과, 각 개인의 염기 배열에 조금씩 차이가 있다는 사실을 알게 되었습니다. 유전자에 다형多型, polymorphism이 존재한다는 사실은 종래부터 알고 있었습니다만, 이제 한층 정밀한 유전자 다형(한 염기의 유전자 다형을 영어로 single nucleotide polymorphism, SNP라 쓰고 스닙이라고 발음함)이 발견되었습니다(그림 10-2). 사람 게놈 염기 배열은 99.9%가 같고 약 0.1%의 차이가 있다고 합니다. 사람 게놈의 염기쌍은 30억 쌍이므로 이의 0.1%면 300만 개의 염기가 됩니다. 모든 유전자 다형의 약 85%는 이 SNP에 의한 것이라고 추정됩니다. 이처럼 SNP는 그 수가 매우 많고 모든 게놈에 균등하게 배치되어 있습니다. 그래서 게놈의 SNP 지도를 상세하게 만들어 놓으면 각 개인의 유전적 특성을 구별하기 쉽습니다. 바꾸어 말하자면 각 개인의 게놈 위에 써 놓은 개인 인증 바코드가

그림 10-1. 게놈과학을 이용한 임상연구

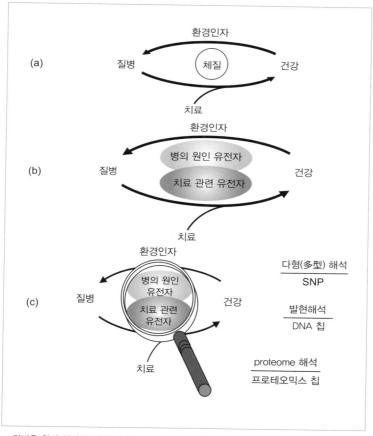

a: 질병은 환경 인자와 '체질'과의 관련에 의해 생긴다.

b: 게놈과학은 '체질'이라고 부르던 신체의 상태를 '병의 원인 유전자'와 '치료 관련 유전자'로 나누어 이해하고자 하는 학문이다.

c: 게놈과학에서는 SNP를 이용한 유전자의 다형(多型) 해석, DNA 칩을 이용한 유전자의 발현 해석, 그리고 프로테오믹스 칩을 이용한 proteome(단백질 전체)의 체계적인 해석을 통해 질병의 원인을 연구한다.

SNP인 것입니다.

한편 여러 가지 질병이나 약물투여 같은 생체 내 환경의 변화에 따라 세포 내 유전자가 양적으로 변화되는지 여부도 중요합니다. 유전자의 양적 변동을 분석하는 도구로써 DNA 칩(DNA microarray)이라는 것이 고안되었습니다(그림 10-3). 세포 내에서 어느 유전자가 작용하고 있는가 등을 하나하나 분석하는 것은 현실적으로 어렵습니다. 그러나 DNA 칩을 사용하면 한 번에 대량의 유전자 발현을 분석할 수 있습니다.

이처럼 SNP 바코드와 유전자의 발현 상황을 모니터(DNA 칩을 사용하여) 한 다음 임상 정보(발현형)와 비교 해석하면, '체질' 즉 특정 질병에 걸리기 쉬운 정도와 약물응답성, 부작용 발현

그림 10-2. SNP

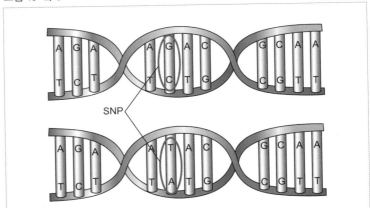

A, T, G, C는 각각 DNA 염기인 adenine, thymine, guanine, cytosine을 나타낸다.
출처 : 일본 제약공업협회 홈페이지

에 관련된 유전자군의 다형 등을 알아낼 수 있습니다. 나아가
환자의 유전적 특성에 맞추어 최적의 약을 선택하여 투여 설

그림 10-3. DNA chip은 탐색 연구를 돕는 도구

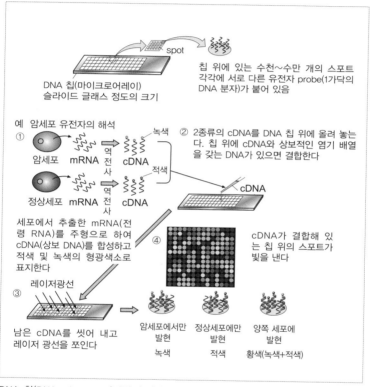

DNA 칩(DNA microarray)이란 슬라이드 유리 또는 실리콘 기판을 수만 내지 수십만
개의 구역으로 나누어 놓고 거기에 DNA의 부분적인 배열을 고밀도로 배치하여 고정한
것을 말한다. 수만 내지 수십만 개의 유전자 발현을 한 번에 조사할 수 있다. 예컨대 많은
유전자 단편을 1개의 유리 기판 위에 고정하면, 이 유전자 단편(probe)과 사람의 세포에서
추출한 mRNA(messenger RNA)를 역전사효소를 써서 cDNA로 변환시킨 것(target)을
작용시킴으로써 사람 세포 내에 발현되어 있는 유전자 정보 전체를 검출할 수 있다.

계를 하는 맞춤약제학(또는 tailor-made 의료)에도 응용할 수 있을 것입니다.

## 3. 게놈 정보를 이용한 맞춤약학

사람게놈계획에 의해 정비된 사람 게놈 정보와 기술을 최근 임상에서 약을 처방하는 데에 적용하고 있습니다. 그 방법론이 약물유전체학pharmacogenomics입니다.

알코올을 마시면 체질에 따라 얼굴이 빨개지는 사람, 기분이 나빠지는 사람, 아무렇지도 않은 사람 등 천차만별의 반응이 나타납니다. 알코올과 마찬가지로 의약품도 그 임상효과와 부작용에 인종차와 개인차가 있습니다. 일반적으로 기존 약의 4분의 1~3분의 1에 대하여 환자가 응답하지 않거나, 응답하기 어려울 뿐만 아니라 오히려 부작용을 나타내고 있다고 합니다. 1994년의 미국의 통계에 의하면 미국에서 발행된 약 30억 장의 처방전에 따라 약을 복용한 환자 중 약 200만 명이 부작용으로 병원에 입원하며 그중 약 10만 명이 사망하고 있다고 합니다. 이것은 그 해 미국의 사망 원인 중 4번째에 해당하며, 약의 부작용에 의해 파생된 의료비는 약 8.4조 엔이나 된다고 합니다. 이처럼 약의 부작용이 심각해진 이유 중의 하나는 오늘날의 의약품은 그 의약품을 개발할 때에 환자 개개인의 개인차를 무시하고 집단에 대한 통계적 정보(고전적 평균치)를 이용하기 때문이라고 합니다.

　종래부터 약에 대한 반응성의 개인차를 여러 인자(병태, 식사 및 영양 상태 등 소위 "체질") 중 특히 유전적인 인자 측면에서 연구하는 약물유전학이란 학문이 있었습니다. 이 학문은 주로 약물 대사 효소 등을 중심으로 연구해 왔습니다. 한편 사람 게놈 정보나 게놈 해석 같은 최신 기술을 이용하여 개인차를 체계적으로 예측하는 학문이 약물유전체학입니다. 약물유전체학은 예컨대 환자 개개인의 약물 응답성이나 부작용의 발현 등을 SNP 같은 파라미터를 사용하여 예측합니다. 약물유전체학은 사람게놈 프로젝트 중에서 가장 가까운 장래에 응용될 것으로 기대되는 분야입니다. 약물유전체학에 의해 어떠한 유전적 배경이 약효의 개인차를 일으키는지를 알게 되면, 신약의 탐색연구, 임상개발, 임상사용(처방), 나아가 의약품의 승인신청 등에 이르기까지 거의 모든 분야에서 상당한 변화가 불가피할 것으로 예상됩니다. 특히 피험자의 층별화層別化: stratification(피험자를 약에 대한 반응자, 비반응자 및 부작용 발현군으로 구분해 놓는 일)를 통해 임상시험의 효율성을 높일 수 있습니다. 즉 적은 수의 환자를 써서 신속하고 안전하게 임상시험을 할 수 있을 것입니다. 또 임상치료 시에는 층별화를 통해 개개인에게 가장 적당한 약물을 선택하거나 가장 적절한 투여계획(tailor-made 의료, 또는 맞춤약학, 맞춤약제학)을 세움으로써 약물요법을 보다 안전하고 효과적으로 시행할 수 있을 것입니다.

　현재 임상 의학이 지향하고 있는 '근거에 바탕한 의료evidence

based medicine: EBM'란 '신뢰성이 높은 최신의 정보로부터 얻어지는 최선의 근거'를 바탕으로 개개의 환자에게 최적의 의료를 제공하자는 것입니다. 약물유전체학은 이 EBM을 추진하는 강력한 방법론이 될 수 있을 것입니다. 맞춤약학 또는 맞춤의료에 의해 효과가 없는 약물의 사용이 줄어들고, 또 그에 따라 의약품의 부작용이 줄어들면 전체 의료비도 줄어들게 됩니다. 가까운 장래에 사람 게놈과학이 응용될 가능성이 가장 커 보이는 분야가 바로 이러한 분야입니다.

## 4. 게놈 정보를 이용한 게놈 창약

맞춤의료가 실현되기 위해서는 (1) 약물유전체학을 이용하여 질병에 대한 총체적인 약물유전학적 해석이 가능해야 할 뿐만 아니라 (2) 환자 한 사람 한 사람의 병태 기구에 딱 맞는 모든 치료약이 구비('구색 갖추기')되어 있어야 합니다. 생활 습관병(고혈압, 당뇨병 같은 흔한 병)에는 다양한 인자가 관여하는 경우가 많습니다. 개개 환자의 발현형(예컨대 혈압이 높다, 혈당치가 높다 등)이 같은 경우라도 그 발증 메커니즘, 예컨대 관여하는 유전자(군)와 분자 기구는 다른 경우가 많습니다.

이처럼 다양한 병태에 대응할 수 있도록 치료약의 '구색 갖추기'가 필요한데, 이를 가능하게 해 주는 방법론이 게놈 창약입니다. 그 개략을 그림 10-4에 설명하였습니다.

그림 10-4. 게놈 창약 연구의 흐름

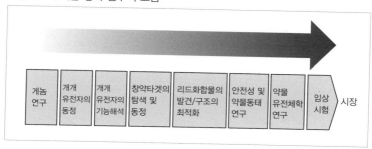

| 게놈 연구 | 개개 유전자의 동정 | 개개 유전자의 기능해석 | 창약타겟의 탐색 및 동정 | 리드화합물의 발견/구조의 최적화 | 안전성 및 약물동태 연구 | 약물 유전체학 연구 | 임상 시험 | 시장 |

그러면 게놈 연구를 기반으로 한 창약 연구는 종래의 창약 연구와 무엇이 다를까요? 현재 게놈 중에서 기능이 밝혀진 유전자는 약 22,000개인데 그중 창약 표적으로 알려진 것은 전체의 약 6%, 즉 약 1,000개 정도에 불과합니다. 지금까지 인류가 오랜 세월에 걸쳐 창조하여 사용하고 있는 약물의 표적이 되는 유전자는 약 500개입니다. 그러므로 사람의 전 유전자 정보를 이용하면 창약의 연구 대상이 훨씬 넓어질 것입니다. 또 포스트 게놈 연구 분야인 기능게놈 과학과 구조게놈 과학이 발전하면 개개의 유전자와 단백질의 기능을 해석할 수 있게 될 것이고, 그러면 질병이 발생하는 메커니즘에 바탕을 둔 치료 표적의 수가 더 늘어날 것으로 예상됩니다.

그러나 종래의 창약과 게놈 창약의 더 큰 차이는 대상으로 삼는 표적 유전자의 개수입니다. 종래의 창약은 한 개의 표적 분자(유전자)의 기능 및 병태 시의 역할 등을 연구하여 창약에 활용합니다. 그러나 게놈 창약에서는 전 게놈이 밝혀짐에 따라 전

유전자 또는 전 단백질을 대상으로 한 망라적인 연구를 합니다. 이에 의해 생체 현상의 전체 모습을 파악하는 연구, 즉 매우 복잡 다양한 질병의 구조를 통째로(망라적으로) 해석할 수 있게 된다는 것입니다. 또 이미 소개한 DNA 칩과 프로테오믹스(특정의 세포와 조직에서 만들어지는 전 단백질을 밝히고 그것들이 어떤 작용을 하고 어떤 상호작용을 하는가를 밝힘) 칩에 의해 약물에 대한 생체의 응답성과 부작용도 예측할 수 있게 되어, in silico(컴퓨터 내)에서의 약물 디자인이 가능해집니다(그림 10-5).

이처럼 게놈 창약은 작용기전이 다른 치료약 일체를 갖출 수 있게 해 줍니다. 따라서 게놈 창약은 맞춤약학(또는 맞춤의료)을 실제로 가능하게 해 주는 자동차의 바퀴와 같은 역할을 하는 것입니다.

그림 10-5. 게놈과학에 의한 창약 패러다임의 변화

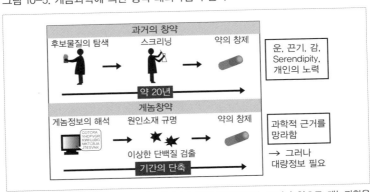

지금까지는 약을 창조하는 데에 많은 시간과 노력이 필요하였다. 그러나 앞으로 게놈과학을 이용하면 과학적 근거를 바탕으로 신속하게 창약을 할 수 있다. 다만 많은 정보를 수집하고 해석해야 하는 어려움도 있다.

## 5. 약물유전체학의 구체적인 예

약물의 대사에 관여하는 효소의 유전자다형에 대해서는 이미 연구가 많이 되어 있습니다. 또 예컨대 위궤양의 원인균인 파이롤리H. pyroli 균의 제균 요법(3가지 약, 즉 omeprazole, amoxicillin, clarithromycin 투여)의 유효율과 대사효소 CYP2C9의 유전자다형과의 관련성도 연구되어 있습니다. 또 고지혈증 치료약pravastatin의 유효성과 cholesteryl ester transfer protein(CETP)의 유전자다형과의 관련성이 보고되었으며, 항천식제인 lipoxygenase 저해제(디후로)의 간독성 발현을 예측할 수 있는 SNP도 밝혀져 있습니다.

한편 유전자 발현에 관한 체계적인 정보도 속속 약물유전체학에 응용되고 있습니다. 마이크로어레이(DNA 칩) 기술을 써서 조사한 유전자 발현 프로필을 이용하면, 과거에는 분류하기 어렵던 질병을 진단하고 치료할 수 있다는 연구 결과가 보고되고 있습니다. 예컨대 '비만성 대세포성 B세포 임파종diffuse large B-cell lymphoma: DLBCL'은 성숙 B세포가 상당히 진행된 악성종양으로, 미국에서 연간 25,000명 이상의 환자가 발생하는 질환입니다. 이 암에 걸린 환자의 임상 경과(예후와 치료 반응성 등)는 일정하지 않고 환자에 따라 매우 다릅니다. 즉 치료 초기에는 대부분의 환자가 화학 요법에 반응하지만 결국 환자의 약 40%는 예후가 좋은 반면 나머지 환자는 예후가 매우 나쁩니다.

종래에는 어떤 방법을 써서도 예후를 명확하게 판정할 수 없었습니다. 환자에 따라 예후가 이처럼 다른 것은 환자에 따라 숨겨진 병태 분자 기구가 서로 다르기 때문일 것이라는 가정 하에, DNA 마이크로어레이 기술(Lymphochip, 임파구 칩이라고 부름, 약 18,000가지 임파구에 발현하는 유전자를 로딩한 cDNA 칩)을 사용하여 이 B세포 종양의 유전자 발현을 해석하였습니다. 그 결과 이 임파종을 일으키는 유전자에 두 가지 발현 패턴이 있다는 사실을 알게 되었습니다. 각 패턴을 각각 '배胚중심'과 '활성화'라고 부릅니다. 놀랍게도 임상 경과는 배중심 환자 쪽이 활성화 환자 쪽보다 훨씬 생존율이 높았습니다. 이처럼 유전자 발현 패턴을 보고 환자의 예후를 예측할 수 있게 되었습니다. 즉 유전자 발현을 측정함으로써 분자 레벨에서 임상 진단 및 예후 예측을 할 수 있게 된 것입니다.

위 연구에서는 유전자가 발현된 양을 지표로 해서 임파종을 분류하였지만, 앞으로 유전자의 구조적 차이(즉 SNP 등의 유전자 다형)까지 측정할 수 있게 되면, 환자를 더욱 세밀하게 개별화할 수 있을 것입니다. 이처럼 유전자다형과 유전자 발현 정보를 해석하는 기술이 발전할수록 맞춤약학 또는 맞춤의료(게놈 의학 연구, 치료, 그리고 나아가 약물유전체학)가 발전할 것으로 기대됩니다.

## 6. 게놈 창약의 구체적인 예

### 게놈 정보를 이용한 창약
### – 우선 표적 수용체부터 발견해야 한다

G단백질 공역형 수용체GPCR는 세포막을 7회 관통하는 특징적인 분자구조를 가진, 중요한 약물치료 표적입니다(그림 10-6). 고혈압, 부정맥, 협심증, 천식, 소화기 궤양 등 많은 질병에 대한 치료약의 표적 분자가 이 유전자 패밀리에 속합니다.

생물정보학bioinformatics에 의하면, 현재 사람 게놈에 존재하는 약 700~800개의 GPCR 유전자 중 이 유전자를 활성화하는 물질(리간드)이 발견되어 있는 것은 150개에 불과합니다. 즉 다른

그림 10–6. GPCR

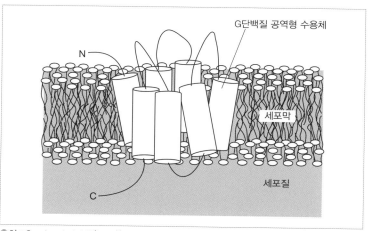

GPCR에 대해서는 리간드 및 생리적 기능이 알려져 있지 않습니다. 이런 수용체들을 '고아orphan' 수용체라고 합니다. 고아 수용체는 새로운 생리활성, 새로운 창약의 표적이 될 가능성이 높습니다. 그렇기 때문에 고아 수용체의 생리기능과 그 수용체와 결합하는 생체 내 리간드를 신속하게 밝혀내는 일이 게놈 창약에 있어서 매우 중요합니다. 이 일은 신약 창출에 있어서 최첨단 연구영역의 하나입니다.

최근 고아 수용체인 GPR120에 관한 연구에 큰 성과가 있었습니다. 이 수용체는 galanin 수용체 모양이라고 하는 구조적인 특징을 갖고 있는데, 종래 중요한 에너지원으로 알려져 있던 유리 지방산이 이 수용체의 리간드라는 사실이 발견된 바 있습니다. 또 이 수용체는 올레인산과 리놀렌산 같은 유리 지방산에 의해 자극되며, 소장에서 GLP-1(인슐린 분비 촉진성 펩티드 호르몬)의 분비를 조절하고 있음이 다음 실험을 통해 밝혀졌습니다. 우선 사람 게놈 지도를 근거로 하여 이 수용체의 유전자를 클로닝하여 세포에 그 유전자만을 발현시켰습니다. 다음, 이 세포를 사용한 실험에서 긴사슬 유리 지방산이 이 수용체의 리간드로 작동하는 것을 밝혔습니다. 동시에 이 수용체가 장관에 특이적으로 대량 발현되어 있는 것을 확인하였고, 유리 지방산을 마우스에 경구 투여하면 이 수용체가 활성화되어 GLP-1 및 인슐린의 분비가 촉진되는 것을 확인하였습니다. 따라서 이 수용체에 특이적으로 작용하는 화합물은 혈중 인슐린 농도를 컨트롤하는 약으로 작용할 가능성이 있어 보입니다. 잘하면 새로운 메커니즘의 당뇨병 예방 및 치료제를 개발하는 데까지 연결될 수 있을지도 모릅니다. 또 GLP-1 호르몬은 식욕 억제 작용도 나타내므로 이를 이용하여 비만을 치료하는 길도 열 수 있지 않을까 기대됩니다(그림 10-7).

이처럼 게놈 정보를 이용하여 먼저 특정한 치료약에 대한 표적 분자 패밀리(예: 수용체)를 클로닝하고, 이를 이용하여 수용체에 대한 리간드를 탐색하고, 수용체의 생리기능을 찾아내고, 나아가 창약에 이르는 '게놈 창약' 어프로치는 종래의 창약 개

그림 10-7. 게놈 창약에 의해 발견된 당뇨병 치료 표적 수용체 GPR120의 작용

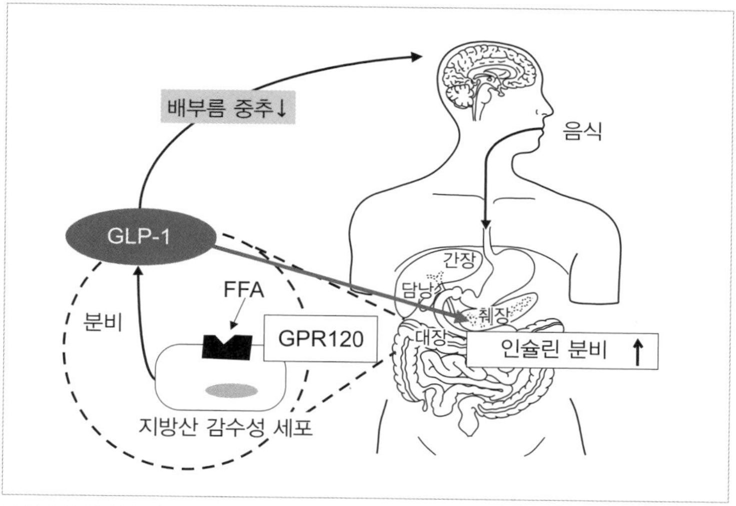

음식이 분해되어 생긴 유리 지방산(FFA)이 장에서 GPR120 수용체를 자극하여, GLP-1 (glucagon 모양 펩티드-1)이라고 하는 펩티드 호르몬의 분비를 촉진함으로써, 인슐린의 분비를 촉진한다. 또 이 GLP-1은 뇌의 비만 중추에 작용하여 식욕을 억제하므로, 비만 예방에도 활용할 수 있을 것이다.

넘, 즉 '우선 화합물이 있어야' 한다는 생각을 '우선 약물 표적 분자가 있어야' 한다는 생각으로 바꾸어 놓았습니다. 이제 게놈 창약에 의해 창약의 패러다임이 바뀐 것입니다.

## DNA 칩을 이용한 치료 타깃의 탐색

일반적으로 질환은 대개 환경 인자와 유전 인자가 복합적으로 작용하여 생깁니다. 이와 같은 다인자 질환은 아직도 그 병태를 해석하는 좋은 방법이 없습니다. 종래의 약리학에서는 질환동물 모델을 사용하여 약의 효력을 평가하였습니다. 만약 질환동물 모델에서의 유전자 발현 전체를 체계적으로 해석할 수 있게 된다면, 종래 동물 모델에 대해 축적되어 있는 방대한 양의 생리, 생화학 및 약리 데이터를 유전자 측면에서 재해석할 수 있게 됩니다. 그렇게 되면 그 파급 효과가 얼마나 클지 예측할 수 없습니다.

필자의 연구실에서는 각종 모델 질병을 일으킨 실험동물에서 병태 유전자가 어떻게 발현되어 있나, 또 약물 치료에 의해 어떤 유전자군의 발현이 변동하는가를 조사 해석하고 있습니다. 최근 DNA 칩을 사용하여 신장염 동물 모델을 해석함으로써 신장염 치료약의 새로운 표적유전자를 찾아내는 데 성공하였습니다. 일본에서 신장 투석을 받고 있는 환자의 수는 해마다 늘어나고 있습니다. 그 환자들의 약 절반은 신염腎炎이 신부전으로 나빠져서 투석을 받게 된 사람들입니다. 이 신염 모델을 흰쥐에 만들어, 신염 쥐의 신장을 DNA 칩으로 해석하였습니다. 이 신염에 의해 신장에 있는 많은 유전자의 발현이 달라져 있었습니다. 필자는 그중 카제인키나제caseinkinase(많은 단백질을 인산화하여 그 단백질의 기능을 크게 바꾸어 주는 효소)의 변동에 주목하였습니다. 그리고 후속 연구를 통하여 이 효소의 발현을 억제하는 유전자치료, 또는 이 효소의 활성을 저해하는 천연물 유래의 저분자 화합물을 투여함으로써 신장염의 진행을 억제할 수 있다는 사실을 증명하였습니다. 또 실제로 신장염 환자에 대하여 이 효소의 발현을 측정해 보았더니 이 효소가 신장염의 진행과 밀접한 관련이 있었습니다. 이러한 연구로부터 현재 카제인키나제는 신장염 치료의 새로운 창약 표적으로 주목을 받고 있습니다. 이 카제인키나제는 이미 생화학 연구를 통해 알려져 있던 분자이지만, 신장염과 관련이 있다는 사실은 전혀 몰랐었습니다.

이처럼 DNA 칩을 사용한 '탐색 연구'로 과거에는 찾아낼 수 없었던 새로운 창약 표적 분자를 검출할 수 있습니다. 즉 난치성 질환의 약물 치료 타깃을 찾아낼 수 있습니다. 앞으로 게놈 정보와 게놈 테크놀로지를 이용하면 소위 'genome wide(모든 유전자에 대해)'라고 불리는 광범위한 탐색을 통해 수많은 창약 표적을 찾아낼 수 있을 것으로 기대됩니다.

## 7. 앞으로의 전망

게놈과학의 큰 물결이 창약 연구 자체에 큰 변화를 주고 있습니다. 포스트 게놈 시대인 현재에는 유전자 기능의 해명, 질환병태생리학의 발전, 나아가 화학물질 관련 영역의 급속한 발전 등에 힘입어, 종래에 볼 수 없던 빠른 속도로 치료약을 개발할 수 있게 될 것입니다. 창약과학의 두 바퀴는 생물계 영역과 화학물질계 영역입니다. 이 두 계가 관련된 영역에 존재하는 분자가 다양한 만큼, 현재 창약과학 연구와 관련된 정보는 넘쳐나는 상태에 있습니다. 그래서 이 과잉의 정보를 통합화하고자 하는 생물정보학, 나아가 약물정보학pharmainformatics이 필요하게 되었습니다. 결론적으로 지금은 이런 학문들의 힘에 의해 합리적인 창약과학이 막 탄생하려고 하는 시기입니다.

종래의 분자의학에서는 특정 유전자산물, 産物에 주목하여 병태와 치료를 해석해 왔습니다. 그러나 게놈 의학 시대에 들어와서는 게놈 및 프로테옴을 계통적으로 탐색할 수 있게 되었습니다. 그러면 약효(치료)의 시그날 분자 또는 약효(치료) 관련 유전자와 같은 새로운 분자군(또는 유전자군)을 발견하게 되어, 병을 치유하는 메커니즘을 분자 레벨에서 밝힐 수 있게 될 것입니다. 또 이러한 기능 해석을 통하여 창약과학은 새로운 차원으로 발전하게 될 것입니다. 창약의 효율성이 높아지는 것은 물론 창약의 개념도 근본적으로 바뀔 것입니다. 즉 창약과학이 종래의 합성 화학을 중심으로 발전해 온 과정으로부터, 게놈과학을 기초로 한 새로운 과정으로 바뀌게 될 것입니다. 말하자면 게놈 과학에 의해 인류 역사상 최초로 사람 병태에 대한 깊은 통찰을 근거로 하여 새로운 치료약을 창조하는 것이 가능해질 것이라는 이야기입니다.

인류에 공헌한 위대한 치료약의 창제는 종종 'serendipity에 의한 것'이라고 합니다. 그렇다면 게놈 창약과학이야말로 선배들의 위대한 이 'serendipity'를 art로부터 science로 바꾸어 주는 학문이라 할 수 있을 것입니다. 미래를 꿈꾸는 청년 여러분! 게놈 창약에 여러분의 인생을 걸어 보시지 않으렵니까?

부록

## 표 1. 국내 개발 신약 목록(1999-2022.6.30)(취하 품목 제외)

| | 제품명 | 회사명 | 주성분 | 효능효과 | 비고 |
|---|---|---|---|---|---|
| 1 | 선플라주 | 에스케이케미칼(주) | 헵타플라틴 | 항암제(위암) | 1999.7.15 |
| 2 | 이지에프외용액 | (주)대웅제약 | 인간상피세포성장인자 | 당뇨성 족부 궤양치료제 | 2001.5.30 |
| 3 | 큐록신정 | 제이더블유중외제약(주) | 발로플록사신 | 항균제(항생제) | 2001.12.17 |
| 4 | 팩티브정 | (주)엘지화학 | 제미플록사신메실산염 | 항균제(항생제) | 2002.12.27 |
| 5 | 아피톡신주 | 구주제약(주) | 건조밀봉독 | 관절염치료제 | 2003.5.3 |
| 6 | 캄토벨주 | (주)종근당 | 벨로테칸 | 항암제 | 2003.10.22 |
| 7 | 레바넥스정 | (주)유한양행 | 레바프라잔염산염 | 항궤양제 | 2005.9.15 |
| 8 | 자이데나정 | 동아에스티(주) | 유데나필 | 발기부전치료제 | 2005.11.29 |
| 9 | 레보비르캡슐 | 부광약품(주) | 클레부딘 | B형간염치료제 | 2006.11.13 |
| 10 | 펠루비정 | 대원제약(주) | 펠루비프로펜 | 골관절염치료제 | 2007.4.20 |
| 11 | 엠빅스정 | 에스케이케미칼(주) | 미로데나필염산염 | 발기부전치료제 | 2007.7.18 |
| 12 | 놀텍정 | 일양약품(주) | 일라프라졸 | 항궤양제 | 2008.10.28 |
| 13 | 카나브정 | 보령제약(주) | 피마살탄칼륨삼수화물 | 고혈압치료제 | 2010.9.9 |
| 14 | 피라맥스정 | 신풍제약(주) | 피로나리딘인산염, 알테수네이트 | 말라리아치료제 | 2011.8.17 |
| 15 | 제피드정 | 제이더블유중외제약(주) | 아바나필 | 발기부전치료제 | 2011.8.17 |
| 16 | 슈펙트캡슐 | 일양약품(주) | 라도티닙염산염 | 항암제(백혈병) | 2012.1.5 |
| 17 | 제미글로정 | (주)엘지화학 | 제미글립틴타르타르산염 1.5수화물 | 당뇨병치료제 | 2012.6.27 |
| 18 | 듀비에정 | (주)종근당 | 로베글리타존황산염 | 당뇨병치료제 | 2013.7.4 |
| 19 | 아셀렉스캡슐 | 크리스탈지노믹스(주) | 폴마콕시브 | 골관절염치료제 | 2015.2.5 |
| 20 | 자보란테정 | 동화약품(주) | 자보플록사신D-아스파르트산염수화물 | 항균제(항생제) | 2015.3.20 |
| 21 | 슈가논정 | 동아에스티(주) | 에보글립틴타르타르산염 | 당뇨병치료제 | 2015.10.2 |
| 22 | 올리타정 | 한미약품(주) | 올무티닙염산염일수화물 | 항암제 | 2016.5.13 |
| 23 | 베시보정 | 일동제약(주) | 베시포비르디피복실말레산염 | B형간염치료제 | 2017.5.15 |
| 24 | 알자뷰주사액 | (주)퓨처켐 | 플로라프로놀(18F)액 | 알츠하이머 보조진단 | 2018.2.2 |
| 25 | 케이캡정 | 씨제이헬스케어(주) | 테고프라잔 | 위식도역류질환 치료제 | 2018.7.5 |
| 26 | 렉라자정 | (주)유한양행 | 레이저티닙메실산염일수화물 | 항암제 | 2021.1.18 |
| 27 | 렉키로나주 | (주)셀트리온 | 레그단비맙 | 코로나치료제 | 2021.2.5 |
| 28 | 롤론티스프리필드시린지주 | 한미약품(주) | 에플라페그라스팀 | 호중구감소증 | 2021.3.18 |

| | 제품명 | 회사명 | 주성분 | 효능효과 | 비고 |
|---|---|---|---|---|---|
| 29 | 브론패스정 | 한림제약(주) | 숙지황·목단피·오미자·천문동·황금·행인·백부근연조엑스(1.4~1.7→1)·옥수수전분 혼합건조물(4.8:1) | 급성기관지염치료제 | 2021.4.9 |
| 30 | 펙수클루정 | (주)대웅제약 | 펙수프라잔염산염 | 역류성식도질환치료제 | 2021.12.30 |
| 31 | 스카이코비원멀티주 | 에스케이바이오사이언스(주) | 사스코로나바이러스-2 표면항원 백신 | 18세 이상에서 SARS-CoV-2 바이러스에 의한 코로나19의 예방 | 2022.6.29. |

자료 제공: 식품의약품안전처

## 표 2. 국내 개발 천연물 신약 목록

| | 제품명 | 회사명 | 주성분 | 효능효과 | 비고 |
|---|---|---|---|---|---|
| 1 | 조인스정 | 에스케이케미칼 | 위령선·괄루근·하고초 30%에탄올엑스 (40 → 1) | 골관절염 | 2001.7.10 |
| 2 | 아피톡신주 | 구주제약 | 건조밀봉독 | 골관절염 | 2003.5.3 |
| 3 | 스티렌정 | 동아ST | 애엽95%에탄올연조엑스(20 → 1) | 위염 | 2005.4.29 |
| 4 | 에스비주사 | (주)에스비피 | 백두옹·미삼·감초 물추출물 | 비소세포폐암 | 2008.6.19 *2018년 품목 취소 |
| 5 | 신바로캡슐 | 녹십자 | 자오가·우슬·방풍·두충·구척·흑두건조엑스 (20→1) | 골관절염 | 2011.1.25 |
| 6 | 시네츄라시럽 | 안국약품 | 황련수포화부탄올건조엑스(4.5~7 → 1), 아이비엽30%에탄올건조엑스(5~7.5 → 1) | 기관지염 | 2011.3.11 |
| 7 | 모티리톤정 | 동아ST | 현호색·견우자(5:1) 50%에탄올연조엑스 (9.5~115→1) | 기능성 소화불량증 | 2011.5.16 |
| 8 | 레일라정 | 한국피엠지제약 | 당귀·목과·방풍·속단·오가피·우슬·위령선· 육계·진교·천궁·천마·홍화25%에탄올연조 엑스(3.5 → 1) | 골관절염 | 2012.3.13 |
| 9 | 오티렌정 | 대원제약 | 애엽이소프로판올연조엑스(20 → 1) | 위염 | 2012.7.17 |
| 10 | 유토마외용액 2% | 영진약품공업 | 돼지폐추출물(1000 → 3) | 아토피 피부염 | 2012.11.1 *2018년 품목 취소 |
| 11 | 오티렌F정 | 대원제약 | 애엽이소프로판올연조엑스(20 →1) | 위염 | 2015.6.30 |
| 12 | 스티렌투엑스정 | 동아ST | 애엽95%에탄올연조엑스(20 →1) | 위염 | 2015.10.30 |

자료 제공: 식품의약품안전처
※ 외국에 없는 품목으로 국내 임상자료를 근거로 허가된 자체 개발 품목
※ 단, '한약(생약)제제 등의 품목허가·신고에 관한 규정' 개정(2016.10.10)에 따라 '천연물신약'의 정의 삭제

## 표 3. 국내 개발 개량 신약 목록(1999-2022.6.30)

| | 제품명 | 회사명 | 허가일자 | 분류 | 비고 |
|---|---|---|---|---|---|
| 1 | 아모잘탄정5/50밀리그램 | 한미약품(주) | 2009.3.31 | [214]<br>혈압강하제 | 유효성분 종류<br>또는 배합비율<br>변경 |
| 2 | 아모잘탄정5/100밀리그램 | | | | |
| 3 | 코자엑스큐정5/50밀리그램 | 한국엠에스디(유) | 2009.11.20 | | |
| 4 | 코자엑스큐정5/100밀리그램 | | | | |
| 5 | 포타스틴오디정 | 한미약품(주) | 2010.2.11 | [141] 항히스타민제 | 염 및 제형<br>변경 |
| 6 | 클란자CR정 | 한국유나이티드제약(주) | 2010.4.14 | [114] 해열·진통·소<br>염제 | 제형, 함량,<br>용법용량 변경 |
| 7 | 리드론플러스정 | (주)태평양제약 | 2010.6.23 | [399]<br>따로 분류되지 않는<br>대사성 의약품 | 유효성분 종류<br>또는 배합비율<br>변경 |
| 8 | 리세넥스플러스정 | 한림제약(주) | 2010.6.23 | | |
| 9 | 리센플러스정 | (주)대웅제약 | 2010.6.23 | | |
| 10 | 아모잘탄정10/50밀리그램 | 한미약품(주) | 2010.10.15 | [214]<br>혈압강하제 | 유효성분 종류<br>또는 배합비율<br>변경 |
| 11 | 코자엑스큐정10/50밀리그램 | 한국엠에스디(유) | 2010.10.15 | | |
| 12 | 울트라셋이알서방정 | (주)한국얀센 | 2010.11.22 | [114]<br>해열·진통·소염제 | 제형, 함량,<br>용법용량 변경 |
| 13 | 록스펜씨알정 | 신풍제약(주) | 2011.3.18 | [114]<br>해열·진통·소염제 | 제형, 함량,<br>용법용량 변경 |
| 14 | 프레탈서방캡슐 | 한국오츠카제약(주) | 2011.4.19 | [339] 기타의 혈액<br>및 체액용약 | 제형, 함량,<br>용법용량 변경 |
| 15 | 애피트롤이에스내복현탁액 | (주)엘지생명과학 | 2012.3.27 | [421]<br>항악성종양제 | 함량,<br>용법용량 변경 |
| 16 | 리도넬디정 | 한미약품(주) | 2012.4.3 | [399]<br>따로 분류되지 않는<br>대사성 의약품 | 함량,<br>용법용량 변경 |
| 17 | 리세넥스엠정 | 한림제약(주) | 2012.4.3 | | |
| 18 | 레토프라정20밀리그램 | 안국약품(주) | 2012.6.18 | [232]<br>소화성궤양용제 | 새로운 염<br>또는 이성체<br>(국내 최초) |
| 19 | 나자플렉스나잘스프레이 | 한림제약(주) | 2012.11.16 | [132]<br>이비과용제 | 유효성분 종류<br>또는 배합비율<br>변경 |
| 20 | 모테손플러스나잘스프레이 | 한미약품(주) | 2012.11.16 | | |
| 21 | 카나브플러스정<br>120/12.5밀리그램 | 보령제약(주) | 2013.1.4 | [214]<br>혈압강하제 | 유효성분 종류<br>또는 배합비율<br>변경 |
| 22 | 카나브플러스정<br>60/12.5밀리그램 | | | | |
| 23 | 올메탄정22.08밀리그램<br>(올메사탄실렉세틸) | 진양제약(주) | 2013.1.31 | [214]<br>혈압강하제 | 새로운 염<br>또는 이성체<br>(국내 최초) |
| 24 | 올메신에스정<br>(올메사탄실렉세틸) | 에스케이케미칼(주) | | | |

| | 제품명 | 회사명 | 허가일자 | 분류 | 비고 |
|---|---|---|---|---|---|
| 25 | 올모스에프정22.08밀리그램<br>(올메사탄실렉세틸) | 안국약품(주) | 2013.1.31 | [214]<br>혈압강하제 | 새로운 염<br>또는 이성체<br>(국내 최초) |
| 26 | 올메세틸정22.08밀리그램<br>(올메사탄실렉세틸) | 제일약품(주) | | | |
| 27 | 실로스탄씨알정<br>(실로스타졸) | 한국유나이티드제약(주) | 2013.2.28 | [339] 기타의 혈액<br>및 체액용약 | 제형, 함량<br>또는 용법용량<br>변경 |
| 28 | 줄리안정15밀리그램<br>(클로미프라민염산염) | 동국제약(주) | 2013.3.20 | [259]<br>기타의 비뇨생식기<br>관 및 항문용약 | 명백히 다른<br>효능효과 추가 |
| 29 | 네노마정15밀리그램<br>(클로미프라민염산염) | (주)휴온스 | | | |
| 30 | 컨덴시아정15밀리그램<br>(클로미프라민염산염) | (주)씨티씨바이오 | | | |
| 31 | 클로잭정<br>(클로미프라민염산염) | 진양제약(주) | | | |
| 32 | 보그메트정0.2/250밀리그램 | 씨제이제일제당(주) | 2013.6.17 | [396]<br>당뇨병용제 | 유효성분 종류<br>또는 배합비율<br>변경 |
| 33 | 보그메트정0.2/500밀리그램 | | | | |
| 34 | 본비바플러스정 | (주)드림파마 | 2013.7.8 | [399] 따로 분류되지<br>않는 대사성 의약품 | |
| 35 | 레바캄정20/160밀리그램 | (주)엘지생명과학 | 2013.7.25 | [214]<br>혈압강하제 | |
| 36 | 레바캄정10/160밀리그램 | | | | |
| 37 | 레바캄정10/80밀리그램 | | | | |
| 38 | 제미메트서방정<br>25/500밀리그램 | (주)엘지생명과학 | 2013.7.25 | [396]<br>당뇨병용제 | |
| 39 | 덱시드정480밀리그램<br>(알티옥트산트로메타민염) | 부광약품(주) | 2013.11.21 | [399] 따로 분류되지<br>않는 대사성 의약품 | 새로운 염<br>또는 이성체<br>(국내 최초) |
| 40 | 제미메트서방정<br>50/1000밀리그램 | (주)엘지생명과학 | 2014.11.7 | [396]<br>당뇨병용제 | 유효성분 종류<br>또는 배합비율<br>변경 |
| 41 | 사포디필SR정300밀리그램<br>(사르포그렐레이트염산염) | 알보젠코리아(주) | 2015.1.23 | [339]<br>기타의 혈액 및<br>체액용약 | 제형, 함량,<br>용법용량 변경 |
| 42 | 안프란서방정300밀리그램<br>(사르포그렐레이트염산염) | 제일약품(주) | | | |
| 43 | 안플라엑스서방정300밀리그램<br>(사르포그렐레이트염산염) | 에스케이케미칼(주) | | | |
| 44 | 안플원서방정300밀리그램<br>(사르포그렐레이트염산염) | (주)대웅제약 | | | |
| 45 | 안플레이드SR정300밀리그램<br>(사르포그렐레이트염산염) | 씨제이헬스케어(주) | | | |

| | 제품명 | 회사명 | 허가일자 | 분류 | 비고 |
|---|---|---|---|---|---|
| 46 | 펠루비서방정<br>(펠루비프로펜) | 대원제약(주) | 2015.3.13 | [114]<br>해열·진통·소염제 | 제형, 함량,<br>용법용량 변경 |
| 47 | 테넬리아엠서방정<br>10/750밀리그램 | (주)한독 | 2015.3.31 | [396]<br>당뇨병용제 | 유효성분 종류<br>또는 배합비율<br>변경 |
| 48 | 테넬리아엠서방정<br>20/1000밀리그램 | | | | |
| 49 | 테넬리아엠서방정<br>10/500밀리그램 | | | | |
| 50 | 엑손SR정(에페리손염산염) | 아주약품(주) | 2015.3.31 | [122]<br>골격근이완제 | 제형, 함량,<br>용법용량 변경 |
| 51 | 엑소닌CR서방정<br>(에페리손염산염) | 에스케이케미칼(주) | | | |
| 52 | 에페신SR정(에페리손염산염) | 명문제약(주) | | | |
| 53 | 네렉손서방정(에페리손염산염) | 대원제약(주) | | | |
| 54 | 에페리날서방정<br>(에페리손염산염) | 제일약품(주) | | | |
| 55 | 제미메트서방정<br>50/500밀리그램 | (주)엘지생명과학 | 2015.10.12 | [396]<br>당뇨병용제 | 유효성분 종류<br>또는 배합비율<br>변경 |
| 56 | 슈가메트서방정<br>2.5/500밀리그램 | 동아에스티(주) | 2015.12.31 | [396]<br>당뇨병용제 | 유효성분 종류<br>또는 배합비율<br>변경 |
| 57 | 슈가메트서방정<br>2.5/850밀리그램 | | | | |
| 58 | 슈가메트서방정<br>5/1000밀리그램 | | | | |
| 59 | 듀카브정30/5밀리그램 | 보령제약(주) | 2016.5.30 | [214]<br>혈압강하제 | 유효성분 종류<br>또는 배합비율<br>변경 |
| 60 | 듀카브정30/10밀리그램 | | | | |
| 61 | 듀카브정60/5밀리그램 | | | | |
| 62 | 듀카브정60/10밀리그램 | | | | |
| 63 | 카브핀정60/5밀리그램 | (주)보령바이오파마 | 2016.5.31 | [214]<br>혈압강하제 | 유효성분 종류<br>또는 배합비율<br>변경 |
| 64 | 카브핀정60/10밀리그램 | | | | |
| 65 | 카브핀정30/5밀리그램 | | | | |
| 66 | 카브핀정30/10밀리그램 | | | | |
| 67 | 칸데암로정16/10밀리그램 | 신풍제약(주) | 2016.6.24 | [214]<br>혈압강하제 | 유효성분 종류<br>또는 배합비율<br>변경 |
| 68 | 칸데암로정16/5밀리그램 | | | | |
| 69 | 칸데암로정8/5밀리그램 | | | | |

| | 제품명 | 회사명 | 허가일자 | 분류 | 비고 |
|---|---|---|---|---|---|
| 70 | 마하칸정8/5밀리그램 | 씨제이헬스케어(주) | 2016.6.24 | [214]<br>혈압강하제 | 유효성분 종류<br>또는 배합비율<br>변경 |
| 71 | 마하칸정16/10밀리그램 | | | | |
| 72 | 마하칸정16/5밀리그램 | | | | |
| 73 | 듀비메트서방정<br>0.25/750밀리그램 | (주)종근당 | 2016.6.30 | [396]<br>당뇨병용제 | 유효성분 종류<br>또는 배합비율<br>변경 |
| 74 | 듀비메트서방정<br>0.25/1000밀리그램 | | | | |
| 75 | 듀비메트서방정<br>0.5/1000밀리그램 | | | | |
| 76 | 가스티인씨알정<br>(모사프리드시트르산염수화물) | 한국유나이티드제약(주) | 2016.6.30 | [239]<br>기타의 소화기관용<br>약 | 제형, 함량,<br>용법용량 변경 |
| 77 | 제미메트서방정<br>25/1000밀리그램 | (주)엘지생명과학 | 2016-06-30 | [396]<br>당뇨병용제 | 유효성분 종류<br>또는 배합비율<br>변경 |
| 78 | 듀비메트서방정<br>0.25/500밀리그램 | (주)종근당 | 2016.9.1 | [396]<br>당뇨병용제 | |
| 79 | 리포락셀액(파클리탁셀) | 대화제약(주) | 2016.9.9 | [421]<br>항악성종양제 | 새로운<br>투여경로 |
| 80 | 세이프렙액 | (주)씨티씨바이오 | 2016.10.6 | [721]<br>X선조영제 | 유효성분 종류<br>또는 배합비율<br>변경 |
| 81 | 듀오콜론액 | 알보젠코리아(주) | 2016.10.6 | [721]<br>X선조영제 | |
| 82 | 쿨리파액 | 안국약품(주) | 2016.10.6 | [721]<br>X선조영제 | 유효성분 종류<br>또는 배합비율<br>변경 |
| 83 | 설포라제CR서방정<br>(아세브로필린) | 현대약품(주) | 2017.2.24 | [229]<br>기타의 호흡기관용<br>약 | 제형, 함량,<br>용법용량 변경 |
| 84 | 레보틱스CR서방정<br>(레보드로프로피진) | 한국유나이티드제약(주) | 2017.4.12 | [222]<br>진해거담제 | 제형, 함량,<br>용법용량 변경 |
| 85 | 레보케어CR서방정<br>(레보드로프로피진) | 광동제약(주) | 2017.4.12 | [222]<br>진해거담제 | 제형, 함량,<br>용법용량 변경 |
| 86 | 네오투스서방정<br>(레보드로프로피진) | 제이더블유신약(주) | 2017.4.12 | [222]<br>진해거담제 | 제형, 함량,<br>용법용량 변경 |
| 87 | 아모잘탄플러스정<br>5/50/12.5밀리그램 | 한미약품(주) | 2017.6.29 | [214]<br>혈압강하제 | 유효성분 종류<br>또는 배합비율<br>변경 |
| 88 | 아모잘탄플러스정<br>5/100/12.5밀리그램 | | | | |
| 89 | 아모잘탄플러스정<br>5/100/25밀리그램 | | | | |

| | 제품명 | 회사명 | 허가일자 | 분류 | 비고 |
|---|---|---|---|---|---|
| 90 | 투탑스플러스정 40/5/12.5밀리그램 | 일동제약(주) | 2017.7.25 | [214] 혈압강하제 | 유효성분 종류 또는 배합비율 변경 |
| 91 | 투탑스플러스정 80/5/12.5밀리그램 | | | | |
| 92 | 투탑스플러스정 80/10/12.5밀리그램 | | | | |
| 93 | 투탑스플러스정 80/10/25밀리그램 | | | | |
| 94 | 베리온서방정 (베포타스틴살리실산염) | 한림제약(주) | 2018.7.30 | [141] 항히스타민제 | 제형, 함량, 용법용량 변경 |
| 95 | 타리에스서방정 (베포타스틴살리실산염) | 삼천당제약(주) | | | |
| 96 | 베포스타서방정 (베포타스틴살리실산염) | 대원제약(주) | | | |
| 97 | 베포큐서방정 (베포타스틴살리실산염) | 광동제약(주) | | | |
| 98 | 베포탄서방정 (베포타스틴살리실산염) | 동국제약(주)) | | | |
| 99 | 베포린서방정 (베포타스틴살리실산염) | 삼아제약(주) | | | |
| 100 | 크린뷰올산 | 태준제약(주) | 2019.2.26 | [721] X선조영제 | 유효성분 종류 또는 배합비율 변경 |
| 101 | 스타펜캡슐 | 한림제약(주) | 2019.4.3 | [218] 동맥경화용제 | 유효성분 종류 또는 배합비율 변경 |
| 102 | 뉴스타틴듀오캡슐 | 삼진제약(주) | 2019.4.3 | | |
| 103 | 피타론에프캡슐 | 동국제약(주) | 2019.4.3 | | |
| 104 | 페바로에프캡슐 | 안국약품(주) | 2019.4.3 | | |
| 105 | 리로우펜캡슐 | 지엘파마(주) | 2019.4.3 | | |
| 106 | 업타바캡슐 | 대원제약(주) | 2019.4.3 | | |
| 107 | 리페스틴캡슐 | 한국프라임제약(주) | 2019.4.3 | | |
| 108 | 피에프캡슐 | 동광제약(주) | 2019.4.3 | | |
| 109 | 오라팡정 | (주)한국팜비오 | 2019.4.11 | [721] X선조영제 | 유효성분 종류 또는 배합비율 변경 |
| 110 | 트루셋정40/5/12.5밀리그램 | (주)유한양행 | 2019.8.23 | [214] 혈압강하제 | 유효성분 종류 또는 배합비율 변경 |
| 111 | 트루셋정80/5/12.5밀리그램 | | | | |
| 112 | 트루셋정80/5/25밀리그램 | | | | |

| | 제품명 | 회사명 | 허가일자 | 분류 | 비고 |
|---|---|---|---|---|---|
| 113 | 원프렙일점삼팔산 | (주)건강약품 | 2020.4.10 | [721]X선조영제 | 유효성분 종류 또는 배합비율 변경 |
| 114 | 코대원에스시럽 | 대원제약(주) | 2020.7.15 | [222]진해거담제 | 유효성분 종류 또는 배합비율 변경 |
| 115 | 레코미드서방정150밀리그램 (레바미피드) | (주)유한양행 | 2020.12.16 | [232]소화성궤양용제 | 제형, 함량, 용법용량 변경 |
| 116 | 무코텍트서방정150밀리그램 (레바미피드) | (주)녹십자 | 2020.12.16 | [232]소화성궤양용제 | 제형, 함량, 용법용량 변경 |
| 117 | 뮤코트라서방정150밀리그램 (레바미피드) | (주)대웅제약 | 2020.12.16 | [232]소화성궤양용제 | 제형, 함량, 용법용량 변경 |
| 118 | 비드레바서방정150밀리그램 (레바미피드) | 대원제약(주) | 2020.12.16 | [232]소화성궤양용제 | 제형, 함량, 용법용량 변경 |
| 119 | 아트맥콤비젤연질캡슐 | 한국유나이티드제약(주) | 2021.1.21 | [218]동맥경화용제 | 유효성분 종류 또는 배합비율 변경 |
| 120 | 리바로젯정2/10밀리그램 | 제이더블유중외제약(주) | 2021.7.28 | [218]동맥경화용제 | 유효성분 종류 또는 배합비율 변경 |
| 121 | 리바로젯정2/10밀리그램 | | 2021.7.28 | [218]동맥경화용제 | 유효성분 종류 또는 배합비율 변경 |
| 122 | 도네리온패취87.5밀리그램 (도네페질) | (주)셀트리온 | 2021.11.5 | [119]기타의 중추신경용약 | 제형, 함량, 용법용량 변경 |
| 123 | 도네리온패취175밀리그램 (도네페질) | | 2021.11.5 | [119]기타의 중추신경용약 | 제형, 함량, 용법용량 변경 |
| 124 | 도네시브패취87.5밀리그램 (도네페질) | 아이큐어(주) | 2021.11.5 | [119]기타의 중추신경용약 | 제형, 함량, 용법용량 변경 |
| 125 | 도네시브패취175밀리그램 (도네페질) | | 2021.11.5 | [119]기타의 중추신경용약 | 제형, 함량, 용법용량 변경 |
| 126 | 제미다파정 | (주)엘지화학 | 2022.6.21 | [396] 당뇨병용제 | 유효성분 종류 또는 배합비율 변경 |
| 127 | 레바아이점안액2% (레바미피드) | 국제약품(주) | 2022.6.16 | [131] 안과용제 | 새로운 효능군 |
| 128 | 레바케이점안액 (레바미피드) | 삼일제약(주) | 2022.6.16 | | |

| | 제품명 | 회사명 | 허가일자 | 분류 | 비고 |
|---|---|---|---|---|---|
| 129 | 듀카브플러스정 60/5/12.5밀리그램 | (주)보령 | 2022. 3. 31 | [214] 혈압강하제 | 유효성분 종류 또는 배합비율 변경 |
| 130 | 듀카브플러스정 60/10/25밀리그램 | | 2022. 3. 31 | | |
| 131 | 듀카브플러스정 60/5/25밀리그램 | | 2022. 6. 10 | | |
| 132 | 듀카브플러스정 30/5/12.5밀리그램 | | 2022. 3. 31 | | |
| 133 | 듀카브플러스정 60/10/12.5밀리그램 | | 2022. 3. 31 | | |

자료 제공: 식품의약품안전처

| 찾아보기 |

| 번역판의 끝으로 |

　일본의 교토대학교 약학대학(정확히는 교토대학 대학원 약학연구과)은 널리 읽힐 수 있는 창약 입문서를 발간하여 청년들에게 창약의 매력을 전달하고자 하는 생각에서 이 책을 기획하였다고 합니다. 번역자도 그 취지에 적극 공감하여 번역판을 발간하기로 하였습니다. 이 과정을 적극 도와주신 교토대학의 집필자 여러분 및 일본 출판사인 고단샤(강담사)에 깊이 감사드립니다.

　마침 우리나라와 일본의 약학대학이 6년제를 도입하면서 '수준 높은 약사 양성 기관'으로서의 약학대학이 클로즈업되고 있습니다. 그러나 미국이나 유럽과 달리 역사적으로 일본 및 우리나라의 약학대학은 기초연구를 중시하여 많은 우수한 연구자를 제약기업과 대학 및 연구기관에 보내왔습니다. 그런데 제약기업에서 신약개발을 하려거든 자연과학대학이나 공과대학으로 진학하는 것이 좋다고 생각하는 사람들이 적지 않다는 이야기를 듣고 놀랐습니다. 라이프 사이언스가 진보함에 따라 다른 대학에서도 창약에 흥미를 갖는 사람이 늘어난 것은 반가운 일이지만, 약을 창조하고 개발하는 종가宗家 내지 원조는 어디까지나 약학대학입니다. 책 머리의 '번역판을 내면서'에서도 언급하였지만, 그동안 우리나라에서 개발된 신약은 상당 부분 서울대 약대 교수 및 동문에 의하여 연구 개발된 것입니다. 이는 신약개발 전체를 균형 있게 연구 교육하는 약학대학의 특성상 당연한 결과이기도 합니다. 서울대 약대 교수들은 서울대 약대가 국내외 신약개발의 중심에 서 있다는 자부심과 사명감을 갖고 있습니다. 아울러 많은 뜻있는 청년들이 이 창약의 길에 동참해 주기를 바라고 있습니다. 창약을 통한 불치병 및 난치병의 극복은 뜻있는 청년들이 인생을 걸고도 남을 만큼 고귀한 가치가 있는 일이기 때문입니다.

끝으로 이 번역판을 발간해 주신 서울대학교출판문화원에 깊은 감사를 드립니다.

서울대학교 약학대학 명예교수 심창구

제1장 교토대학 대학원 약학연구과 생체정보제어학 분야 교수 K. Nakayama(中山和久)

제2장 교토대학 대학원 약학연구과 약품분자화학 분야 교수 Y. Takemoto(竹本佳司)

제3장 교토대학 대학원 약학연구과 구조생물약학 분야 교수 H. Kato(加藤博章)

제4장 교토대학 대학원 약학연구과 의약품이론설계학 강좌 준교수 I. Nakanishi(仲西 功)

제5장 교토대학 대학원 약학연구과 생체기능해석학 분야 교수 S. Kaneko(金子周司)

제6장 도쿠시마대학 대학원 Health Bioscience 연구부 기능분자합성약학 분야 교수 A. Otaka(大高 章)

제7장 교토대학 대학원 약학연구과 창약신경과학 강좌 교수 H. Sugimoto(杉本八郎)

제8장 교토대학 대학원 약학연구과 약품기능해석학 분야 교수 K. Matsuzaki(松崎勝己)

제9장 교토대학 대학원 약학연구과 병태정보학 분야 교수 Y. Takakura(高倉喜信)

제10장 교토대학 대학원 약학연구과 약리제노믹스 분야 교수 G. Tsujimoto(辻本豪三)